PHARMACOLOGY

최신

보건의료 약리학

저자

구소연 김윤정 김지애 김현주 방초희
시은아 신혜수 유은정 이상한 이준호
임세영 임준서 장형숙 최호성 황경미

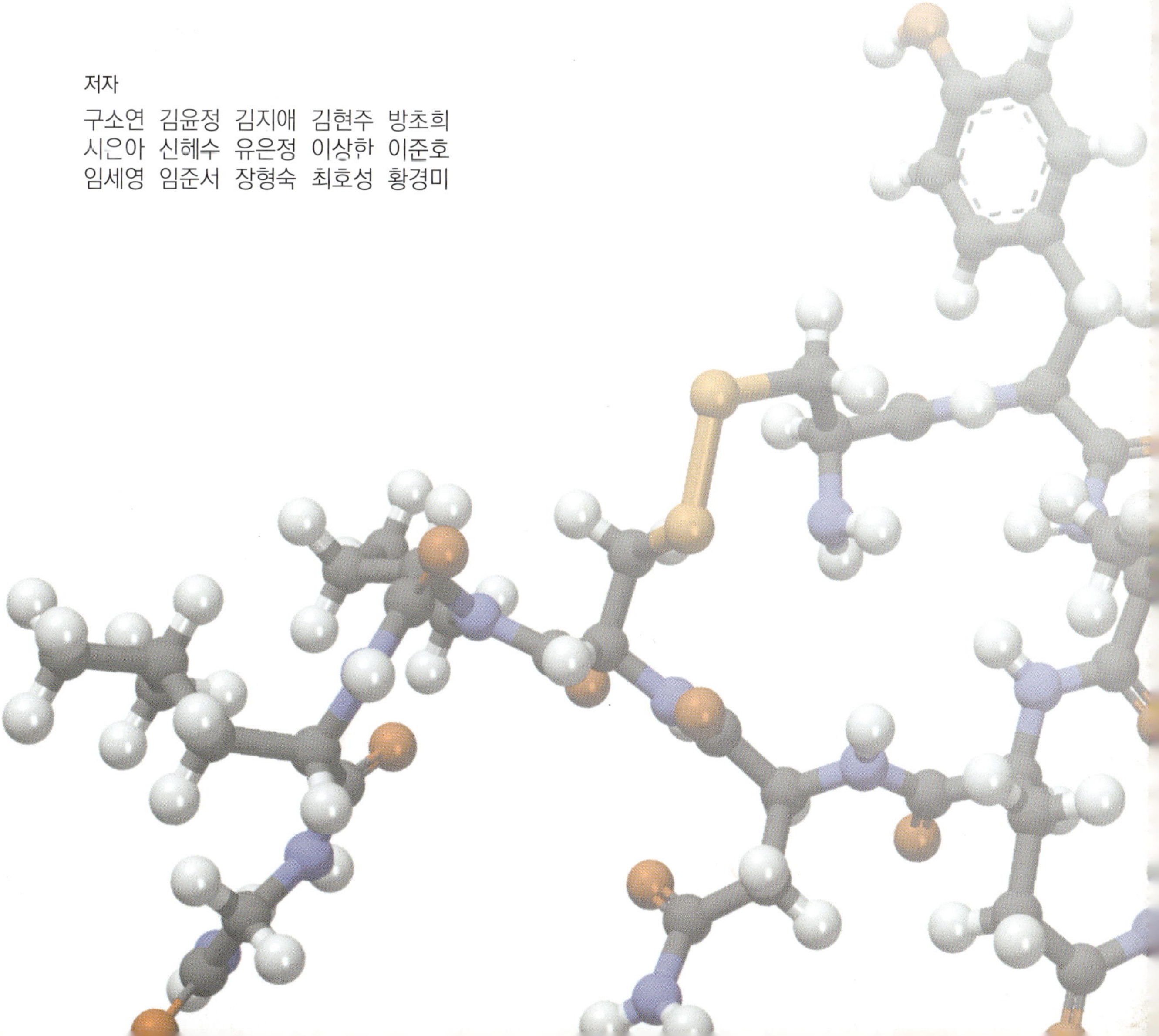

PREFACE

머리말

문명사회의 발달과 함께 사람들의 생활형태도 다양하게 변화되고 있다. 이와 더불어 좀 더 풍요로운 삶을 살기 위한 욕구도 증가하고 있는 실정이다. 이러한 사회와 개인의 건강증진 욕구를 충족하기 위한 인식의 변화에 맞추어 의학과 약학 분야에서도 꾸준한 노력과 연구가 진행되고 있으며 그 성과는 나날이 발전하고 있다. 최근에는 다양한 형태의 약물들이 급속하게 개발되고, 그 종류와 효능 또한 형언할 수 없을 정도로 성장가도를 달리고 있다. 이러한 시대적 흐름에 맞춰 진정한 약학의 다양한 분야를 한눈에 볼 수 있는 도서의 필요성을 느끼게 되어 좀 더 쉽게 이해하고 접할 수 있도록 다양한 형태의 그림을 통해 책을 구성하여 집필해 보았다.

이 책은 약리학을 배우는 학생들에게 기본적인 해부학과 생리학에 대한 이해를 바탕으로 집필되었기에 일반인들에게는 다소 생소하고 어려울 수 있지만 학교에서 약학을 접하는 학생들은 좀 더 이해하기 쉬울 것이라고 생각한다.

약리학 총론에서는 일반적이고 상식적인 차원에서 약에 대한 전반적인 부분을 제시하였고 그다음부터는 전문적인 영역으로, 약을 인체의 각 영역별로 분류하여 작성하였다. 또한 항생물질과 항암제, 호르몬과 염증에 대한 일반적인 약리작용과 사용약물들까지 광범위하고 다양하게 제시하여 약학의 이해 및 약리작용의 원리뿐만 아니라 질환에 따른 약물의 적용까지 약을 이해할 수 있는 모든 부분을 담아보고자 하였으며, 이러한 과정은 약물의 적용과 질병의 예방, 사전 방어의 의미까지도 포함되어 이 책의 독자들에게 좀 더 다양하고 전문적인 지식을 습득할 수 있도록 체계화되었다. 때로는 욕심이 지나쳐 처음의 의도와는 다르게 책을 이해하는데 다소 어려움이 있지 않을까 하는 우려의 마음도 든다. 그러나 현대의학의 바탕이 되는 약물의 전반적인 부분들을 제시한 점은 다른 책과 구분되는 이 도서만의 특징이기에 약학을 배우는 학생들에게 감히 일독을 권해본다.

이 책의 집필에 도움을 준 출판사 관계자 및 출간에 많은 노력을 기울여 주신 분들에게 감사의 말씀을 드리며, 이 책을 통해 약리학을 이해하는데 큰 도움이 되는 도구가 되기를 기대해 본다.

저자 일동

CONTENTS

CONTENTS

05 | 근골격계 약리

06 | 소화기계 약리

CONTENTS

07 | 자율신경계 약리

08 | 내분비계에 작용하는 약물

09 | 화학요법제 및 항생물질

찾아보기

CONTENTS

PHARMACOLOGY

01

약리학 총론

1 약리학의 정의

약리학의 어원은 그리스어인 pharmakon이다. 이는 약(drug, medicine)을 뜻하는 단어로, 연구라는 뜻의 logia를 연결하여 약리학(pharmacology)이란 말이 만들어졌다. 즉, 약리학은 약물과 인체의 작용에 대하여 연구하는 생물과학의 한 분야이다. 약(drug)이란 넓은 의미로는 음식물을 제외한 모든 화합물을 일컬으나, 일반적으로 생체에 영향을 미치는 모든 외인성 화합물은 생체이물(xenobiotics)이라고 하며 질병의 치료, 예방, 또는 진단을 목적으로 사용되는 화합물을 약이라고 한다. 다시 말하면, 약리학이란 화학적 화합물인 약이 생체에 미치는 효과 또는 영향을 연구하는 학문이다. 약이 생체에 미치는 효과, 즉 약리작용(pharmacological action)이란 약이 생체에 완전히 새로운 효과를 만들어내는 것이 아닌 생체의 정상 또는 병적 상태에 변화를 일으키게 하는 것이다. 따라서 약리학은 화학, 생리학 및 생화학 등을 한데 묶어 놓은 것이며, 이들의 상호관계와 그와 연관되는 모든 분야의 과학적인 지식을 필요로 하는 학문이라고 할 수 있다.

2 약리학의 역사

약리학의 역사를 알아보는 이유는 약리학의 발달 과정과 약리학을 좀 더 이해하는 데 도움이 될 뿐만 아니라 그 발전배경과 앞으로의 연구를 위해서이다. 사람이 약을 사용한 역사는 인류의 역사 그 자체와 같다고 볼 수 있다. 어느 시대에나 질병은 존재했고, 그로부터 살아남으려는 노력 또한 있었을 것이 당연하다. 우리가 현재까지도 사용하고 있는 약물 중의 일부는 고대인들의 경험에 의하여 식물체로부터 얻어졌다. 통증을 없애는 데 사용한 술이나 아편, 말라리아를 치료하기 위해 사용한 기나피(cinchona bark), 이질 치료에 이용한 토근(ipecac) 등은 그 병원(病原)이 무엇인지 모르던 고대에도 경험적으로 사용하던 중요한 약물들이다. 우선 현대의학에서 약리학의 역사부터 개관하려 한다.

약리학의 역사는 바로 의학의 발달사라고 할 수 있다. 우리가 알고 있는 의학에 관한 기록은 이집트에서 찾아볼 수 있다. 비슷한 시기에 수말리아, 바빌로니아, 인도, 중국 등에서 질병 치료에 사용되었던 약물에 관한 기록들이 있으나, 지금까지 알려진 최초의 기록은 기원전 1550년경에 쓰인 것으로 보이는 이집트의 『Papyrus of Ebers』라고 한다. 여기에는 현재까지도 사용되고 있는 여러 가지 생약들이 기록되어 있는데, 이것이 오늘날 생약학의 기원이라 할 수 있다. 바빌로니아의 함무라비 법전에도 의사에 관한 항목이 기술되어 있다. 다분히 미신적이었던 고대 의학은 그리스와 인도에서 신화적인 사원 중심의 의학으로 발전하여 대규모 요양소가 건립되기도 하였다.

고대 의학자로서 가장 널리 알려진 사람은 기원전 400년대의 히포크라테스(Hippocrates)이다. 그는 많은 제자를 양성하였으며, 현재도 의사들이 신조로 삼고 있는 '히포크라테스 선서'를 마련하여 당시 의사들의 윤리관을 확립시켰다. 한편, 약학의 시조로는 기원전 300년대의 테오프라스투스(Theophrastus, 그림 1-1)를 들 수 있는데, 그는 『식물의 역사(The History of Plants)』라는 저술을 통하여 식물의 약리적 성질을 망라함으로써 현대 약전(pharmacopeia)의 기틀을 확립하였다. 다분히 미신적이고 신화적인 고대 의학은 1세기를 전후하여 헤로필로스(Herophilus)와 에라시스트라투스(Erasistratus)와 같은 인물들에 의하여 인체 해부가 시도되고 각 장기의 생리적 기능을 설명하려는 노력이 이루어졌다. 그 후 그리스가 정복되고 그리스의 의학 지식이 로마로 흘러들어 영향을 미치면서 갈렌(Galen)과 같은 학자를 낳게 하였다. 그는 최초의 실험생리학자로, 식물체로부터 약품의 조제를 처음으로 시도하였기에 지금까지도 아편팅크 등의 조제법을 'galenical'이라고 부르고 있다. 이 시대부터 중세 암흑기에 이르는 동안은 의학이 큰 발전을 이루지 못하였으나, 로마시대의 의학 지식은 아랍과 유대로 흘러들어 그곳에서 성숙한 뒤 다시 유럽으로 돌아오는 과정을 거치게 된다.

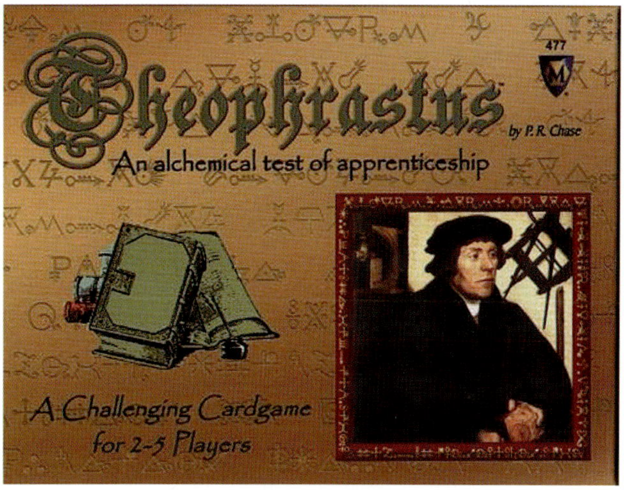

그림 1-1 테오프라스투스(Theophrastus)

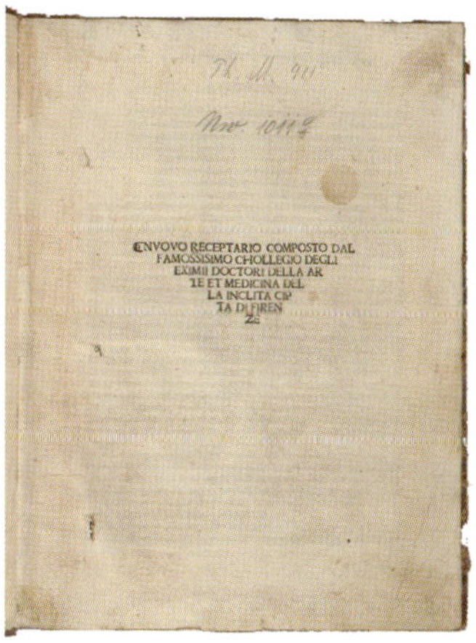

그림 1-2 Nuovo Receptario

암흑기에 모슬렘계 의학자로 유명하였던 라제스(Rhazes), 아비센나(Avicenna), 이스라엘(IsaacIsraeli), 마이모니데즈(Moses Maimonides) 등은 수세기 동안 유럽 의학계를 석권하였다. 또한, 아랍은 오늘날의 약국제도를 확립하고 약물을 취급하는 약종상에 대한 자격 및 감시를 법으로서 제도화하기도 하였는데, 이는 유럽에 영향을 미침으로써 여러가지 약물 제법의 표준화를 이루게 하였고 1498년 인류최초의 공식적인 약전이자 약물을 기술한 최초 인쇄물인 『Nuovo Receptario』로 발간되었다(그림 1-2).

약리학의 시조로는 파라셀수스를 들 수 있다. 그는 생체가 화학물질로 이루어졌으며 질병이란 생체 화학물질의 조성에 변화가 생겨 발생한다고 생각하고 식물 또는 동물체에서 분리한 화합물의 사용을 시도하였다. 또한, 약물의 용량에 따라 유효효과를 보기도 하고 독성을 나타낼 수도 있다는 개념을 도입하였다. 즉, 그는 "모든 물질은 독이다. 어떤 물질이든 독성을 지니지 않은 것은 없으며, 다만 독작용을 나타내느냐 그렇지 않느냐는 용량의 문제이다."라고 하였다.

중세기 이후에는 유명한 물리 · 화학자들이 속출하여 여러 가지 새로운 사실들의 발견 및 학설들의 정립이 이루어지고 연이은 생리 · 생화학적 지식의 발달과 실험방법 등이 개발되면서 본격적인 근대 약리학의 발달을 가져오게 되었다. 근대 약리학은 식물에서 활성 성분을 분리하는 것으로부터 시작되었다고 할 수 있다. 제르튀르너(FriedrichWilhelm Adam Serturner, 1783~1841)는 아편으로부터 모르핀(morphine)을 분리, 정제하여 자연물질로부터 유효성분을 분리하는 기틀을 마련했고, 마장디(FrancoisMagendie, 1783~1855)는 순수 분리된 성분, 예를 들면 토근피(ipecacuanha)에서 분리된 에메틴(emetine), 기나피(cinchona)에서 분리된 퀴닌(quinine), 마전자(nux vomica)에서 분리된 스트리크닌(strychnine) 등을 수록한 약품집을 펴내었다.

근대 약리학 발전에 생리학의 공헌도는 대단히 크다고 할 수 있다. 베르나르(Claude Bernard, 1813~1878)는 실험약리학적 방법으로 쿠라레(curare)의 작용 부위를 밝혔으며, 생리학자 부크하임(Rudolph Buchheim, 1820~1879)의 제자인 슈미데베르크(Oswald Schmiedeberg, 1838~1921)는 세계적으로 약리학의 정립에 활약한 많은 약리학자를 길러내었다.

약물은 그 작용 부위에 도달함으로써 비로소 활성을 나타낸다는 원리를 수립하고 약물의 흡수·분포·배설에 관한 기초를 마련한 블레이크(James Blake, 1815~1893)의 연구는 후에 클라크(A.J. Clark, 1885~1941)에 의하여 약물의 용량반응관계(dose-response relationship) 이론 정립으로 이어진다.

유기화학, 특히 합성화학의 발전과 더불어 약리학 분야에서 역사적인 전기를 마련한 학자 중 대표적 인물로는 피셔(Emil Fischer, 1852~1919)와 에를리히(Paul Ehrlich,1854~1915)를 꼽을 수 있다. 피셔는 바르비탈(barbital)의 합성으로 의약품 합성의 효시를 이루었으며, 흔히 화학요법(chemotherapy)의 시조로 불리는 에를리히는 약수용체 상호작용(drug-receptor interaction) 이론의 기초를 이루었다.

약리학이 독립된 학문 분야로 강의되기 시작한 것은 슈미드버그로부터 비롯된다 하겠으나, 1920년대까지는 약물학(materia medica)이라는 위치에서 약학 분야와의 구분이 분명하지 않았다. 그러나 1936년 화학요법제의 광범위한 사용과 제약공업의 발전, 특히 제2차 세계대전을 계기로 하여 약리학은 의학 교육에 대단히 중요한 자리를 굳히게 되었다.

한편, 동양에서는 기원전 약 2,800년경에 살았던 것으로 전해지는 신농(神農)씨가 수백 종의 초근목피를 시험하여 질병 치료에 도움이 되는 것들과 생체에 위해를 미칠 수 있는 것들을 정리하여 창제한『신농본초경(神農本草經)』에 약 365종의 약초가 수록되어 있다. 현재 전해지는 신농본초경이 쓰인 정확한 연대는 알 수 없으나, 대체로 기원전 100년경으로 판단된다.

서기 500년대에 이르러 도홍경(陶弘景, 452~536)은 신농본초경을 개편하여 본초경집주(本草經集註)를 집필하였다. 여기에는 730종의 한약이 수록되었다고 한다. 당나라 때는 이적(李勣, 594~669) 등이 당신수본초(唐新修本草)를 편찬하였는데, 여기에는 850종의 약물과 함께 20여 종의 수입 외래약품도 수록되었다고 한다. 현재까지도 한의학계뿐 아니라 동서양의 의학계에서 중요하게 취급하고 있는 본초강목(本草綱目)은 명나라의 이시진(李時珍, 1518~1593)에 의해 쓰인 것으로 1,892종의 약재가 수록되어 있다. 350종은 광물질이며 1,099종은 식물에서, 443종은 동물체에서 얻어진 약물이고 이외에 11,096개의 처방도 첨부되어 있다. 이들 약물은 16개의 군으로 나뉘고 여기에서 다시 상세하게 분류되어 있다. 이 책은 이시진 사후인 1596년에 발간되었으며 서양 각국에 건너가 번역되었다고 한다. 이 밖에도 명대에는 의학 및 본초학을 더욱 이론적으로 체계화한 수많은 서책이 발간되었으나 아쉽게도 현재까지 그 이론체계에서 크게 벗어나지 못하고 있는 것이 현실이다. 우리나라에서도 많은 학자가 본초학에 관한 서적들을 저술하였으나 대부분이 본초강목의 체계를 따르고 있다.

3 약리학의 분류

앞서 말했듯이 약리학은 대단히 넓은 분야를 다루는 학문이므로 여기에서 다루어지는 중요한 분야들을 간략하게나마 살펴보는 것은 약리학을 이해하는 데 도움이 될 것이다.

1) 생약학(pharmacognosy)

식물체를 비롯한 여러 가지 자연계로부터 얻어지는 약물에 관하여 연구하는 분야이다. 질병 치료를 위하여 사용되는 약물로서 초근목피가 주종을 이루었던 시절에는 의사라면 생약학에 관한 지식이 필수적으로 요구되었다. 합성화학의 기술이 고도로 발달한 오늘날에는 생약학의 중요성이 퇴색되었으나, 아직도 새로운 의약품과 개발 여지를 가지고 있는 분야이다. 이 책에서 다루려고 하는 한약의 특성 및 성분에 관한 연구가 생약학의 중요한 과제이다.

2) 약학(pharmacy)

치료 목적으로 사용하는 화합물, 즉 약의 물리·화학적 성질과 투약, 조제 및 제제 기술을 연구하는 분야이다. 이 분야는 더 세분화하여, 새로운 약물을 합성한다든가 이미 만들어진 약물의 화학적인 변형, 또는 자연계에서 얻어지는 약물의 화학적 제제 등을 연구하는 제약화학(pharmaceutical chemistry)과, 투약된 약물의 제형(formulation)이 약력학(약물력학, pharmacodynamics) 또는 약동학(약물동태학,pharmacokinetics)적 성질에 미치는 영향을 연구하는 생물약제학(biopharmaceutics) 등의 분야가 있으며, 생약학도 약학에서 취급하는 중요 연구 분야의 하나이다.

3) 약동학(약물동태학, pharmacokinetics)

약물의 생체로의 흡수, 분포, 배설 및 생체 내 대사 등의 과정과 이에 영향을 미치는 요인들을 연구하는 분야이다. 다시 말해, 투여된 약물을 생체가 어떻게 처리하는가를 연구하는 분야이다. 이 지식은 약물의 용법 및 용량의 결정, 약물의 제제와 제형 설계 등에 필요한 중요 정보를 제공해준다.

4) 약력학(약물력학, pharmacodynamics)

약물의 생체에 대한 작용과 효과, 그리고 그 작용기전을 연구하는 분야로서, 사람 또는 동물을 대상으로 실험적 방법을 응용하여 ① 화학물질에 의하여 발생하는 효과, ② 작용 부위, ③ 작용기전, ④ 화합물의 생체 내 운명, 즉 흡수·분포·배설 및 효과에 영향을 미치는 생물학적 및 물리·화학적 요인 등을 연구한다. 약력학은 약리학 그 자체라고 할 수 있으며, 약물의 화학적 구조와 생체에 대한 작용과의 관계를 알아보는 구조활성상관관계(구조작용관계, structureactivity relationship) 등 사람에게서의 약 효과를 주 대상으로 하는 임상약리학(clinical pharmacology), 반대로 동물을 주 대상으로 하는 동물약리학(animal pharmacology), 그리고 이들을 비교, 분석하는 비교약리학(comparativepharmacology) 등의 분야가 있다.

5) 약물치료학(치료약리학, pharmacotherapeutics)

질병의 예방, 진단 및 치료를 위한 약물의 이용과 질병 상태의 생화학적 또는 병태생리학적 변화에 대한 약물의 효과를 연구하는 분야이다.

6) 독물학(독성학, toxicology)

생체이물을 비롯한 모든 화학적 화합물의 독성과 유해 효과 및 이들 유해 효과의 기전과 양상을 연구하는 분야이다. 또한, 약에 의한 중독증상과 그 치료 및 독성물질의 검출 등도 취급한다. 일찍이 파라셀수스(Aureolus Paracelsus, 1493~1541)는 "모든 물질은 독물(poison)이다."라고 하였다. 이처럼 모든 화합물은 생체에 유용한 치료 효과(therapeutic effect)를 갖더라도 그 용량(dosage)이 증가하면 독작용(toxic effect)을 나타낼 수 있다.

독물학의 영역 또한 그 범위가 넓어서 크게 3가지 분야로 나눌 수 있다.

① 환경 독물학: 음료수, 음식 및 대기 중에 오염되어 있는 화합물에 의한 우발적이거나 직업적인 해독에 관하여 연구하는 분야이다.

② 경제적 독물학: 특수한 목적으로 생체에 투여된 화합물의 독작용을 연구하는 것으로, 인체 및 동물에서 치료목적으로 사용되는 모든 약물, 화장품과 음식물에 첨가되는 화합물, 살충제나 제초제 같은 타 생물을 제거할 목적으로 사람이 사용하는 화합물들이 포함된다.

③ 법의학적 독물학: 약물중독의 진단과 치료 같은 임상적인 분야와 화합물의 유해작용과 폭로 간의 상호관계를 추구하는 법의학적 분야가 있으며, 화합물에의 폭로는 우발적인 것이든 고의적인 것이든 모두 이 분야에서 연구하는 대상이 된다.

4 약의 기원

동서고금을 막론하고 모든 인류는 질병의 고통으로부터 자신을 보호하려는 노력을 기울여왔다. 여러 가지 방법 중에서 예로부터 가장 효과적으로 이용되었던 방법은 약물을 이용한 치료이다. 현재 수많은 약물이 질병 퇴치를 위하여 사용되고 있는데, 이들은 여러 가지 원천으로부터 각기 다른 시기에 세계 각국에서 발견되고 또 만들어졌다. 약리학적 실험방법이나 질병에 대한 과학적 지식이 충분하지 못하였던 시대에 대부분의 약은 수많은 시행과 오류의 반복을 통해 얻어진 것을 토대로 자연계, 특히 식물에서 얻어졌으나, 과학이 발달함에 따라 여러 물질로부터 유효성분이 분리되고 있어 현재 사용되는 약물들은 그 원천별로 몇 가지로 분류할 수 있다.

1) 식물에서 얻어지는 유효성분

약용식물에서 얻어지는 약물을 살펴보면 우선 여러 가지 알칼로이드가 있다. 알칼로이드(alkaloid)란 식물 성분 중 하나로, 소량으로도 격렬한 약리작용을 나타내며, 질소를 함유한 비단백 화합물로서 알칼리성 액성을 가지는 화합물을 통칭한다. 중요한 몇 가지를 예로 들면, 벨라도나(belladonna) 식물에서 얻어지는 아트로핀(atropine), 양귀비과 식물에서 얻어지는 아편에서 분리된 모르핀(morphine) 등이 있다.

다음으로는 배당체(글리코시드, glycoside)를 들 수 있다. 이는 그 화합물 중에 함수탄소를 함유한 것으로, 강심배당체로 사용되는 디기탈리스(digitalis)가 대표적인 예이다. 그 밖에 식물에서 얻어지는 여러 가지 기름, 즉 피마자유(castor oil), 박하유(peppermint oil) 등이 있으며, 탄수화물로는 전분(starch), 아라비아 고무(아카시아껌, acacia gum) 등이 있고, 여러 가지 식물로부터 탄닌(tannin)이 분리되어 사용되기도 한다.

2) 동물에서 얻어지는 유효성분

여러 가지 호르몬의 생리적 역할 및 그 분비장애로 인해 발생하는 질병에 대한 지식이 알려짐에 따라 동물체에서 호르몬 제제를 분리, 제조하여 사용하게 되었다. 대표적인 예가 갑상샘 제제라 할 수 있다. 또 혈액으로부터 γ-글로불린(globulin)이나 알부민(albumin)이 분리되어 이용되고 있으며, 조직으로부터 항응고제인 헤파린(heparin)이 분리되어 이용되고 있다.

3) 합성된 약품

실험약리학적·화학적 지식 및 기술의 발달로 현재 사용되고 있는 많은 약품은 공장에서 화학적으로 합성되어 사용되고 있다. 물론 수많은 화합물이 여러 가지 목적으로 합성되었으나, 그중 극히 일부분만 질병 치료의 효과가 인정된다.

4) 유전공학적 방법으로 얻어지는 약품

최근 유전공학적 기법의 획기적인 발전으로 여러 가지 생리활성물질이 유전자재조합에 의한 유전공학적 방법으로 만들어져 이용되고 있다. 성장호르몬(growth hormone)과 여러 가지 혈액형성성장인자(조혈성장인자, hematopoietic growth factor)가 대표적인 예이며 그 밖에 미생물에서 얻어지는 항생제(antibiotic)나 철·마그네슘 등의 광물질(무기질, 무기염류, mineral)도 의약품으로서 중요한 위치를 차지하고 있다.

5 약작용

1) 약물의 성질

약물은 인체의 기능을 변화시키기 위해 인체 내에서 수용체(세포막에 존재하는 특이 단백질분자)에 결합해 다양한 화학적 작용과 생리적 반응을 일으키는 상호작용을 한다.

수용체에 결합하여 생리적 작용을 발휘하는 약을 작용제(agonist), 또는 자극제(stimulant)라고 하며 수용체에 결합한 뒤 작용제와 수용체의 결합을 방해하여 생리적 작용을 발휘하지 못하게 하는 것을 길항제(antagonist), 차단제(blocker), 또는 억제제(inhibitor)라고 한다. 작용제와 수용체의 결합이 쉽게 이루어지면(친화성) 약리작용의 크기에 영향을 주며, 특정형의 수용체와 결합하는 능력은 특이성 또는 선택성이라고 한다.

작용제 또는 호르몬이 수용체와 결합하면 그 자극은 세포내부물질(이차전령물질)의 양적 변화에 영향을 준다. 즉 수용체는 외부로부터의 단어(정보)를 세포 내부의 단어(정보)로 번역하고 이차전령물질(second messenger) 농도의 증가(가끔 감소)에 의해 세포 내에서 활동을 개시한다. 약은 또한 호르몬생산장기에 작용하여 호르몬생산을 촉진하거나 저해하며 호르몬수용체에 결합하여 활성화하거나 차단한다. 약물이 인체 내에서 화학적 작용을 일으키기 위해서는 약물 분자의 크기와 분자들 간의 전하, 입체적 구조의 특징이 있어야 한다.

약물은 수용체와 선택적 결합을 하기 위해서 분자량의 크기에 의해 투여의 경로가 결정되는데, 기체, 액체 그리고 고체 등의 특성에 따라 흡수와 도포, 투약이 결정된다.

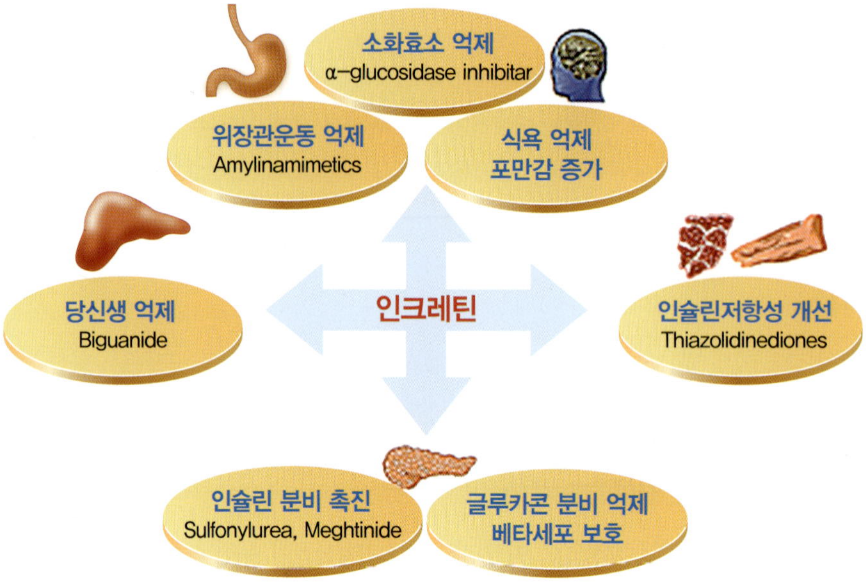

그림 1-3 당뇨병에 대한 인크레틴의 약작용

2) 약작용 및 기전

(1) 약작용

약에 의해 발생하는 효과는 우리가 알고 있는 생체기능에 변화를 주었을 때 비로소 알 수 있다. 즉, 약의 효과는 이미 존재하고 있던 생체 기관 또는 조직의 기능을 증가시키거나 저하시키는 등 기능의 양적 변화를 일으키며, 완전히 새로운 기능을 발생시키는 질적 변화는 일으키지 않는다. 예를 들면, 위장관의 운동을 증가시켜 장 내용물의 배출을 촉진한다든지 상승한 체온을 저하시켜 정상체온을 유지하게 하는 것 등이다. 따라서 약의 효과란 약을 투여하기 전의 생체 또는 조직의 상태와 비교되는 변화된 상태 또는 기능을 일컫는다. 약이 생체기능에 변화를 일으키는 데에는 몇 가지 방법이 있다.

약이 어떤 질병의 직접적인 원인에 작용할 때 이를 약의 특이작용(specific action)이라고 한다. 예를 들면, 말라리아로 체온이 상승했을 때 퀴닌(quinine)을 투여하면 말라리아의 원인이 되는 말라리아 원충에 직접 작용하여 말라리아 원충을 사멸시킴으로써 체온을 저하시켜 정상 상태를 유지하게 만든다. 여기서 질병의 원인이 되는 말라리아 원충에 대한 작용을 특이작용이라고 하며, 질병의 원인에 대한 작용이 아닌 체온하강작용을 비특이작용(non-specific action)이라고 한다. 약의 약리작용을 알아보기 위하여 몇 가지 조금 더 구체적으로 살펴보기로 한다. 즉, 약작용이란 무엇인가, 어디에 작용하는가, 어떤 방법으로 작용하는가, 언제 그 작용이 나타나며 약은 어떻게 되는가, 그리고 그 효과는 무엇인가 등을 차례로 살펴보기로 한다. 부위별 작용약이 생체 부위 중 어떤 기관이나 조직 또는 세포와 상호작용하여 나타내는 일련의 생체반응을 약의 효과(effect) 또는 작용(action)이라고 한다. 퀴닌(quinine)을 예로 들면, 생체에 침입한 말라리아 원충 세포에 작용하므로 그 작용 부위는 원충 세포가 된다. 약의 작용과 그 부위는 상호불가분의 관계를 가진다. 즉, 약이 어떠한 약작용을 나타내려면 그에 반응할 수 있는 부위가 있어야 함은 당연하지만 특정 부위에 작용하였을 때 그 효과는 무엇을 기준으로 평가하는가에 따라 해석이 달라질 수 있다.

예를 들면, 동공은 홍채(iris) 근육이 수축 또는 이완함으로써 그 크기가 조절된다. 그런데 아트로핀(atropine)과 같은 약물을 눈에 직접 점안하면 홍채 근육이 이완하여 동공이 산대된다. 반면 모르핀(morphine)은 주사하면 약물이 흡수된 연후에 동공을 축소시키지만, 눈에 직접 점안하였을 때는 동공이 축소되지 않는다. 아트로핀처럼 홍채 근육에 직접 작용함으로써 그 효과를 나타내는 경우를 직접작용(direct action)이라고 하고, 모르핀처럼 홍채 근육에는 직접 작용하지 않고 중추신경에 작용하여 이차적으로 동공 축소를 일으키는 것을 간접작용(indirect action)이라고 한다. 이처럼 약물을 투여하여 나타나는 효과만 가지고 그 작용 부위를 평가하기는 곤란한 경우가 있다.

모르핀과 같이 어떤 약물은 효과가 관찰되는 장기로부터 떨어진 부위에 작용한다. 또 약물이 어떤 특정한 장기 또는 조직에 작용한다고 알려졌더라도 그 약물이 특정 장기조직의 세포에 작용하는 것인지, 또는 세포 외부인지, 아니면 세포에 침투하여 세포 내에서 작용하는 것인지는 좀 더 복잡한 실험과정을 거쳐 밝혀지게 된다. 약력학의 궁극적인 목적은 확실한 작용 부위를 파악하는 데 있다. 그러나 모든 약물에서 이러한 사실을 밝혀낼 수 있는 것은 아니며, 실제로 사용되는 많은 약물도 이와 같은 지식이 아직 확실히 밝혀지지 않고 있다.

(2) 작용기전

약의 작용 부위가 밝혀지면 그 부위에서 어떤 변화를 일으켜서 작용을 나타내는지, 즉 그 작용기전을 알아두어야 한다. 어떤 약물은 비교적 단순한 작용기전을 가지나, 대부분의 약물은 대단히 복잡한 기전을 통해 그 효과를 나타내며, 일부 약물에 대해서는 아직도 그 기전을 설명하지 못하고 있다.

① 세포 밖에서의 작용

세포 밖에서 작용하는 약물을 살펴보면 가장 간단한 예로 제산제(antacid)가 위산을 중화하는 경우를 들 수 있는데, 중탄산염나트륨(sodium bicarbonate)과 같은 알칼리는 위액 중의 염산과 화학반응을 일으켜 산을 제거한다.

$$NaHCO_3 + HCl \rightarrow NaCl + H_2O + CO_2$$

또 다른 예로는 헤파린(heparin)의 항응고작용을 들 수 있으며, 헤파린이 혈액응고인자인 단백질과 결합함으로써 혈액응고를 억제한다. 이처럼 쉽게 설명되는 화학반응을 통해 약작용을 나타내면 그 작용기전의 설명이 용이해진다(그림 1-4).

② 세포 내에서의 작용

대부분의 약물은 앞에서 설명한 바와 같이 세포 밖에서 단순한 화학반응에 의하여 작용하는 것이 아닌 생체 내의 세포와 작용함으로써 좀 더 복잡한 기전을 통해 작용하며, 세포와 약물 간의 반응에는 약물과 세포 내용물이 반응하거나 세포표면, 즉 세포막에 약물이 작용하는 경우도 있다.

약이 세포 내용물과 반응할 경우 결국 세포의 생명현상을 침해하게 되므로 우리는 세포 기능의 변화를 보고 그 약의 효과를 알 수 있다. 세균감염으로 인한 질병 치료에 사용되는 항생제와 같은 약물의 작용기전에 대해서는 비교적 상세하게 알려져 있는데, 이들은 단세포로 된 세포에 작용한다. 반대로 근육이나 심장 등 여러 개의 세포로 이루어진 기관에 작용하는 약물은 아직 세부적인 작용기전을 설명하는 데에는 이르지 못하고 있으나, 세포에 대한 약물의 작용에는 일반적인 원칙이 있음을 알 수 있다. 즉, 약이 세포에 작용한다는 것은 약물 분자가 세포구조 중 어느 부분이든 그 기능에 있어 중요한 역할을 하는 구성분자에 작용하는 것을 말하며, 이 때 약물 분자와 상호작용하는 세포의 구성분자를 수용체(receptor)라고 한다.

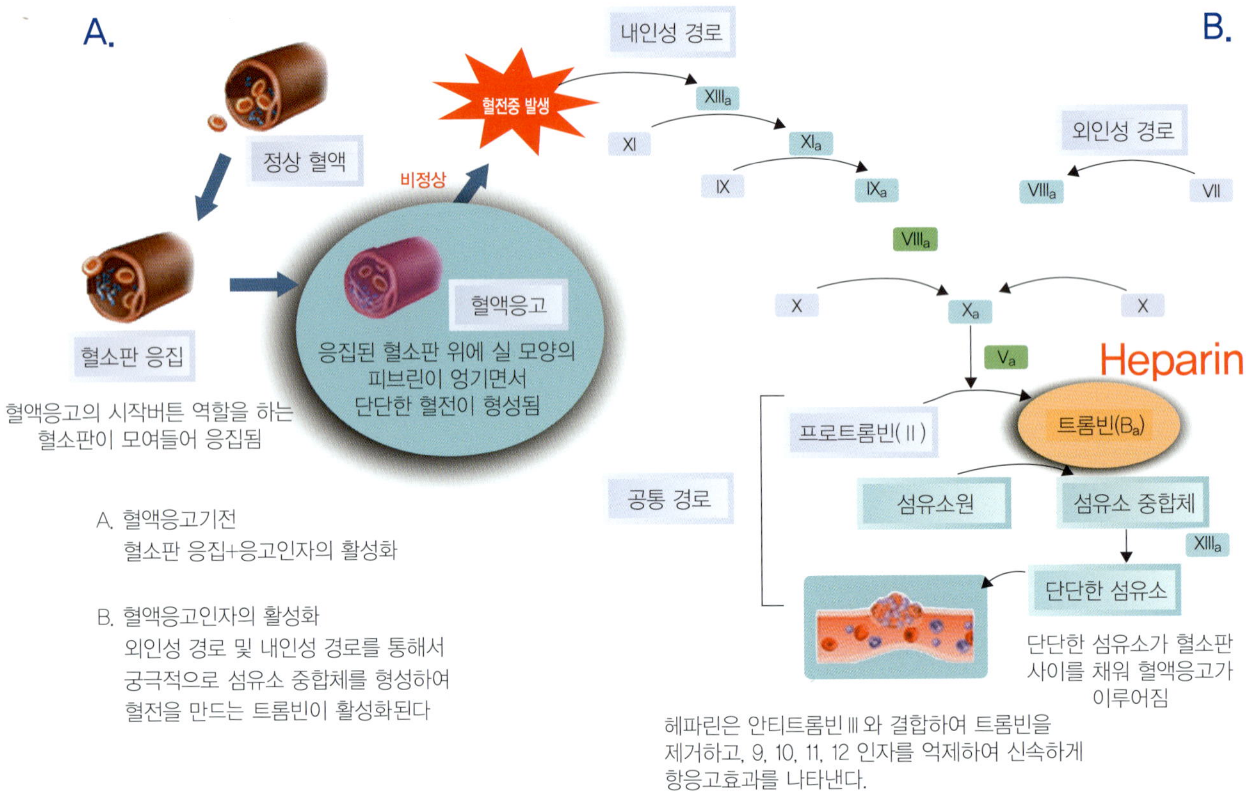

그림 1-4 헤파린의 작용

3) 수용체 개념

수용체 개념은 에를리히(Paul Ehrlich, 1845~1915)와 랭글리(J.N. Langley, 1852~1925)의 연구로부터 시작되었다. 수용체는 무엇보다도 항원항체반응(antigen-antibody reaction)에서 보이는 고도의 선택성을 설명하는 데 크게 도움이 된다. 에를리히는 화학적으로 합성된 여러 가지 화합물이 세균들에 대하여 선택적으로 작용함을 관찰하고 세포에는 약물이 세포에 선택적으로 작용할 수 있는 화학적인 반응군(reactive group)이 존재함을 밝혀내 이를 수용체라고 하였다. 한편, 랭글리는 니코틴 투여로 골격근의 수축이 일어났다가 다시 쿠라레(curare)에 의하여 억제됨을 관찰하였다. 그러나 골격근의 직접적인 전기자극에 의한 수축은 쿠라레에 의하여 억제되지 않았다. 이 실험을 통해 랭글리는 니코틴과 쿠라레는 골격근 내의 같은 장소에서 작용하며, 그곳에는 니코틴과 쿠라레가 작용할 수 있는 수용물질(receptive substance)이 있어 그 수용물질과 약물 간의 상호작용으로 생리적 효과가 나타나게 된다고 하였다(그림 1-5).

이상의 예에서와 같이 약물이 그것의 특이적 수용체(specific receptor)와 작용하는 것을 약-수용체 상호작용(drug-receptor interaction)이라고 하며, 약-수용체 상호작용에 의하여 나타나는 약작용을 특이작용(specific action)이라고 한다. 따라서 약의 특이작용은 특이적 수용체를 갖지 않는 다른 부위에는 효과를 나타내지 않는 선택적인 성질을 가진다. 물론 모든 약물이 이와 같은 특이작용을 나타내는 것은 아니며, 약-수용체 상호작용으로 설명되지 않는 약작용을 비특이작용(non-specificaction)이라고 한다.

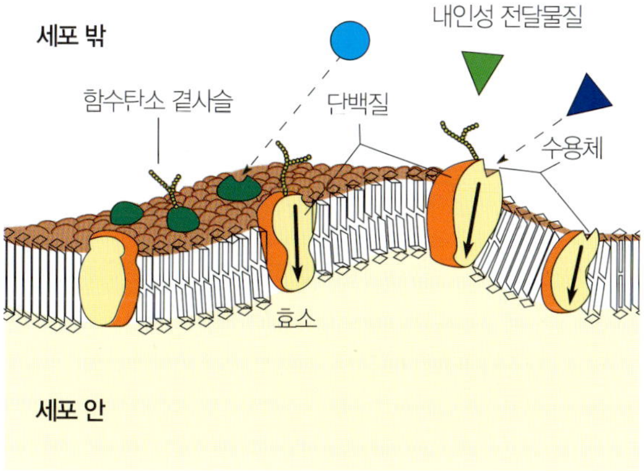

그림 1-5 수용체

예를 들어 전신마취제(general anesthetic)는 대뇌겉질(대뇌피질, cerebral cortex)에 작용하여 진통과 마취 효과를 나타낸다. 그런데 뇌는 지질 함량이 높고 마취제는 지질에 용해되는 성질이 있으므로 투여된 전신마취제가 뇌에 고농도로 잔존할 수 있다는 사실은 잘 알려져 있지만, 뇌세포가 마취제에 대한 특이적 수용체가 있는지, 또 그것이 뇌세포에 어떻게 작용하는지는 잘 알려지지 않았다. 다만 그 작용 부위에서 세포막의 물리·화학적 성질의 변화를 일으켜 뇌세포 기능의 저하를 초래한다고 짐작하고 있다. 이와 같은 약작용을 비특이작용이라고 한다.

수용체에는 그 수용체에 특이적인 효능제와 길항제가 결합하는 부위가 있고, 특이적 효능제의 작용을 수정하거나 변화시키는 알로스테릭(allosteric) 활성물질 또는 알로스테릭 길항제가 결합하는 알로스테릭 결합부가 있다. 예를 들어 알로스테릭 활성물질인 글리신(glycine)이 알로스테릭 결합부에 결합하면 특이적 효능제인 글루탐산염(glutamate)의 작용을 수식하게 된다. 한편, 여러 리간드(ligand)가 동일한 수용체에 작용하여 생리학적 활성을 유도할 경우 그 수용체를 동종수용체라고 하며, 여러 리간드가 서로 다른 수용체에 작용하여 동일한 생리학적 활성을 유도할 경우 이들 수용체를 이종수용체라고 한다.

4) 약물의 흡수

어떤 약이든 생체에 작용하여 효과를 나타내려면 그 작용 부위까지 도달해야 하며, 약물을 생체에 적용하는 데는 여러 가지 방법이 있다. 이 중 직접 작용 부위에 투여하는 방법을 국소적용(local application)이라고 하나, 대부분의 약물은 일정한 경로를 통하여 투여되고 흡수(absorption)라는 과정을 거쳐 작용 부위에 도달함으로써 비로소 효과를 나타내는데, 이처럼 흡수된 약물이 전신순환을 통하여 작용 부위에 도달하게 하는 방법을 전신투여(systemic administration)라고 한다. 약물의 투여경로에는 입으로 투여하는 경구투여(oral administration)와 입 이외에 기타방법으로 투여하는 비경구투여(parenteral administration)가 있다. 어떤 경로로 투여되었든 간에 약물은 혈중에 도달한 뒤 혈액순환에 의하여 작용 부위로 운반되며, 약물이 투여 부위로부터 혈중에 도달하는 과정을 흡수과정이라고 한다(그림 1-6).

일반적으로 생물학적 장벽을 통한 물질의 이동 과정에는 크게 4가지 기전, 즉 수동확산(passive diffusion), 중개확산(촉진확산, facilitated diffusion), 능동운반(active transport), 음세포작용(pinocytosis), 여과(filtration)가 있으며 이러한 기전에 의하여 물질(약물)이 통과하여야 하는 생물학적 장벽이 바로 세포막(cell membrane)이다.

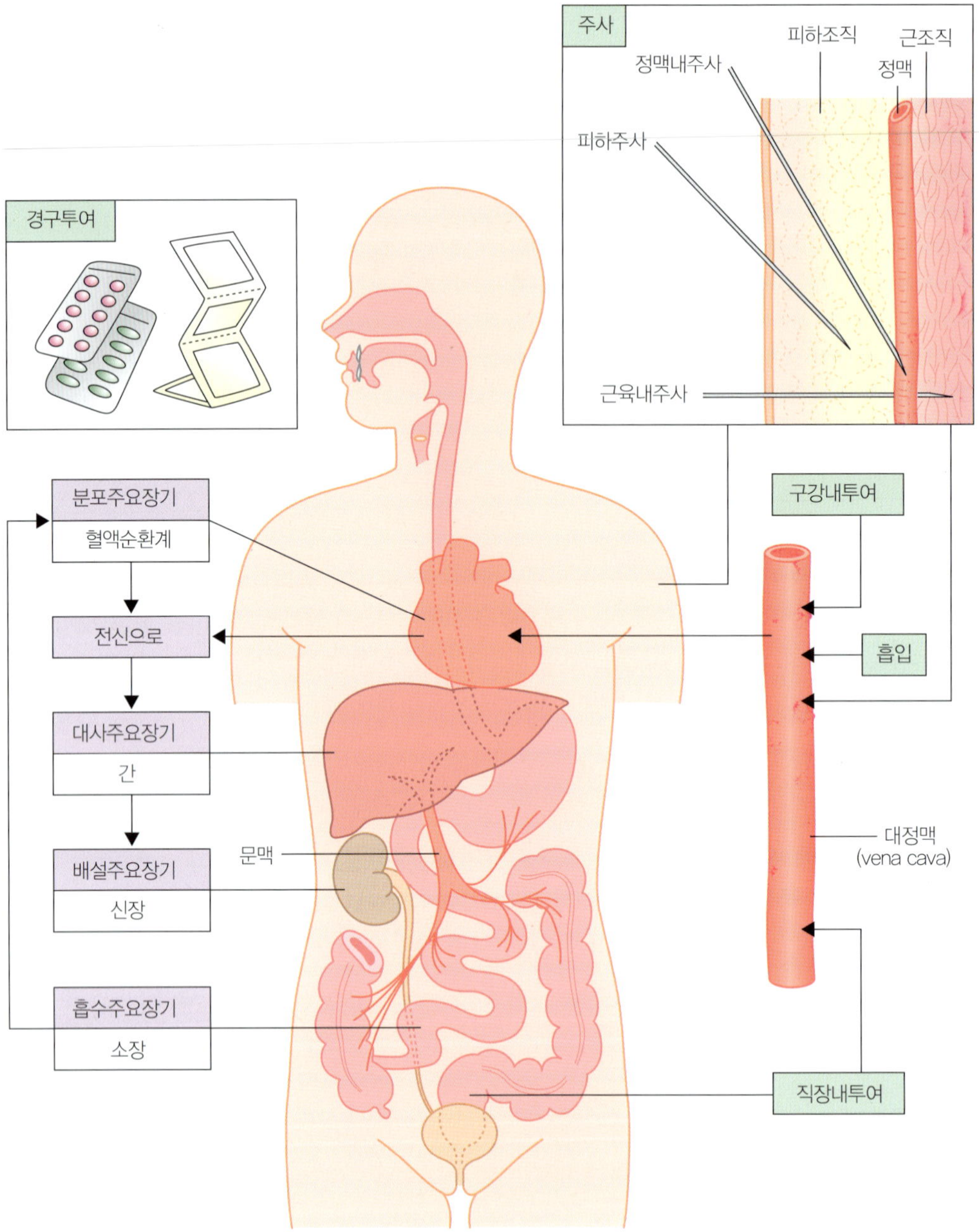

그림 1-6 약물의 흡수

(1) 수동확산

확산(diffusion)이란 물질분자들이 자신이 가진 동력학적 에너지를 이용하여 쉬지 않고 움직이는 동안에 서로 섞이게 되는 자연현상을 말한다. 확산은 맑은 물에 물감을 한 방울 살짝 떨어뜨렸을 때 물감이 물 전체에 퍼져 나가는 현상으로 쉽게 관찰할 수 있다. 물감 분자가 물 분자 사이를 끊임없이 움직이는 동안에 전체가 같은 색깔, 즉 같은 농도를 이루게 되는 것이다. 양쪽의 농도가 같으면 막을 중심으로 이동하는 물질분자(물감과 물)의 수가 서로 같아지므로 물질의 이동이 없는 것처럼 보이는데, 이런 경우 우리는 물감 분자가 '확산'하였다고 하며, 이러한 확산은 물감의 농도가 짙은 쪽에서 옅은 쪽으로 일어나고, 물감의 확산속도는 농도가 짙을수록 빠르다. 즉, 단순확산(simple diffusion)

은 이동하는 물질의 농도 기울기에 의하여 일어나며, 물질분자 자체의 에너지 외에 다른 에너지를 사용하지 않는 물질의 이동을 말한다.

그런데 생체 세포막은 일정한 크기 이상의 물질은 통과시키지 못한다. 예를 들어 단백질 분자와 같은 것은 정상적인 세포막을 통해서는 확산이 일어날 수 없다. 따라서 세포막을 통한 물질의 확산은 그 물질분자의 크기에 좌우되며 일반적으로 분자 크기가 작을수록 더 잘 확산한다. 또한 생체 내에서 모든 물실은 물에 용해되어 있고 이와 같은 수용액 상태 물질의 세포막을 통한 이동은 그 물질의 물과 지질에 대한 상대적인 용해도가 평형상태를 이루었을 때 나타난다. 세포막을 통한 수동확산의 일반원칙을 정리하면 물질의 확산속도는 그 물질의 지질용해도와 물질분자의 크기 그리고 농도 기울기에 의하여 좌우된다고 할 수 있다.

(2) 중개확산

단순확산이란 앞서 말한 바와 같이 물질의 농도 기울기에 좌우된다. 즉, 이동하려는 물질의 농도가 짙을수록 확산속도는 빨라진다. 그런데 어떤 물질은 그 농도가 짙어질수록 확산속도가 빨라지다가 일정치에 도달하면 농도를 증가시켜도 확산속도는 더 이상 빨라지지 않고 일정 속도를 유지하며, 자신과 화학적 구조가 유사한 물질이 존재하면 그 확산속도가 현저하게 감소하는 것을 관찰할 수 있다. 위의 2가지 사실로 미루어 볼 때 확산에 의한 물질의 이동에는 수동확산과 다른 기전이 존재함을 알 수 있다.

이처럼 물질의 이동에는 거기에 관여하는 매개체(carrier)가 있다고 추정되는데, 이 매개체는 세포막 내에 존재하며 그 수가 한정되어 있어 물질의 농도가 일정치를 넘으면 포화상태를 이루므로 더 이상 이동속도가 증가할 수 없게 된다. 또한, 화학적으로 구조가 비슷한 물질이 동시에 존재하면 한정된 매개체를 2가지 물질이 경쟁적으로 이용하게 되므로 그 이동속도가 현저하게 감소한다. 이러한 매개체에 의한 물질의 이동을 중개확산(촉진확산, facilitated diffusion)이라고 하며, 대표적인 예가 세포막을 통한 포도당(glucose)의 이동이다. 수동확산이 세포의 에너지를 사용하지 않는 데 반해 중개확산은 물질의 이동을 가능하게 하는 세포막 내의 매개체를 이용해야 하는 차이점이 있다(그림 1-7).

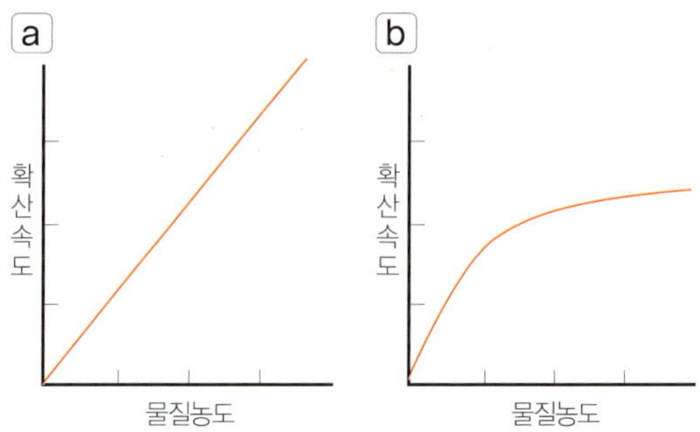

그림 1-7 확산(a)과 능동운반(b)

(3) 능동운반

어떤 물질은 세포막을 통과하여 이동하는 데 있어 농도 기울기에 역행하여 일어나기도 한다. 즉, 농도가 옅은 쪽에서 짙은 쪽으로 물질의 이동이 일어나는 것으로 낮은 곳에서 높은 곳으로 거슬러 올라가는 것과 같은 현상이다. 이런 경우 물질이 이동하는 데에는 힘, 즉 에너지가 요구된다. 이처럼 에너지를 이용하여 농도 기울기를 역행하는 물질의 이동을 능동운반(active transport)이라고 한다.

능동운반이 세포에서 이루어지는 사실은 세포 안팎의 이온, 당질, 아미노산 등의 세포 내 축적이 일어나는 것을 통해 쉽게 알 수 있다. 능동운반에 의한 물질의 이동속도는 중개확산 때와 마찬가지로 매개체의 한계에 의하여 결정된다. 즉, 포화현상을 나타내게 된다(그림 1-8).

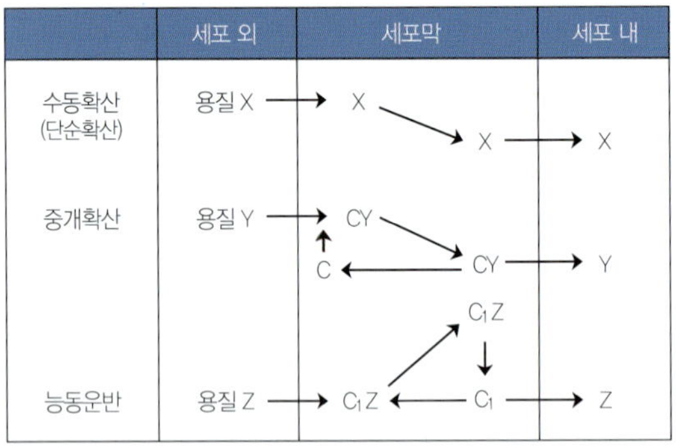

용질 X : 자유로이 확산되는 지질 용해성 물질이다.
용질 Y : 지질에 녹지 않고 매개체 C와 결합하여 세포막을 통과한다.
용질 Z : 지질에 녹지 않고 매개체 C_1과 결합하여 농도 기울기를 역행하는 능동운반을 하는 물질(약물)이다.

그림 1-8 물질의 세포막 이동기전

(4) 음세포작용

음세포작용(pinocytosis), 피노사이토시스란 '마신다'는 뜻의 그리스어 pino와 세포를 뜻하는 kytos, 그리고 현상이라는 뜻의 osis로 이루어진 말로, 어원이 뜻하는 바와 같이 세포에 의하여 흡입되는 현상을 말한다. 즉, 세포막 일부가 함몰되면서 이동하려는 물질을 둘러싸 세포 안으로 꺼져 들어가면서 주머니를 형성하고, 이것이 세포막에서 분리되어 세포 내로 들어가게 되는 것이다(그림 1-9). 어떤 경우에는 용액이 아닌 입자 상태의 물질도 똑같은 과정으로 세포 내로 이동하는데 이를 포식작용(phagocytosis)이라고 하며, 이 과정에도 역시 에너지가 필요하므로 일종의 능동운반기전 중 하나라고 할 수 있다.

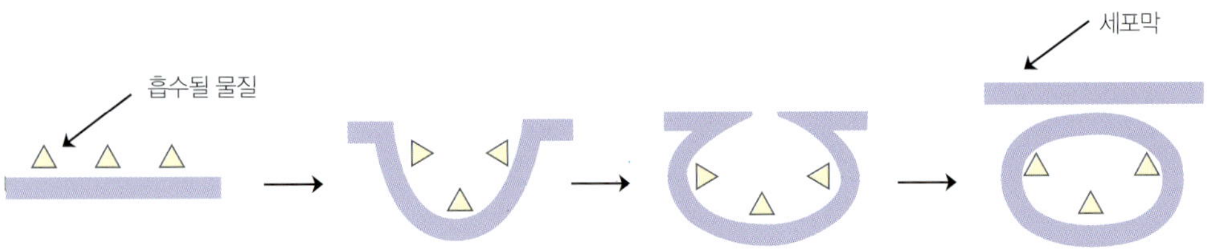

그림 1-9 음세포작용

포식작용에 의한 물질의 이동은 음식물 섭취에 있어서 가장 원시적인 방법이다. 신생아의 소장 세포가 출생 시에는 포식작용을 하지만 바로 소실되듯이, 일반적으로 동물이 진화·발육하는 과정에서 포식작용은 대부분 소실된다. 그러나 폐의 기포 또는 혈관벽 세포는 포식작용이 현저한 것들이다.

(5) 여과

여과(filtration)란 구멍(pore)이 뚫려있는 막을 통하여 물질이 걸러지는 것을 말하며, 물질이 막을 통하여 여과되려면 뚫려 있는 구멍보다 당연히 크기가 작아야 한다. 또한 여과 현상을 일으키는 힘은 막을 경계로 하는 양쪽의 압력 기울기(압력차, pressure gradient)에 기인한다. 따라서 여과속도는 압력 기울기의 정도에 비례하며, 여과막의 구멍 크기 및 여과될 물질의 크기와 관련이 있다. 일반적으로 단백은 생물학적 장벽을 통과하지 못하지만, 압력 기울기가 대단히 커지면 단백도 여과에 의하여 통과할 수 있게 된다. 이러한 여과에 의한 물질의 이동은 사람의 생체에서 대단히 중요한 의미를 가지며, 신장에서 소변이 형성되는 기전 중 가장 중요한 역할을 하기도 한다.

5) 약물의 분포

흡수된 약물은 혈액과 조직 사이에 분포하게 된다. 약물의 분포는 약물 분자가 여러 가지 생물학적 장벽인 세포막을 어떻게 통과하는가에 따라 결정되며, 약물의 분포상태는 편의상 여러 부위의 체액 내 약물농도로 표시된다. 인체는 약 70%가량이 물로 되어 있으며, 그 중 약 반 정도는 세포막 내에 있는 세포내액이고, 약 7%는 혈장(blood plasma), 그리고 약 15%는 세포간질액(사이질액, interstitial fluid)이다. 각 체액은 모세혈관벽과 세포막으로 구분 지어진다. 따라서 모세혈관벽을 통과할 수 없는 물질은 혈장 내에만 머물게 되며, 모세혈관벽은 통과하되 세포막을 통과하지 못하면 그 약물은 세포 내에 도달하지 못하게 된다. 즉, 세포외액(extracellular fluid)에만 분포하게 되는 것이다. 모세혈관벽 또는 세포막에 대한 약물의 투과성은 그 물질의 지질용해도(lipid solubility)에 좌우된다. 따라서 지질용해도가 높은 물질은 체액 전체에 고루 분포하게 된다.

약물분포에 영향을 주는 또 하나의 중요한 요인으로 단백과의 결합을 들 수 있다. 대부분의 약물은 혈중에서 혈장단백(plasma protein)과 결합하게 되며, 그 중 몇 가지를 제외하고는 대부분 혈장알부민과 결합하는데, 이처럼 혈장단백과 결합상태에 있는 약물은 모세혈관이나 세포막을 통과하지 못한다. 따라서 약물의 단백결합(protein binding) 현상에는 다음과 같이 몇 가지 중요한 의미가 있다.

(1) 약물이 단백과 결합함으로써 약물분포에 큰 변화를 일으킨다.

(2) 대부분의 약물은 혈장알부민과 결합하므로 2가지 약물이 동시에 존재할 때는 서로 경쟁하며, 한쪽 약물이 결합될 때 다른 쪽 약물은 유리시키는 결과를 초래할 수 있다.

(3) 앞에서 설명한 바와 같이 결합상태에 있는 약물은 모세관이나 세포막을 통과할 수 없으므로 유리상태의 약물만 혈장 외의 체액과 평형을 이루는 분포를 나타내게 된다. 따라서 어떤 약물의 혈중농도가 곧 조직 내 농도라고 생각하는 것은 큰 잘못이다.

(4) 위장관의 약물흡수는 대부분 확산에 따른다. 즉, 위장관 내 약물농도와 혈중농도의 차이가 클수록 흡수가 잘 된다. 따라서 혈장단백과 많이 결합하는 약물은 흡수되더라도 실제 평형에 참여하는 약물농도는 옅은 상태이므로 흡수속도가 빨라진다.

(5) 작용 부위에 도달하는 약물 역시 유리형이어야 한다. 따라서 단백결합이 많은 약물은 투여량 또한 많아야 하며 그럴수록 이들의 작용 지속시간은 길어진다.

(6) 결합형 약물은 약물의 저장상태이므로 결합력이 클수록 체내 축적이 잘된다. 약물은 혈장단백뿐만 아니라 조직과도 결합하며, 이 두 결합은 대부분 가역적인 결합이다. 물론 몇 가지 약물은 공유결합으로 비가역적인 결합을 하는 경우도 있다.

6) 약물의 대사

체내에 흡수된 약물은 음식물과 마찬가지로 체내에서 화학적 변화를 일으키는데, 이와 같은 약물의 생체 내 대사를 생체내변환(biotransformation)이라고 한다. 약물의 생체내변환으로는 약물을 무독화(해독, detoxication) 또는 비활성화(inactivation)하거나 배설을 용이하게 하는 것 등이 있다. 때로는 비활성 약물(inactive drug)이 생체내변환을 통해 활성 약물(active drug)로 변할 수 있으며, 이는 다시 이차적인 생체내변환을 통해 비활성화되어 배설된다. 또한 모든 약물이 생체내변환을 거치는 것은 아니며, 흡수된 약물 일부는 변환되지 않고 그대로 배설되기도 한다. 약물 대사에는 생체에서 일어날 수 있는 모든 화학반응이 관계하는데 여기에는 산화(oxidation), 환원(reduction), 가수분해(hydrolysis), 결합(conjugation) 등이 있다. 이들 반응 중에는 간의 마이크로솜(미세소체, microsome) 약물 대사 효소에 따른 것과 따르지 않는 것도 있다.

세포 내에는 세포질그물(세포질세망, endoplasmic reticulum)이라는 지질단백(lipoprotein)의 그물구조가 있으며, 이 세포질그물에는 약물 대사에 관계되는 마이크로솜 효소가 포함되어 있는데, 이들은 주로 간에 존재한다. 마이크로솜 효소는 주로 산화과정에 관계하나 때로는 환원과정에도 관여한다. 이들 효소는 약물에 의해 활성이 유도되거나 억제되므로 약물상호작용이라는 측면에서 매우 중요하며 약물의 약효와 독성과도 밀접한 관계가 있어 관심의 대상이 된다. 그러나 모든 약물이 간에서 산화되는 것은 아니며, 마이크로솜 효소 외에 체액에 용해되어 있는 여러 가지 효소에 의해서도 대사가 일어난다.

7) 약물의 배설

약물의 주요 배설경로는 신장이다. 그러나 약물은 폐를 통하여 배설되기도 하고 담즙 배설을 통하여 장관으로 배설되기도 한다. 또 여러 가지 외분비샘, 즉 땀샘, 침샘, 눈물 등으로 배설되기도 한다. 담즙을 통하여 위장관으로 배설되는 약물은 대부분 지용성 약물이며, 이들은 다시 위장관에서 흡수되므로 장간순환(enterohepatic circulation)을 형성하게 된다.

신장의 약물 배설 양상을 보면 ① 사구체에서 여과되고 세뇨관에서는 재흡수 및 분비가 일어나지 않는 경우, ② 사구체에서 여과된 약물이 세뇨관에서 일부 재흡수되는 경우, ③ 사구체에서 여과되어 배설되는 동시에 세뇨관 분비를 통하여 배설되는 경우 등이 있다.

일부 약은 담즙에 섞여 십이지장 내에 분비된 후 변에 섞여 배설되는데, 이때 소장 내의 효소에 의해서 대사를 하고 소장에서 다시 흡수(장간순환)되는 경우도 있다.

6 약물사용의 일반원칙

1) 약의 분류

(1) 법률에 따른 분류

① 마약

Ⓐ 마약(Narcotics)이란 용어는 무감각을 의미하는 그리스어에서 유래된 것으로 수면 및 혼미를 일으켜 동통을 완화시키는 물질을 말한다.

Ⓑ 용기나 포장에 빨간색으로 「마약」이라고 표시되어 있다.

Ⓒ 마약은 대뇌 중 아편 유사 물질수용체(opioid receptor: 마약만 선택적으로 받아들이는 수용체)에 특이적으로 결합하며 의료용으로는 주로 진통제, 마취제 등으로 사용된다.

Ⓓ 신체적 및 정신적 의존성을 쉽고 강하게 나타내기 때문에 남용되기 쉽고, 그 결과로 사회에 중대한 해독을 끼치는 약물이다.

Ⓔ 마약은 4가지로 분류된다(「마약류관리에 관한 법률」 제2조, 한외마약 제외).

- 양귀비: 아편 또는 코카엽
- 양귀비 아편 또는 코카엽에서 추출되는 모든 알칼로이드로서 대통령령이 정하는 것
- 상기 1, 2호에 열거된 것과 동일하게 남용되거나 또는 해독작용을 일으킬 우려가 있는 화학적 합성품으로서 대통령령이 정하는 것
- 1, 3호에 열거된 것을 함유하는 혼합물질 또는 혼합제제

② 한외마약

마약 성분 외에 유효성분이 3종 이상 배합되며 그 약품으로부터 마약으로서의 재(再) 제제가 불가능하여 신체적·정신적 의존성을 일으킬 염려가 없는 의약품으로 마약 관리에 관한 법률 시행규칙 제2조 규정의 각 호에서 정하는 물질의 의약품을 말한다.

Ⓐ 100g 중 코데인, 디히드로코데인 및 염류가 염기로서 1g 이하이고(액제는 100ml 중 100mg 이하), 1회 용량이 코데인 및 그 염류는 염기로서 20mg 이하, 디히드로코데인 및 그 염류는 염기로서 10mg 이하이며 마약 이외의 유효성분이 3가지 이상 배합된 제제

Ⓑ 100ml 또는 100g 중 의료용 아편이 100mg 이하이고 같은 양의 토근이 배합된 제제

Ⓒ 디펜옥시레이트(diphenoxylate)가 염기로서 1회 용량이 2.5mg 이하이고, 당해 디펜옥시레이트 양의 1% 이상에 해당하는 양의 황산아트로핀(atroine sulphate)을 함유하는 제제

Ⓓ 디펜옥신(difenoxin) 1회 용량이 0.5mg 이하이고, 당해 디펜옥신양의 5% 이상에 해당하는 양의 황산아트로핀을 함유하는 제제

Ⓔ 마약 취급 학술연구자가 학술연구목적에 사용하는 시험연구용 시약으로 식품의약품안전청장이 인정한 제제

③ 향정신성의약품(Psychoactive drug)

인간의 중추신경계에 작용하는 것으로 이를 오용 또는 남용할 경우 인체에 현저한 위해가 있다고 인정되는 약물로서 현재 201종이 규정되어 있으며, 용기나 포장에 빨간색으로 「향정신성의약품」이라고 표시되어 있다.

Ⓐ 안전성이 결여되어 있는 것으로 의학적 유용성이 없어 의약품으로 쓰이지 않는 것

Ⓑ 안전성이 확보되고 의학적 유용성이 인정되어 의약품으로 사용되는 것이 있다.

- 1군(환각제, 36종): 오용 또는 남용의 우려가 심하고 의약용으로 쓰이지 아니하며 안전성이 결여되어 있는 것으로 이를 오용 또는 남용할 경우 심한 신체적 또는 정신적 의존성을 일으키는 약물이나 이를 함유하는 물질(LSD, Dimethyltryptamine, Psilocyn 등)
- 2군[각성제(또는 흥분제), 38종]: 오용 또는 남용의 우려가 심하고 매우 제한된 의료용으로만 쓰이는 것으로 이를 오용 또는 남용할 경우 심한 신체적 또는 정신적 의존성을 일으키는 약물이나 이를 함유하는 물질(Amphetamine, Nicotine, Cocaine, Methamphetamine 등)
- 3군(진정제, 60종): 오용 또는 남용의 우려가 제1군 및 제2군 보다 적고 의료용으로 쓰이는 것으로 이를 오용 또는 남용할 경우 그리 심하지 아니한 신체적 의존성 또는 정신적 의존성을 일으키는 약물이나 이를 함유하는 물질(Barbiturate 등)
- 4군(신경안정제, 67종): 오용 또는 남용의 우려가 상대적으로 적고 의료용으로 쓰이는 것으로 이를 오용 또는 남용할 경우 제3군보다 신체적 또는 정신적 의존성을 일으킬 우려가 적은 약물이나 이를 함유하는 물질(Benzodiazepine 등)

④ 오·남용우려의약품

용기나 포장에 「오·남용우려의약품」이라고 표시되어 있다. 발기부전 치료용 알프로스타딜(alprostadil) 함유제제, 구연산실데나필(sildenafil citrate) 함유제제, 염산치목사민(thymoxamine) 함유제제, 푸로세미드(furosemide) 함유제제, 염산아포모르핀(apomorphine) 함유제제, 타다라필(tadalafil) 함유제제, 바데나필(vardenafil) 함유제제, 유데나필(udenafil) 함유제제로서 식품의약품안전청 고시로 규정되어 있다.

⑤ 일반의약품

전문의약품 이외의 모든 의약품으로서 안전성과 유효성이 인정돼 약사나 소비자가 임의로 선택할 수 있는 품목을 말하며, 의사의 처방전이 없어도 약국에서 구입할 수 있고, 용기나 포장에 「일반의약품」이라고 표시되어 있다.

⑥ 전문의약품

사람의 구조·기능에 위해(危害)를 가할 우려가 있으며 용법 또는 용량에 대한 전문지식을 필요로 하는 의약품으로 향정신성의약품, 오·남용우려의약품, 의약품의 제형 및 약리작용 등으로 볼 때 의사의 감독하에 사용되어야 하는 의약품 그리고 의사의 감독하에 사용하지 않으면 의료상 장해를 일으킬 우려가 있는 적응증을 갖는 의약품이다. 용기나 포장에 「전문의약품」이라고 표시되어 있다.

(2) 작용계통에 따른 분류: 심장계 약, 신경계 약, 내분비계 약, 위장관계 약, 피부계 약 등

(3) 치료목적에 따른 분류: 항암제, 당뇨병치료제, 진통제, 소화제 등

(4) 제형에 따른 분류: 정제, 캡슐제, 주사제, 연고제, 점안제 등 「대한약전」에서는 여러 가지로 분류

(5) **사용목적에 따른 분류**: 치료약, 진단약, 예방약 등

(6) **적용방법에 따른 분류**: 내복약, 외용약, 주사약 등

2) 약물의 용량

(1) 용량과 효능

① **무효량**(ineffective dose, subminimal dose): 최소유효량보다 적은 용량
② **최소유효량**(minimal effective dose, limited dose): 약리작용을 나타내기 위한 최소한의 투여용량
③ **유효량, 투약용량, 또는 치료용량**(therapeutic dose): 최소유효량과 최대유효량 사이의 용량
④ **최대유효량**(maximal effective dose, maximum dose): 위험성 없이 투여할 수 있는 최고량
⑤ **중독량**(toxic dose): 독작용이 나타나는 용량
⑥ **내량**(tolerated dose): 중독을 일으키더라도 죽음을 면할 수 있는 최대량
⑦ **치사량**(lethal dose): 죽음에 이르는 농도

(2) 용량선택의 주요 인자

① 체중과 연령

보통 용량은 체중 60kg~90kg과 나이 18~65세를 기준으로 하여 투여 받은 사람 중 50%에서 효과를 나타내는 평균용량으로 정한다(그림 1-10). 그러나 소아 또는 영유아에서는 체중보다 나이를 더 중요시 여긴다. 소아의 연령에 따른 투약의 기준은 (표 1-1)과 같다.

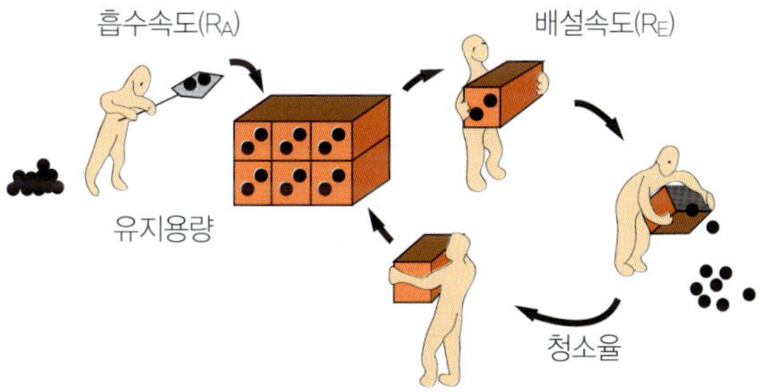

그림 1-10 항정상태

표 1-1 소아의 약용량 산출표(Hamack)

신생아	생후 6개월	1세	3세	7.5세	12세	성 인
1/10~20	1/5	1/4	1/3	1/2	2/3	1

어린아이의 경우 중추신경계에 작용하는 약물이나 전해질과 수분평형 및 산과 알칼리에 변동을 주는 약물은 성인보다 더 민감하게 작용하며, 유아의 경우 간장 내에서 약물을 불활성화시키는 요소가 부족해 약물중독이 쉽게 나타날 수 있으므로 유즙으로 배설되는 약물 등은 주의를 요한다. 노인의 경우 대사, 배설기능이 저하되어 있

어 성인보다 작용이 강하게 나타날 수 있기에 주의를 요하며, 설사약에 민감하고, 피부자극약이나 중추신경억제약은 특히 주의를 요한다.

② 성별

일반적으로 여자는 남자에 비해 체격이 작을 뿐만 아니라 지방조직비율이 높아 남자보다 용량을 줄여야 하며, 설사약과 같은 경우에는 골반장기의 충혈을 일으키므로 생리시 출혈이 증가되고 임산부는 유산의 우려가 있다.

혈압을 강하시키는 약물은 태아를 질식시킬 우려가 있기에 조심해야 하며, 수유기에는 약물이 젖으로 배설됨에 주의를 요한다. 일반적으로 성별에 따라 약물 대사에 차이가 있고, 성 hormone이 대사계에 영향을 주며, 여자는 체구가 작으므로 약용량은 남자의 2/3~4/5 정도를 적용한다.

③ 투여경로와 시간

혈관투여 시 바로 혈행으로 이행되기 때문에 고혈중농도를 이루나, 경구투여 시에는 흡수속도에 따라 혈중이행이 늦고 농도가 낮다(표 1-2).

표 1-2 투여경로에 따른 흡수시간

경구투여	피하주사	근육주사	정맥주사	좌 제	구강점막
1	1/2	1/3	1/4	2	1/2

또한 식사 여부에 따라서도 흡수 효과가 다르게 나타나는데 공복 시에는 약물의 흡수가 빠르고, 위 속에 내용물이 많을 때는 흡수가 늦으며 위점막에 대한 약물의 자극도 적은 것이 특징이다. 약물의 투여시간을 보면 아침에 투여하는 약물로는 부신피질 호르몬, 항우울제, 당뇨병 치료제, 파킨슨병 치료제 등이 있으며, 보통 저녁에 투여하는 약물들은 수면약, 항전간제, 변비치료제, 천식치료제, 항히스타민제 등이 있다.

3) 약물투여경로

약물의 효과는 약물이 특정 작용 부위에 도달함으로써 나타난다. 약물이 작용 부위에 도달한다는 것은 약물이 흡수과정을 통하여 투여부위에서 생물학적 장벽을 통과하여 혈중에 도달함을 말한다. 약물을 어떤 경로로 투여하는가는 약물의 흡수에 영향을 미치므로 목적에 따라 여러 경로로 투여하게 된다. 약물이 흡수되는 과정을 고려할 때 투여경로에 따른 효과는 크게 2가지, 즉 국소 효과(local effect)와 전신 효과(systemic effect)로 나눌 수 있는데, 전자는 약물이 흡수되어 혈중에 도달하는 과정이 필요하지 않다. 예를 들면 눈의 충혈을 해소하기 위하여 안약을 점안하는 경우가 있다. 반대로 약물이 전신 효과를 나타내려면 흡수과정을 거쳐 순환 혈액에 도달한 뒤 특정 작용 부위에 분포되어야 한다.

(1) 국소적용

국소적용(topical application)이란 약물이 피부 또는 점막의 약물 적용부위에 머물러서 국소 효과를 나타내도록 하는 것으로 적용되는 약물의 형태는 연고(ointment), 기름로션(도찰제, liniment), 분말(powder), 도포제(paint), 용액(solution) 등이며, 직접 피부 또는 점막에 적용한다. 또한 제형으로는 점안약(eye drops), 점비약(nasal drops), 질좌약

(vaginal suppository) 등 여러 가지가 이용된다. 이러한 약물 적용의 일차목적은 국소 효과이나, 적용 부위의 피부 또는 점막을 통하여 흡수되어 전신 효과를 나타내기도 하며 때로 심한 중독증상을 일으키기도 한다. 또 일반적으로 약물의 국소적용은 쉽게 알레르기를 일으킬 수 있으므로, 페니실린(penicillin) 등의 약물은 절대로 국소에 적용해서는 안 된다.

(2) 전신투여

전신투여(systemic administration)란 투여된 약물이 흡수되어 전신에 분포하며 작용 부위에 도달하여 전신 효과를 나타내게 하는 것으로, 다음과 같은 방법이 있다(표 1-3).

표 1-3 투여경로

투여경로	생체이용률	특 징
정맥주사	100	효과 발현이 가장 빠르다.
근육주사	≦100	다량투여가 가능하나 통증이 있을 수 있다.
피하주사	≦100	근육주사보다 적은 양을 투여하며 통증이 있을 수 있다.
경구투여	<100	가장 편한 방법이나 초회통과효과가 현저하다.
직장투여	<100	경구투여보다 초회통과효과가 적다.
흡 입	<100	효과 발현이 매우 빠를 수 있다.
경피투여	≦100	통상 흡수가 매우 느리고 초회통과효과는 없을 수 있으며 작용시간이 연장된다.

① 경구투여

경구투여(oral administration)란 약물을 구강 점막에 투여하거나(보통 혀밑에 투여) 삼켜서 위 또는 장내에 흡수시키는 방법이다. 때로 위관(stomach tube)을 사용하여 직접 위 또는 십이지장에 투여할 수도 있다. 어떤 경우에는 장용피(장용해, enteric coat)의 정제 또는 필(pill)을 투여함으로써 위에서는 용해되지 않고 장에 도달하여 비로소 용해, 흡수되도록 하기도 한다.

② 직장투여

직장투여(rectal administration)란 관장(enema)하거나 직장 하부에 좌약(suppository)을 투여하는 방법으로, 경구투여가 곤란한 환자에게 사용한다.

③ 비경구투여

비경구투여(parenteral administration)란 위장관을 통하지 않는 투여경로를 말한다.

Ⓐ 흡입(inhalation): 가스 또는 액체증기 등을 흡입하여 폐에서 흡수시키는 방법이다.

Ⓑ 흡입법(insufflation): 분말로 된 약물을 코로 흡입하여, 코점막 등의 기도(airway) 점막을 통하여 흡수시키는 방법이다.

Ⓒ 경피투여(percutaneous administration): 약물을 피부나 점막에 적용하여 흡수시키는 방법이다. 일반적으로 모든 물질은 피부를 통해 흡수시키기가 대단히 어렵다. 따라서 약물을 이온화하여 피부로 스며들도록 하는 이온이동법(iontophoresis)을 이용하기도 한다.

Ⓓ 피내주사(피부내주사, intracutaneous injection): 아주 적은 양(0.1~0.2ml)의 약물을 피부에 직접 주사하는 방법이다.

Ⓔ 피하주사(피부밑주사, hypodermic/subcutaneous injection): 약물을 피하의 결합조직에 주사하여 투여하는 방법이다. 결합조직이 치밀하지 않은 부위에 다량의 약물을 서서히 주입하는 것을 피하주입(hypodermoclysis)이라고 한다.

Ⓕ 신경내주사(intraneural injection): 때로는 약물을 신경줄기(신경간, nerve trunk)에 직접 주입할 수 있다.

Ⓖ 근육내주사(intramuscular injection): 비교적 큰 근육에 약물을 주사하면 약물의 흡수가 빠르다.

Ⓗ 복강내주사(배막안주사, intraperitoneal injection): 약물의 흡수를 빠르고 효과적으로 하기 위하여 복강 내에 주사할 수 있다. 이 방법은 동물실험에서 가장 흔히 이용되며 사람에게는 잘 쓰이지 않는다.

Ⓘ 흉강내주사(가슴막안주사, intrapleural injection): 때로는 약물을 흉강 내에 주사한다. 특히 흉수(가슴막삼출액, pleural effusion fluid)를 흡인한 후에 흔히 사용된다.

Ⓙ 척추강내주사(intracisternal injection): 약물이 혈액 뇌장벽(blood–brain barrier)을 잘 통과하지 못할 때 뇌척수액이 들어 있는 척추강 내에 직접 주사할 수 있다.

Ⓚ 혈관내주사(intravascular injection): 약물의 흡수에 문제가 있으면 직접 혈관 내에 약물을 주입할 수 있다. 보통은 정맥을 이용하는 정맥내주사(intravenousi njection)로 시행하나 때로 동맥내주사(intrarterial injection)도 시행될 수 있다.

4) 약의 여러 제형

약의 효능이 잘 발휘될 수 있도록 약의 화학적 · 물리적 성질을 고려하여 흡수부위 즉, 소화관, 피부, 결막, 직장 점막 그리고 정맥 등에 적합한 여러 가지 제형의 약(제제)이 개발되었다.

환자의 입장에서는 스스로 투여할 수 있는 제형(내복약과 외용약)이 바람직하지만 소화관에서 흡수되지 않는 약은 주사로 투여한다.

약의 효능을 최대로 하기 위하여 흡수가 잘 될 수 있도록 여러 형태의 제형을 분리하고 있으며 제조과정도 다양하다. 약의 명칭(일반명)에는 「염산○○○」이나 「○○○나트륨」 등 약의 본질 성분(○○○부분) 앞뒤에 「염산」이나 「나트륨」이라고 적혀있다. 약리효과를 발휘하는 것은 약의 본질 성분(○○○부분)이지만 실제 치료목적으로 투여하기 위해서는 염산(hydrochloric acid)이나 수산화나트륨(sodium hydroxide) 등을 첨가해 물에 녹기쉬운 형태로 제제화(정제, 액제, 주사제 등)해야 한다. 염산을 첨가할 경우에는 「염산○○○」, 수산화나트륨을 첨가할 경우에는 「○○○나트륨」이 된다.

(1) 내복약

내복약으로서 가장 일반적으로 사용되고 있는 것은 정제와 캡슐제이다.

① 정제와 캡슐제

정제에는 표면이나 내부에 특수가공한 것이 많다. 예를 들어 쓴 약의 표면을 코팅하여 먹기 쉽게 만든 당의정(sugar coating tablet)이나 필름코팅정, 위에서 녹지 않고 소장에서 녹도록 만든 장용정, 작용을 지속시키기 위해

위에서 녹는 층(혹은 부분)과 장에서 녹는 층(혹은 부분)을 압축하거나 감싼 정제 등이 있다.

캡슐(capsule)제도 정제와 마찬가지로 먹기 괴로운 맛, 강한 냄새, 위에서의 분해를 방지하기 위해 캡슐(젤라틴으로 만들어져 있다)화하고 있다. 캡슐제가 정제와 다른 점은 내용물에 분말뿐만 아니라 마이크로캡슐(microcapsule)이나 젤 상태의 액체도 넣을 수 있다는 것이다. 캡슐제도 캡슐 표면이나 내용물의 마이크로캡슐 표면을 가공하였기 때문에 함부로 캡슐을 벗겨 내용물만 복용하거나 마이크로캡슐을 씹거나 부셔서 복용하면 위에서 분해되어 약의 효과가 떨어질 뿐만 아니라 흡수되는 양이 많아져 약물유해반응이 나타나게 된다.

② 산제와 과립제

산제는 가루약을 말하며 건조시럽제(단맛을 첨가하여 유소아가 먹기 쉽도록 만든 것)도 있다. 과립제는 산제보다 입자가 큰 약으로 각 과립마다 표면을 얇은 막(제피)으로 씌워 위나 장에서 녹는 시간을 조절하거나 약의 효능이 지속되도록 가공되어 있다.

산제나 과립제는 지금처럼 제제기술이 진보하지 않았던 과거에는 세계적으로 널리 사용되었지만, 제제기술의 진보에 따라 복용의 용이성, 보존성, 휴대성, 특수가공성이 뛰어난 정제나 캡슐제가 만들어지고 있는 현대에는 조제약 등에 주로 사용된다.

③ 액제와 시럽제

액제는 약을 물 등에 녹여서 액체상태로 만든 것이다. 약 성분이 녹아있기 때문에 소장에서의 흡수도 원활하며 효과도 빨리 나타난다.

시럽제는 유아 및 아동이 먹기 쉽도록 단맛을 첨가한 액제이다. 그러나 충치 예방의 관점에서 시럽제를 거부하는 보호자도 있다. 액제와 시럽제는 수분 증발에 따른 약의 농축화와 세균 오염을 방지하기 위해 마개를 꽉 잠그거나 냉장고에 보관하는 등 취급에 주의한다.

(2) 외용약

① 연고제, 크림제, 로션제

신체에 직접 바르는 약으로 연고제는 환부가 축축하거나 짓물러있는 경우에 사용하며 크림제와 로션제는 환부가 건조한 경우에 사용한다. 환부에 상처가 있거나 피부가 약해져 있는 경우 과량으로 바르면 오히려 상처 부위에 자극을 주어 병태를 악화시켜 치유를 지연시킬 수 있다.

② 점안제

눈에 직접 투여하는 안약으로 투여 시 세균에 의한 감염을 방지하기 위해 용기의 끝이 눈꺼풀이나 속눈썹, 안구에 직접 닿지 않도록 한다. 점안 후 눈을 감고 누낭(눈물주머니)부분을 누르면 점안제 성분이 비점막에서 흡수되어 전신에 약물유해반응이 일어나는 것을 방지할 수 있다.

③ 흡입제

국소(기관지천식 치료 시 등)나 전신작용을 위해 입으로 흡입하는 약으로 비강점막 또는 구강호흡기(흡입용기구)를 이용하여 약을 폐나 기관지의 환부에 직접 퍼지게 한다.

약이 바르게 흡입되려면 숨을 들이마실 때 분무해야 하므로 환자가 충분히 흡입할 수 있도록 흡입방법의 지도가 중요하다. 정해진 1회 흡입량과 흡입횟수를 지키지 않으면 전신성 약물유해반응이 나타나는 경우가 있다.

④ 좌제

항문이나 질에 투여하는 고형의 약으로 체온에 의해 녹거나 연화하고 분비물액에 의해 천천히 녹기도 한다. 좌제에는 치질, 변비, 궤양성대장염 및 직장염의 증상 개선을 목적으로 국소적인 효과를 기대하는 것과 해열, 경련이나 기관지천식(bronchial asthma)의 증상 개선을 목적으로 전신적인 효과를 기대하는 것이 있다.

좌제는 삽입한 부분에 따라 흡수되는 방법이 다른데, 직장 상부에서 흡수된 약은 하장간막정맥에서 문맥을 지나고 직장 하부(항문 근처)에서 흡수된 약은 간을 통과하지 않고 하대 정맥을 지나 전신을 순환한다.

⑤ 첩부제

첩부제는 지지체의 재질에 따라 파프제(거즈, 부직포형)와 경고제(점착테이프형)로 나뉘며, 타박상이나 염좌의 통증을 제거하기 위한 진통 목적의 냉온포와 어깨결림을 경감하기 위해 국소를 따뜻하게 하는 온습포(더운찜질, stupe)가 널리 이용되고 있다.

또한 피부를 통하여 흡수되어 순환혈액을 매개로 전신에 작용하기 때문에 경구제나 주사제에 비해 소화관에 부담을 주지 않으며 간에서의 일차통과 효과를 얻기 어렵고 약효가 지속된다. 떼어내면 약 투여를 일시중단할 수 있고, 식사의 영향을 받지 않는 등의 특징이 있어 심장병(허혈성심질환, ischemic heart disease, IHD) 치료용 외에도 호르몬보충용(에스트라디올, estradiol), 기관지천식치료용(툴로부테롤, tulobuterol HCl), 금연보조용(니코틴)이나 암통증용(펜타닐, fentanyl) 등으로 영역이 확대되고 있다.

(3) 주사제

약을 용해하거나 현탁한 액체를 주사바늘을 통해서 직접 체내에 투여하는 방법을 말하며 이러한 방법에 의해서 투여되는 약을 주사제(injectable drugs)라고 한다. 약 투여의 편리함과 안정성을 고려하면 환자 스스로 할 수 있는 경구투여가 가장 바람직하지만 약 성분이 소화관에서 흡수되지 않거나 분해된다든지, 또는 약 성분의 일차통과 효과(간에서의 대사)가 크다는 등의 이유로 경구투여를 할 수 없는 경우 비경구투여로서 주사가 시행된다.

① 피하주사, 피내주사, 근육내주사

주사 부위로부터 결합조직 내로 확산, 모세혈관 내벽을 통과하여 혈중으로 이행한다. 투여 부위에서 혈관 내로의 흡수과정이 있기 때문에 혈중농도(blood concentration)는 서서히 상승한다.

고농도의 약액이 조직 또는 결합조직 내에 머무르기 때문에 약 자체가 갖는 자극성이나 pH 등으로 인해 조직에 상해를 초래하는 경우가 있다.

② 정맥내주사, 동맥내주사

혈관 내에 직접 투여하는 방법으로 대부분 정맥내주사(intravenous injection; IV)를 시행한다. 임상에서는 시간을 들여 천천히 투여하는 정맥내점적주입(intravenous drip) 방법을 자주 사용한다. 정맥내점적주입은 주입속도를 조절할 수 있기 때문에 급속정맥내주사 시에 나타나는 일과성 혈중농도상승을 방지하여 안전하고 효과적으로 혈중농도를 유지할 수 있다.

정맥내주사는 주사기법에 의한 합병증(주사 부위의 부종, 발적, 경결, 말초신경장애, 혈종, 공기색전증, 전신감염)과 투여약에 의한 합병증(약물유해반응, 과민반응, 혈전성정맥염, 약액의 혈관외 누출에 의한 국소괴사)등을 초래하는 경우가 있는데 가장 위험한 것은 사망에 이를 가능성이 있는 아나필락시스 쇼크(anaphylactic shock)의 발현이다.

동맥내주사는 병소부가 국소적으로 존재할 때 해당 부분에 영양을 보급하는 약을 동맥 내에 직접 주입하는 것으로 고농도의 약을 병소부에 작용시킬 수 있기 때문에 항균제나 항암제투여에 사용된다.

③ 척수강내주사(Intraspinal injection)

척수강내투여(intrathecal application)는 척주 하부 2개의 추골 사이에 바늘을 찔러 척수를 에워싼 공간에 삽입하여 척주관(vertebral canal) 내에 약을 주입하는 방법이다.

척수강내투여는 뇌나 척수와 그것들을 덮고 있는 조직[수막에 급속한 효과나 국소 효과를 줄 약이 필요한 경우(감염병치료를 위한 항균제투여)]에 시행한다.

5] 약효능과 혈중농도

일반적으로 약은 소량으로는 효능이 약하고 양을 증가시키면 효능이 커짐과 동시에 약물 부작용이 나타나며 더 증량시키면 최종적으로 죽음에 이르게 하는 성질을 가지고 있다. 따라서 약의 효능을 최대한으로 발휘시키면서 동시에 부작용의 발현을 최소한으로 줄이기 위해서는 어느 정도의 양이 적절한지 결정(치료농도 범위와 중독농도 범위를 파악)해야 한다. 이때 기준이 되는 것이 혈액 중의 약물농도(약물 혈중농도)인데, 이를 통해 약물 혈중농도(blood concentration)

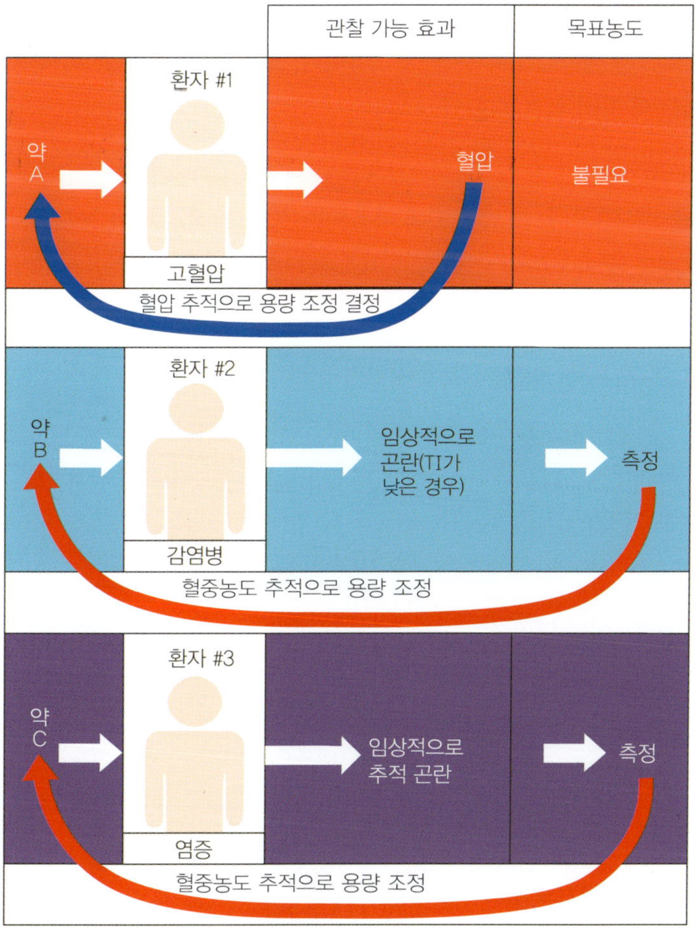

*TI(Therapeutic Index): TI가 높을수록 약물이 안전함

그림 1-11 혈중농도 추적과 용량 조정

와 약의 효능 사이에 어떤 관계가 있음을 알 수 있다. 즉, 같은 양의 약을 복용하더라도 사람에 따라 수배 차이의 혈중 농도가 측정되며 이는 흡수 · 분포 · 대사 · 배설의 각 과정에서의 개인차에 의한 것이다.

투여가 시작되면 적절한 시간에 채혈해서 약물 혈중농도를 측정한다. 이때 투여량, 투여시간과 채혈시간에 관한 정확한 정보가 매우 중요한데, 그 이유는 이 데이터와 약물 혈중농도를 해석한 뒤 약과 환자와의 관계(개별성)를 수치로 표시하여 환자에게 가장 알맞은 투여량과 투여시간을 컴퓨터를 이용해 예측하기 때문이다(그림 1-11).

6) 약 사용 시 주의사항

약물의 투여에 있어 특정 약의 약리작용이나 효능, 발생할 수 있는 부작용 등을 고려해야 한다. 또한 정확한 용법과 용량도 약 사용 시 주의해야 할 부분이다. 주 약물 사용 시에는 다른 약물과의 상호작용에 의한 문제점들도 충분히 고려해야 한다.

(1) 약의 복용시간

약의 복용시간은 기대하는 효과가 나타날 때까지의 시간, 섭취한 음식물이 약 흡수에 미치는 영향(약의 흡수율이 저하되는 경우와 증가하는 경우) 등으로 결정된다. 그러나 복용시간을 제한하는 약은 그렇게 많지 않다.

① 식전복용

식전에 복용하는 약물은 식사하기 30분 전에 복용한다. 식욕을 증진시키는 약이나 식후의 혈당상승을 막는 약제, 구토를 억제하는 약 등이 식전 복용 약들이다.

② 식간복용

식사 2시간 전 또는 2시간 이후 즉 공복 시에 복용하는 것으로 식간이라는 문자에서 연상되듯이 식사를 하면서 복용하는 것은 아니다. 골다공증(osteoporosis) 치료제인 에티드론산 디나트륨(etidronate disodium)이 있다.

③ 식후복용

식사 30분 후에 약을 복용하는 경우로 보통 식후에 복용하는 약이 많은데, 그 이유는 복용한 약이 위 속에서 음식물과 섞임으로써 위점막을 직접 자극하는 것을 방지하고, 현대인은 식생활이 규칙적인 경향이 있기 때문에 식후라면 잊지 않고 복용할 수 있을 것이라는 기대 때문이다. 그러나 위점막에 대한 자극은 약을 물과 함께 복용하는 것으로도 방지할 수 있고, 최근 식사를 포함한 생활양식의 다양화(아침 식사 거름, 심야 활동과 수면 부족을 보충하기 위한 낮잠 등)로 인해 식사에 맞춘 복용은 적절하지 않을 수도 있다.

④ 복용의 일반적인 사항

약의 효과를 지속시키기 위해서는 식사시간과 관계없이 일정 시간마다 복용하는 것이 기본이다. 외국에서는 식사섭취 · 식사내용과 관련이 깊은 약을 제외하고 내복약도 일정 간격으로 복용한다. 주사제도 음식물의 흡수에 미치는 영향을 고려할 필요가 없기 때문에 일정 간격으로 투여한다.

(2) 복용방법상 주의점

① 복용한 약이 흡수되기 위해서는 우선 위와 소장에서 녹아야 하므로 체온과 같은 온도(약 37℃)의 물 한 컵(미지근한 물)과 복용하는 것이 좋다.

② 최근에는 물 없이 복용할 수 있는 정제(구강 내 붕괴정)도 나와 있지만 대부분의 약은 식도에 걸려 궤양을 일으키는 일이 없도록 물과 함께 복용한다.

③ 항균제 중에는 우유와 함께 복용하면 흡수가 잘 되지 않아 기대하는 효과를 얻지 못하는 경우가 있는데, 이는 우유에 함유되어 있는 칼슘이나 철이 약의 성분과 결합해 불용성물질을 만들어 내기 때문이다.

④ 복용할 때의 자세도 중요한데 환자가 침대에 누워있는 경우 가능한 상반신을 일으켜 복용하고 확실하게 식도를 통과할 때(2~3분)까지 그 자세를 유지하도록 한다. 이것은 약이 목이나 식도에 걸려 궤양을 일으키는 것을 방지하기 위해서이다.

7) 약작용과 부작용

어떤 약물이든 생체에 대하여 한 가지 작용만 나타내는 경우는 극히 드물다. 따라서 대부분의 약물은 질병 치료에 유용한 작용이 있는 반면, 별로 유용하지 못하거나 때로는 인체에 해로운 작용도 한다. 전자를 약물의 주작용(main action) 또는 치료 효과(therapeutic effect)라고 하고, 후자를 부작용(side effect) 또는 유해작용(adverse effect)이라고 한다.

일반적으로 부작용과 유해작용은 같은 의미로 사용되나, 때로 구별할 필요가 있다. 왜냐하면 부작용이 반드시 유해작용은 아니기 때문이다. 또한, 사용자의 목적에 따라 약물의 특정작용이 부작용이거나 치료작용일 수 있다. 예를 들어 아트로핀(atropine)을 동공확대(산동, mydriasis, pupillary dilatation) 목적으로 투여하였을 때 동공이 확대되는 것은 치료작용이지만 분비를 억제하여 입을 마르게 하는 것은 부작용이 된다. 그러나 같은 아트로핀을 분비억제(epistasis) 목적으로 투여하였을 때 입이 마르는 것은 치료작용이지만 동공확대는 부작용이다. 이처럼 어떤 약물이건 치료작용과 부작용을 나타내며, 동시에 원하지 않는 유해작용 또는 독작용도 나타내게 된다.

또한 질병의 예방, 진단 및 치료의 목적이나, 생리적 기능 변화의 목적으로 인체에 사용한 용량에서 사전에 예상하지 않은 유해한 반응이 나타나기도 한다.

(1) 과량독성

약물의 용량이 과다하여 약물작용보다 독작용을 일으키는 현상으로 사람에게 다량의 약물을 투여하였을 때 용량과 관계되는 유해작용이 나타나는데, 이는 사람에 따라 개체 차이가 크기는 하나 약물 고유의 작용과 관계가 있다. 따라서 이러한 부작용 또는 유해작용은 어느 정도 예견이 가능하다. 즉, 대개의 경우 치료작용이 증강되어 나타나는데, 예를 들면 퀴니딘(quinidine)의 부작용은 그 치료작용인 심장 억제 작용의 증강상태로 나타난다. 그러나 때로 치료작용과는 관계없는 독성이 나타나기도 한다.

(2) 부작용

약물투여 시 기대하는 작용이 나타나는 현상을 주작용이라 하고 치료목적 이외의 약물작용으로 일어난 약물반응을 부작용이라 한다. 예를 들면 항생물질 투여 시 설사와 구역, 구토 또는 소화기 장애가 나타나는 현상 등이다.

(3) 과민증(hypersensitivity)

상용량의 약물을 사용하였을 때 정상인보다 큰 반응을 나타내는 현상으로 약의 감수성이 보통사람보다 높게 나타나며 생물학적 차이와 질병, 다른 약물과 동시 투여 시 나타날 수 있다.

(4) 특이체질(idiosyncrasy)

약물투여 시 유전학적이나 발생학적 원인으로 인하여 약물 고유의 작용이 강하게 또는 약하게 나타나는 현상으로 인체의 특성에 따라 다르게 나타나는 경향이 강하다.

(5) 약물 알레르기(drug allergy)

약물 알레르기는 거의 모든 약물에서 발생하며 다만 나타나는 속도에 차이가 있다. 약물투여 시 약의 고유작용과 관계없이 항원항체 상호작용(antigen-antibody reaction)이 일어나는 것으로 약물 분자가 체내 단백과 결합함으로써 항원으로 작용하여 항체를 형성시키고 따라서 약물의 재차 유입 시 항원항체반응을 일으켜 나타나는 현상이다.

(6) 아나필락시스 쇼크(anaphylactic shock)

약물을 투여했을 때 급격한 혈압강하가 나타나고 허탈증세와 의식의 소실이나 혼수상태 등을 일으키는 현상으로 심하면 생명을 잃기도 한다.

예를 들어 페니실린 쇼크는 페니실린이 약알칼리성에서 분해하여 페니실로일 프로테인이 되어 항원성이 되면서 발생하며 약물 알레르기 반응에서 가장 급격히 일어나는 것으로 알려져 있다.

MEMO

PHARMACOLOGY

02

심혈관계 약리

1. 심장의 개요
2. 강심배당체
3. 부정맥의 사용약물
4. 협심증의 사용약물
5. 고지혈증 치료제
6. 고혈압 치료제

1 심장의 개요

1) 심장의 생리

인체 전반에 혈액공급을 통하여 산소와 이산화탄소, 영양소와 노폐물의 운반을 담당하고 있는 심장은 혈액을 전신으로 공급하기 위하여 심장근육의 수축을 통한 펌프작용을 통해 신체의 혈액순환을 유지시킨다. 이러한 심장을 지지하는 막은 바깥쪽의 섬유심장막(fibrous pericardium)과 안쪽의 장막심장막(serous pericarium)으로 이루어져 있는데, 바깥쪽의 섬유심장막은 불규칙하지만 치밀한 결합조직으로 심장을 보호하고 고정하는 역할을 하며 과신장되는 것을 방지하고, 장막심장막은 가늘면서도 섬세한 막으로 구성되어 있다.

심장을 이루는 근육은 민무늬근으로 골격근(skeletal muscle)과는 약간 다른 구조를 이루고 있지만 근육세포의 액틴(actin)과 마이오신(myosin)은 골격근의 구조와 비슷하게 평행으로 배열되어 있다. 심장의 근육세포는 골격근 세포보다 작고 넓은 형태를 띠고 있다.

2) 심장의 자극전도계

심장을 이루는 근육세포는 일생동안 동방결절의 전기신호에 의해 자동적이고 율동적인 자가수축을 지속한다(그림 2-1).

심장의 전도는 심장근육의 협응을 통하여 일어나며, 심장근육은 자발적으로 발화하는 심박동조율기(cardiac pacemaker)의 작용으로 작용하는 심장의 전도계를 형성한다.

동방결절(SA node)은 우심방의 심장활동을 시작하게 하고 심방결절에서 시작된 전기적 흥분은 양쪽 심방으로 확산되어 방실결절(AV node)로 전달되며 심방사이막 내에 위치한 방실결절은 히스속(bundle of His)으로 신호를 전달한다. 방실결절에서는 히스속(bundle of His)의 방실다발갈래(bundle branch)와 푸르킨예섬유(Purkinje fiber)로 신호를 전달하여 심근의 수축을 유도한다(그림 2-2).

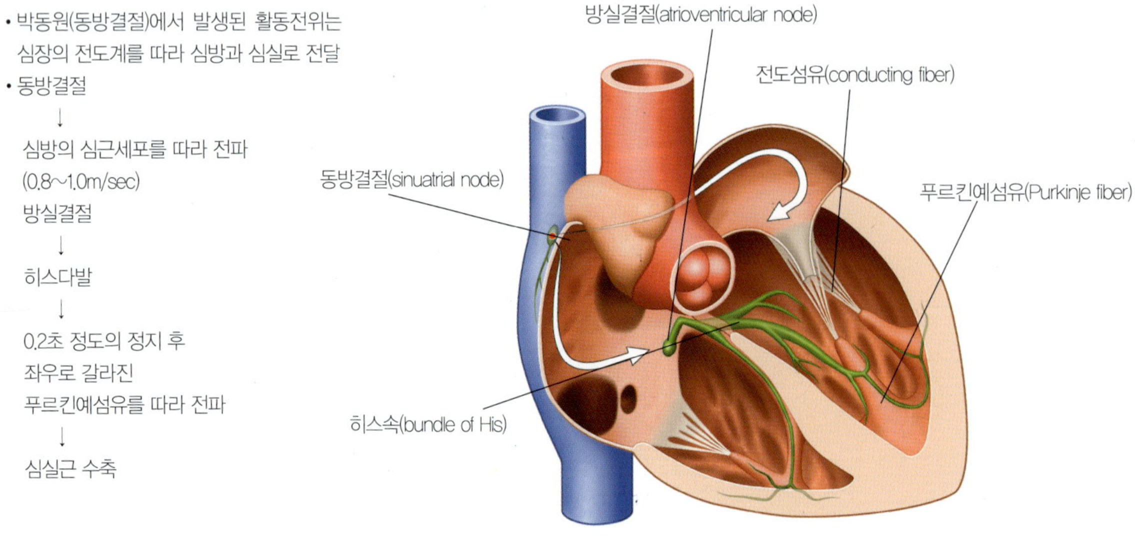

그림 2-1 심장의 자극전도

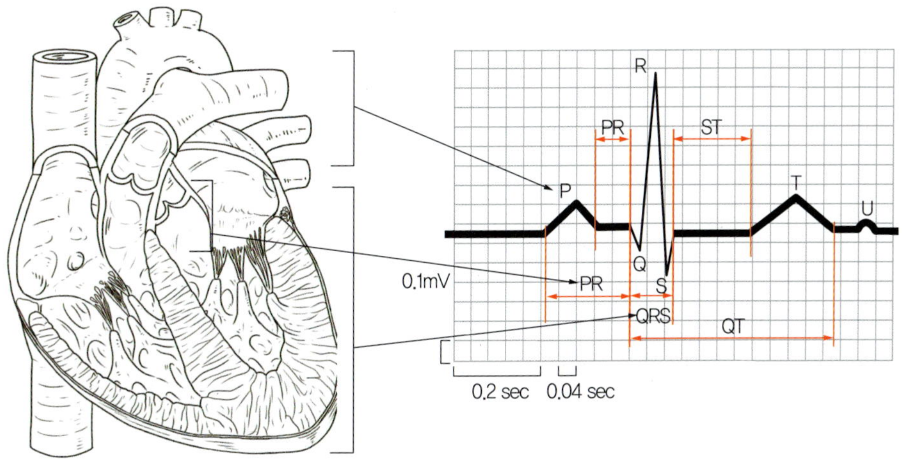

그림 2-2 심전도

심방과 심실, 판막은 체순환과 폐순환을 형성하는 요소이다. 심장의 좌심방과 좌심실은 체순환을 위한 것으로 폐에서 산소가 포화된 혈액을 신체의 혈관으로 펌프질하며, 우심방과 우심실은 폐순환을 위한 것으로 신체를 순환하고 돌아온 탈산소화된 혈액을 폐로 보낸다(그림 2-3).

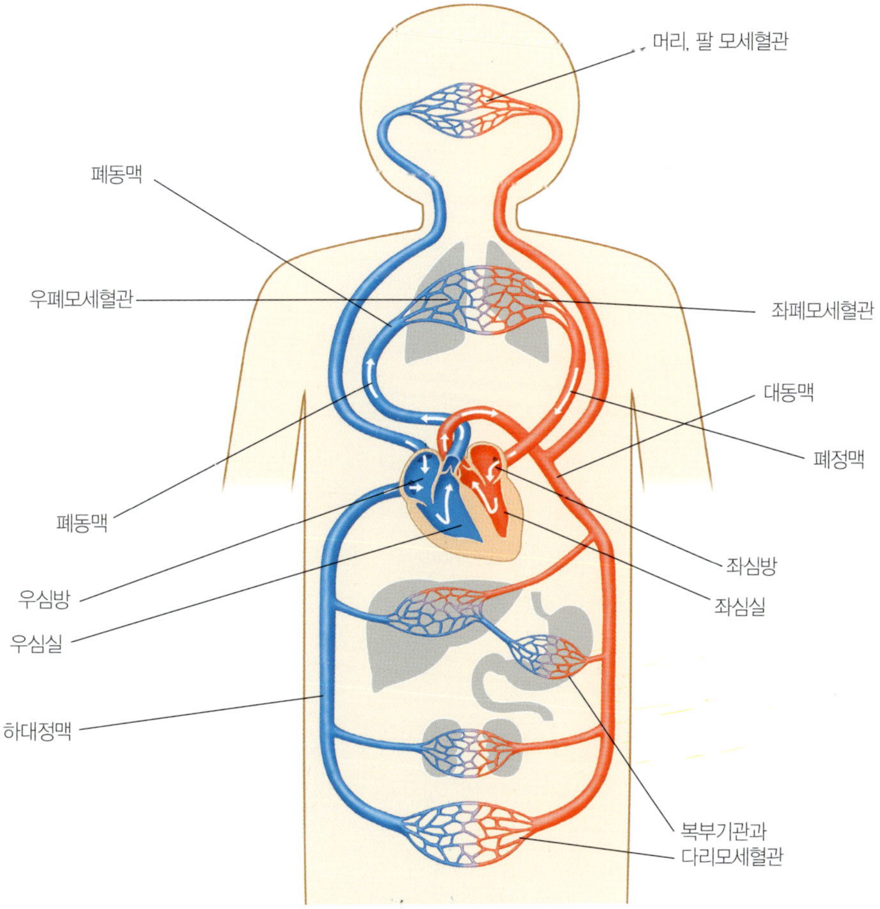

그림 2-3 체순환과 폐순환

2 강심배당체

강심배당체(cardiac glycoside)란 디기탈리스를 대표로 하는 배당체들을 일컬으며, 디기탈리스(digitalis)는 강력한 심근수축력 증강작용이 있어 주로 울혈심부전 치료에 사용하는 임상적으로 매우 중요한 약물이다.

1) 심장에 대한 작용

심근(심장근육, myocardium)에 대하여 강심배당체는 수축력을 증가시키는 작용(positive inotropic action)을 통해 심실을 완전히 비우는 효과가 있다. 이와 같은 작용은 정상 심장에서는 잘 볼 수 없는데, 이는 정상적인 혈류역학적 조절 기능 때문이다. 그러나 심부전이 있을 때는 심근의 수축력 증가로 심박출량이 증가하므로 이완기의 심실 내압을 저하시킨다(그림 2-4).

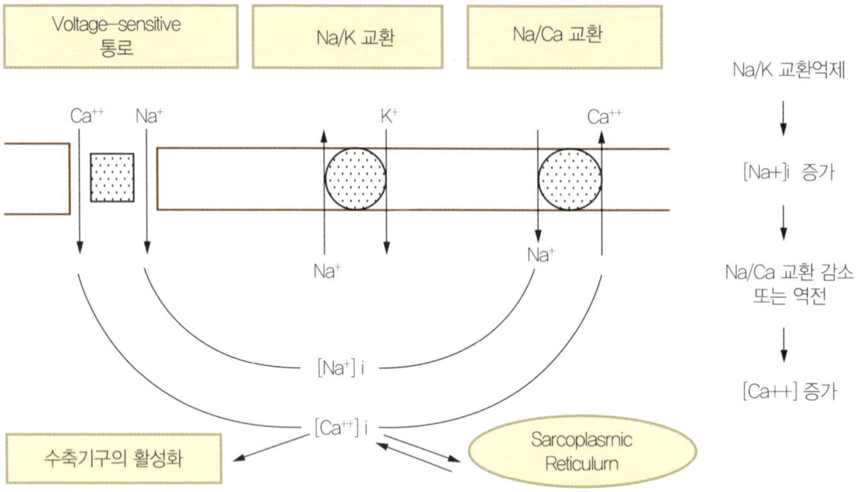

그림 2-4 심장세포막을 통하는 Na^{+} 및 K^{+} Ca^{++}의 이동

디기탈리스는 심근수축력뿐만 아니라 흥분성도 증가시키므로 과량 사용하면 기외수축이 초래된다. 전도계(conducting system)에서 디기탈리스는 히스다발(His bundle)의 전도를 억제하고, 방실전도(atrioventricular conduction) 시간을 연장하며, 심전도 상에서 P-R 간격을 길게 한다. 또한 디기탈리스는 심장의 자율조절 기능에도 영향을 미친다. 즉, 미주신경의 심장에 대한 활성을 자극하므로 동방결절(SA node)의 자극발생속도를 느리게 하고 히스다발의 전도를 지연시킨다. 이와 같은 작용은 아트로핀(atropine)에 의하여 소실될 수 있다.

2) 심전도의 변화

디기탈리스를 사용하면 심전도(ECG) 상의 변화가 나타나는데 초기에는 S-T 분절이 저하되며, 이어서 T파가 이상성(biphasic)으로 변하고, 결국 T파가 뒤집히면서 S-T 분절이 심하게 저하된다. 또한, P-R 간격은 연장되고 Q-T는 짧아지는데 이는 심실의 수축기간이 짧아지는 데에서 기인한다.

3) 작용기전

심근의 수축은 수축단백인 액틴(actin)과 미오신(myosin)의 상호작용으로 이루어지는데 이는 트로포닌-트로포미오신(troponin-tropomyosin) 계에 칼슘이온이 작용하여 액틴-미오신 상호작용을 유발한다. 따라서 세포 내 칼슘이온의 농도 변화는 심근수축력에 크게 영향을 미친다. 활동전압에 의해 칼슘이온이 세포막을 통해 유입되어 세포 내 칼슘이온의 농도가 소량 증가하면 근형질세망(근세포질그물, 근세포질세망, sarcoplasmic reticulum)의 칼슘통로가 열리면서 다량의 칼슘이 유리된다. 한편 세포 내 칼슘이온의 농도는 심근 세포막을 통한 나트륨-칼슘 교환기전에 의해서도 조절된다. 강심배당체에 의한 심근 수축력의 증강작용 기전은 아직까지 분명하게 밝혀져 있지 않으나, 우아베인(ouabain)은 세포막 Na^+-K^+ ATPase를 특이적으로 억제한다는 사실이 잘 알려져 있다(그림 2-5).

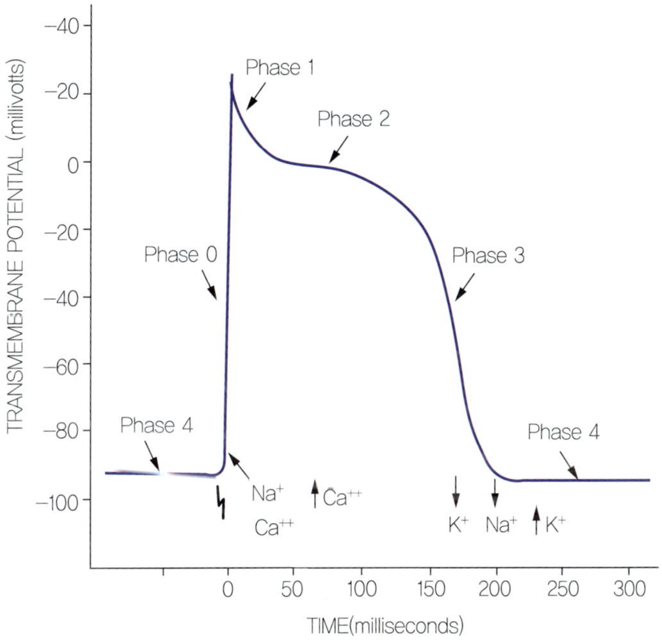

그림 2-5 심장의 수축기전

이것이 강심배당체의 일차적인 작용 부위라고 판단된다. 즉 Na^+-K^+ ATPase가 억제되면 세포 내 나트륨이온이 높아지므로 나트륨-칼슘이온 교환기전에 의해 칼슘이온이 유입되어 세포 내 칼슘이온의 농도가 짙어진다. 또한, 강심배당체들은 근형질세망의 칼슘 흡수 및 유리에 영향을 미칠 뿐만 아니라, 세포막을 통한 칼슘 유입에 직접적으로 영향을 미친다. 이러한 기전을 통하여 강심배당체는 심근수축에 필요한 세포 내 칼슘을 동원함으로써 심근수축력을 증가시킬 것으로 판단된다.

4) 흡수와 배설

강심배당체의 위장관 흡수는 대단히 변화가 크다. 우아베인(ouabain)은 위장관에서 흡수가 좋지 않으므로 주로 주사로만 투여된다. 디곡신(digoxin)은 가장 흔히 사용되는 강심배당체로, 위장관에서 흡수가 빠르므로 작용을 빨리 나타내며 정맥주사로도 사용된다. 디곡신 정제는 제제에 따라 생체 유용도가 다르므로 반드시 표준품과 효과를 비교하여야 하며, 환자마다 동일성을 확인한 후 사용하여야 한다. 한편, 강심배당체는 일반적으로 배설이 매우 느리므로 반복사용 시 축적작용을 나타낸다. 강심배당체의 용법은 어떤 참고서적에나 기술되어 있지만 절대적인 것은 아니며 여러 요인이 반응에 영향을 미친다. 나이가 아주 어리거나 많은 환자는 특히 감수성이 높으며 전해질 평형장애 시에도 감수성 변화를 초래한다.

저칼륨혈증(hypokalemia)에서는 특히 감수성이 높아서 급성중독을 유발할 수 있다. 여러 강심배당체 중 어느 것을 선택하는가에 특별히 정해진 원칙은 없다. 그러나 치료 효과를 빨리 나타나게 하거나 별로 위급하지 않은 경우에는 디곡신 제제를 선택하는 것이 일반적이며, 구토 등으로 경구섭취가 불가능한 때에는 정맥주사제를 사용한다. 또한 우아베인은 치료 효과가 신속히 나타나므로 대단히 위급할 때 사용하며 최고 효과는 정맥주사 후 30분 이내에 나타난다. 잎을 말려 얻은 디기탈리스(digitalis) 분말은 생물학적 검정을 통해 효력을 측정하게 되나 정확한 효과를 예측하기는 어렵다. 디기탈리스의 혈중농도 측정은 경구투여 시 흡수 정도를 알아보기 위해 필요한 것으로 면역학적 방사성 측정법을 이용하는데, 성인의 치료 농도는 혈장 중 0.5～3mg/ml이며 이보다 높을 때는 급성중독의 위험이 증가한다.

5) 임상적 적응증

(1) 울혈성심부전(congestive heart failure)

디기탈리스는 심근의 수축력 증강작용이 있으므로 대부분의 울혈성심부전에 사용된다. 심부전은 여러 가지 원인으로 발생하며 우심실 또는 좌심실에 생기거나 때로는 양 심실이 모두 이환될 수도 있다. 심부전은 심근의 수축력 감퇴로 초래되는 것이므로 일반적으로 심박출량이 감소하나 때로는 고박출심(장)부전(high-output heart failure)이 생길 수도 있다. 이로 인해 울혈심부전의 증상은 빈맥(tachycardia), 운동내성 감퇴(decreased exercise tolerance), 호흡곤란(shortness of breath), 말초 및 폐부종(peripheral and pulmonary edema) 그리고 심장비대(cardiomegaly)를 특징으로 한다. 강심배당체는 심근의 수축력을 증강시키므로 울혈심부전의 여러 증상을 호전시킬 수 있으나 심근염 또는 여러 형태의 심근 병변에는 큰 효과를 기대할 수 없다. 디기탈리스 강심배당체는 이차적으로 강력한 이뇨 효과를 나타낸다.

(2) 심방세동(atrial fibrillation)

심방세동에 의한 자극이 심실에 영향을 미쳐 심실 박동이 불규칙해졌을 경우, 디기탈리스는 히스다발의 전도속도를 느리게 하여 심실의 수축을 규칙적으로 되돌리며, 수축력 증가 효과로 심박출량을 증가시킨다.

(3) 심방조동(atrial flutter)

심방세동 때와 같은 기전으로 심실 박동을 규칙적으로 만든다.

(4) 기타 부정맥

발작성인 심방성 또는 결절성 빈맥에 디기탈리스 제제가 효과적일 수 있다.

(5) 기타 작용

중추신경계에 대하여 디기탈리스는 직접적인 자극작용으로 구토, 경련, 시력장애 등을 일으키며, 드물게는 현기증, 말초신경증 등을 유발하기도 한다. 이러한 증상들은 디기탈리스의 임상적인 심장독성을 예견할 수 있는 중요한 증상이다. 또한 신장에도 직접 작용하여 세뇨관에서의 나트륨 재흡수를 억제하며, 동시에 심박출량 증가로 인한 신장혈류량 증가로 사구체여과(glomerulus filtration)를 증가시키므로 이뇨 효과(diuretic effect)를 나타낸다. 내분비계에 대해서는 드물게 유방 증대, 질 표피의 변화 등을 일으킬 수 있다.

6) 디기탈리스 독성의 증상

디기탈리스는 심부전치료에 널리 이용되고 있으나 독성에 의한 여러 부작용이 나타날 수도 있다. 그러므로 사용 시 세심한 관찰이 필요하다.

(1) **위장관 증상**: 식욕부진, 구역질, 구토 등이 흔히 나타나고, 복통이나 불규칙한 배변 등이 나타날 수 있다.

(2) **신경계 증상**: 두통, 피로감, 불면증, 혼돈, 우울증, 현기증 등이 흔히 나타나며, 신경통, 경련, 감각이상, 환상, 정신증 등이 나타날 수 있다.

(3) **시력장애**: 색시의 이상이 흔히 나타나며 시력이 흐려지고, 암점, 소시증, 약시증 등이 나타날 수 있다.

(4) **심장 증상**: 디기탈리스의 과용은 심장의 이상을 초래할 수 있어 울혈심부전 등을 악화시킨다. 또 여러 가지 형태의 심장부정맥이 나타나게 되는데, 가장 흔하게는 후탈분극에 의해 기외수축이 출현한다. 용량을 경감하지 않으면 심실성빈맥, 이어서 심실세동으로 이어진다.

7) 주의사항

디기탈리스는 안전역(margin of safety)이 매우 좁기 때문에 사용 시 대단한 주의를 요하며 용량과 무관한 과민반응을 일으킬 수 있어서 관찰이 필요하다. 또 드물게 두드러기, 혈소판 감소증 등이 나타난다. 그러나 대부분은 용량과 관계있는 중독증상이며, 이러한 중독증상은 드물지 않게 나타난다. 중독 시 투약을 중단하거나 용량을 경감하고, 저칼륨혈증일 때는 칼륨을 투여하고 항부정맥제를 사용하여 치료한다.

3 부정맥의 사용약물

부정맥(arrhythmia)은 몇 가지 원인에 의해 심장의 흥분생성 또는 전도에 이상이 생겨 심장펌프기능에 장애가 일어나는 병태로 상실성부정맥과 심실성부정맥, 빈맥성부정맥과 서맥성부정맥이 있으며 모두 정상 동조율(50~80회/분)이 아닌 상태를 말한다.

1) 주요 원인

울혈성심부전증과 저산소혈증, 산·염기평형장애, 전해질이상, 약물 등의 원인이 있다.

2) 임상적용

부정맥 중에는 정상적인 상태여서 치료가 필요 없는 경우가 있지만 자각증상(subjective symptom: 심계항진, 호흡곤란, 흉통, 실신 등)이 있어 심장이나 호흡기능이 악화되는 경우나 치사 상태로 빠지는 전구증상(prodrome)이 있는 경우에는 치료가 필요하다.

항부정맥제(antiarrhythmics)는 심근세포의 이상 흥분을 저하시키기 때문에 대부분이 빈맥성부정맥의 치료로 사용되며 부정맥의 각 타입에 따라 사용할 약을 선택한다.

심장부정맥(cardiac arrhythmia)은 임상적으로 드물지 않게 발생하는 문제이다. 디기탈리스로 치료하는 환자의 25%에서 발생할 수 있으며 전신마취 시에는 50%의 환자에서, 급성 심근경색증 환자의 80%에서 발생할 수 있다. 심장부정맥으로 인한 심장박동의 이상은 심박출량의 감소를 초래하여 때로는 치명적인 심실세동으로 발전하기도 한다.

3) 부정맥의 치료약물

심장은 동방결절의 박동조율 세포에서 발생하는 신호에 의해 자동으로 운동하는 자동운동기관이며, 부정맥이란 이 같은 신호 발생 또는 전도 이상을 말하고, 항부정맥제는 활동전압 또는 전도 이상을 교정해주는 약이다(표 2-1). 항부

표 2-1 정상 심박동 유지 약물

치료기전	약물로 심방 내 심방세동 발생을 억제하여 증상 호전	
항부정맥 약물종류	• 클래스 IC 계열: 프로파페논(리트모놈), 플레카이니드(탬보코, 풀카드), 필시카이니드(썬리듬) • 클래스 Ⅲ 계열: 아미오다론(코다론), 소타롤(렌티블록), 드로네다론(멀택)	
약물 선택	• 심장질환(좌심실 기능, 심근 비후, 관상동맥질환), 과거 다른 약물의 효과 및 부작용에 따라 선택	
약물 복용 시 고려 사항	• 발생 빈도에 따라 매일 복용 또는 증상 있을 때만 복용 • 신장, 간 기능 악화 시 약물 영향 확인	• 다른 약물 추가로 복용 시 약물 상호 작용 확인 • 약 중단 시 증상 재발

표 2-2 항부정맥 약제

항부정맥제 계열별 분류		
Class Ⅰ	나트륨 채널 차단제	효과 낮고 위험도 높음
IA	퀴니딘 **, 프로카인아미드, 디소피라마이드	
IB	리도카인, 멕실레틴	
IC	플레카이나이드, 프로파페논	
Class Ⅱ	베타차단제	
Class Ⅲ	칼륨 채널 차단제	
	소탈롤	베타차단제 기능도, 서맥 환자에 사용 제한
	도페틸라이드	용량설정 복잡
	아미오다론 **	가장 효과적인 항부정맥 약물
	버나칼란트 **	Ⅳ제제 시판중, 경구제제 개발중
	드로네다론 **	아미오다론의 부작용 개선
Class Ⅳ	칼슘 채널 차단제	

** 다중 채널 차단제

정맥제(antiarrhythmic drug)는 크게 4 class로 나뉜다. ① Class IA는 활동전압의 기간을 연장하고, Class IB는 활동전압의 기간을 단축하며, Class IC는 활동전압에 크게 영향을 미치지는 않으나 간혹 약간 증가시킨다. ② Class II는 심장의 아드레날린성 활성을 저하시키는 약물이고, ③ Class III는 유효 불응기를 연장하는 약물이며, ④ Class IV는 칼슘통로차단제이다(표 2-2).

(1) 나트륨통로차단제

플레카이니드(flecainide acetate), 리도카인(lidocaine), 페니토인(phenytoin), 푸로카인아미드(procainamide HCl), 프로파페논(propafenone HCl), 퀴니딘(quinidine)이 있다. 이들 약제는 심근 세포로 나트륨이온(Na^+)의 유입을 저지하고 전기자극의 전도속도를 늦춘다. 심실기외수축, 심실빈박, 심실세동에 사용하고 심방세동을 정상 동조율로 회복시킨다.

약물 부작용에는 부정맥(특히 심장병 질환자에게는 치사적), 소화불량, 어지러움증, 비틀거림, 떨림, 무뇨, 녹내장 환자의 안압상승, 구갈증 등이 있다.

(2) β차단제

아테놀롤(atenolol), 메토프롤롤(metoprolol), 나도롤(nadolol), 프로프라놀롤(propranolol HCl)이 있다. 심근세포의 β수용체에 결합 교감신경의 자극을 차단하여 심박수를 감소시킨다. 심실기외수축, 심실빈박, 심실세동, 발작성심실빈박에 사용한다. 심방세동이나 심방조동에 대해서는 심실박동을 느리게 하기 위해 사용된다.

약물 부작용에는 평소와 다르게 느린 심박(서맥), 심부전, 측정불능 등의 저혈당치, 몸·팔·다리의 혈류장애, 불면, 헐떡임, 우울, 레이노현상, 환각, 성기능부전, 피로감 등이 있다. 또한 기도연축(기관지경련)을 일으키므로 천식환자에게는 금한다.

(3) 칼슘통로차단제

심근세포로 칼슘이온의 유입을 저지하여 심실박동을 늦추는 작용이 있기 때문에 심방세동이나 심방조동 또는 발작성심실 빈맥에 사용한다. 딜티아젬(diltiazem HCl)과 베라파밀(verapamil HCl)에는 방실결절(atrioventricular node)을 통하는 전기자극의 전도속도를 늦추는 작용이 있으나 일부만 유효하다.

약물 부작용으로는 변비, 설사, 저혈압, 발저림 등이 있다.

(4) 칼륨통로차단제

아미오다론(amiodarone HCl), 니페카란트(nifekalant HCl), 소타롤(sotalol HCl)이 있다. 심방세포에서 칼륨이온의 유출을 저지하고 전기자극의 전도속도를 늦춘다. 심실기외수축, 심실빈박, 심실세동, 심방세동, 심방조동에 사용한다.

약물 부작용으로는 부정맥, 폐조직의 반흔화(폐섬유증, fibroid lung), 저혈압이 있다. 소타롤에서는 β차단제와 같은 약물 부작용이 나타난다.

4) 부작용 및 주의점

아미오다론(amiodarone)은 Class Ⅰ, Ⅱ, Ⅲ 및 Ⅳ의 성질을 갖는 항부정맥제로 여러 가지 심장부정맥에 사용되며 부작용으로 서맥이나 심장정지 및 폐의 섬유증식증이 발생할 수 있다. 또한 여러 장기조직에도 축적될 수 있어 눈, 갑상샘, 신경계 및 위장관의 이상을 초래하기도 한다. 아데노신(adenosine)은 칼륨 전도성을 증강시키고, cAMP-의존성

칼슘 유입을 억제하여 방실전도(atrioventricular conduction)를 억제하며, 방실결절의 불응기를 연장한다. 발작심실상성 빈맥(paroxysmal supraventricular tachycardia) 치료에 일차적으로 선택되는 약이다.

대부분의 항부정맥제에는 최부정맥작용, 근수축력 억제작용에 의한 심부전(heart failure)의 악화 등 심각한 약물 부작용이 나타나기 때문에 약을 사용할지의 여부를 포함해서 약의 선택, 혈중농도, 병용약, 약물 부작용의 발현 체크 등을 정확히 확인해 둔다.

항부정맥제의 주사제 사용에 있어서 투여량과 투여속도의 과오는 심각한 건강피해를 발생시키므로 투여량과 점적속도의 재확인이 중요하다.

4 협심증의 사용약물

협심증(angina pectoris)은 심근허혈(myocardial ischemia)에 수반되는 주요 증상으로, 관상동맥확장제(coronary vasodilator)를 필요로 한다. 협심증 대부분은 동맥경화성 협심증이며, 그 밖에 혈관경축성 협심증이 있다. 협심증은 심근의 산소 소비량과 공급량의 평형이 깨져 발생한다(표 2-3).

표 2-3 협심증의 분류

협심증의 분류		
안전성에 따른 분류	운동협심증	• 관상동맥의 기질적 병변에 의해 관혈류가 적어지고 산소공급량이 수요를 따라가지 못해 일어난다. • 운동 등의 부하를 가했을 때 발생하는 경우가 많다.
	안정협심증	• 관상동맥연축에 의한 혈류량의 저하가 주요 원인이다. • 이른 아침 등 정해진 시간대에 발작을 일으키는 경우가 많다. • 발작 시에 ST 상승을 동반하는 협심증을 이형협심증이라고 한다.
	• 운동협심증과 안정협심증을 합병하는 경우	
발작계기에 따른 분류	안정협심증	• 상태가 안정되고 발작을 예측할 수 있는 범위에서 일어난다. • 병의 경과는 양호하며 조절 가능하다.
	불안정협심증	• 최근 발병했거나 재발한 협심증 • 심근경색으로 이행하는 경우가 많기 때문에 집중치료실에서 엄격하게 관리한다.

1) 협심증의 임상양상

관상동맥의 긴장도는 관상동맥 평활근 자체의 긴장도와 심근의 대사상태 및 심장의 자율신경 활성 등에 의하여 조절된다. 타 조직에서와 마찬가지로 심근대사에 의한 대사산물의 조직 내 축적은 강력한 관상동맥혈관 확장을 일으킨다. 또한, 관상동맥혈관의 혈류는 대동맥압과 밀접한 관계가 있다. 따라서 대동맥압이 저하되면 관상동맥혈관의 혈류량도 감소한다. 자율신경은 관상동맥혈관 긴장도를 직접 변화시킬 뿐 아니라 심장의 수축력 및 박동속도에 영향을 미침으로써 간접적으로 관상동맥혈관 혈류량에 변화를 일으킬 수 있다.

2) 협심증의 치료약물

(1) 혈관 확장제

현대의학에서 사용하는 강력한 관상동맥확장제로는 아질산염(nitrite)과 유기질산염(nitrate)이 있다. 아질산염으로는 아질산나트륨(sodium nitrite)과 아질산아밀(amyl nitrite)이 있고, 유기질산염으로는 glyceryl trinitrate, erythrityl tetranitrate, pentaerythritol tetranitrate, isosorbide dinitrate 등이 있다. 이들은 산화질소(nitric oxide, NO)를 발생시키며 NO는 cGMP (cyclic guanosine monophosphate)를 생성함으로써 강력한 혈관 확장 효과를 나타낸다(그림 2-6).

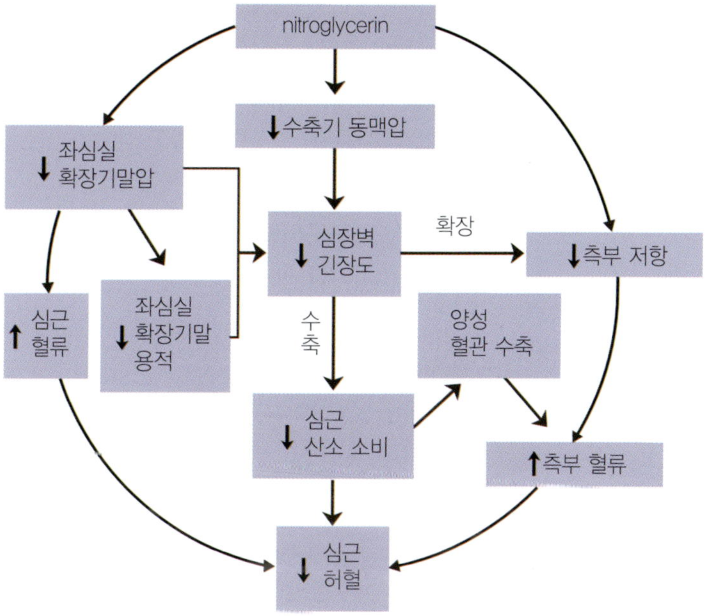

그림 2-6 협심증의 작용기전

협심증 치료에 가장 많이 사용되는 질산염과 아질산염은 허혈심장병(ischemic heart disease) 발생 시에 효과적으로 관상동맥을 확장시킨다. 그리고 나아가 전신의 혈관을 확장함으로써 혈압을 하강시키고 심장박동을 줄인다. 따라서 심근의 산소 수요가 감소함으로써 협심증에 효과를 나타내게 되는 것이다. 그리고 혈관 확장에 의해 심장에 대한 전부하와 후부하가 감소하고 관상동맥 협착부가 확장하여 협심증 증상을 극적으로 개선한다.

(2) 심장 억제약물

① β-아드레날린 수용체 차단제

혈관확장제는 아니지만 협심증에 매우 유용하다. 즉, β-수용체 차단제는 심장박동속도의 감소, 혈압 강하, 그리고 심장수축력을 떨어뜨림으로써 심근의 산소소비량을 감소시켜 혈압 개선에 도움을 준다. 특히 질산염 제제와 병용하면 부작용의 상호보완적 효과를 기대할 수 있다.

② 칼슘통로차단제(calcium channel blocker)

베라파밀, 니페디핀, 딜티아젬은 비교적 최근에 알려진 항협심증제(antianginal)이다. 이들은 심근세포 내의 칼슘 유입을 선택적으로 억제하여 혈관 평활근 수축을 억제하지만 혈청 내 칼슘 농도에는 크게 영향을 미치지 않는다. 현재까지 3가지 형태의 칼슘통로가 알려져 있는데, 그 분포와 전기생리학적 특성에 따라 L, T, N-type으로 분류한다. 기타 혈관 확장작용을 가진 약물로는 닐리드린(nylidrin), 파파베린(papaverine), 디피리다몰(dipyridamole) 등이 있다.

5 고지혈증 치료제

고지혈증(hyperlipidemia)은 혈청지질을 구성하는 콜레스테롤, 트리글리세리드, 인지질 중에서 콜레스테롤과 트리글리세리드 중 한쪽 또는 양쪽이 증가한 상태를 말한다. 콜레스테롤, 트리글리세리드, 인지질은 그대로는 혈액에 녹을 수 없기 때문에 아포단백질(apoprotein)과 결합하여 지질단백질(lipoprotein)로서 혈중에 존재한다. 고콜레스테롤혈증은 심근경색 등 관상동맥질환의 중요한 위험인자이며 고트리글리세리드혈증은 동맥경화의 원인이 된다. 그러나 거의 대부분 자각증상이 없기 때문에 치료의 동기부여가 어렵다.

혈중 콜레스테롤(cholesterol)을 비롯한 지질 농도의 상승은 죽상경화판(atherosclerotic plaque) 형성에 의한 동맥경화와 밀접한 관계가 있는 것으로 알려져 있다. 또한 죽상경화판은 여러 가지 원인으로 혈관의 내피가 손상되면 해당 부위에 혈소판과 콜레스테롤이 침착하면서 형성되므로 혈중 콜레스테롤의 농도는 심장발작 위험도와도 밀접한관계가 있다. 따라서 동맥경화증은 결국 고혈압, 허혈심장질환 및 뇌혈관장애 등의 병인이 된다.

혈중 지질이라고 하면 유리콜레스테롤(free cholesterol), 콜레스테롤에스테르(cholesterol ester), 트리글리세리드(중성지방, triglyceride), 인지질(phospholipid) 등이 포함되며, 이들은 모두 혈중에서 단백질과 복합체를 이루어 소위 지질단백(lipoprotein)의 형태로 수송된다(그림 2-7).

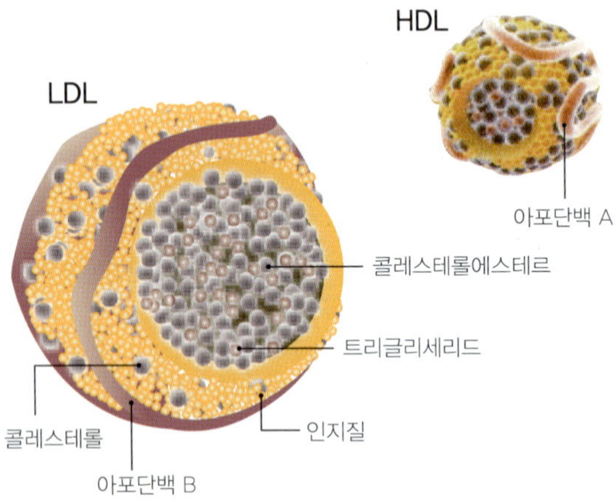

그림 2-7 인지질의 구조

표 2-4 고지혈증의 분류

유형	질환	내용
Type Ⅱ	가족성 고베타지질단백혈증(familial hyperbetalipoproteinemia)	지질단백지질분해효소(lipoprotein lipase) 결핍
Type ⅡA	가족성 고콜레스테롤혈증(familial hypercholesterolemia)	LDL수용체 저하
Type ⅡB	가족성 복합고지질혈증(familial combined hyperlipidemia)	간에서 VLDL 과잉 생성
Type Ⅲ	가족성 이상베타지질단백혈증(familial dysbetalipoproteinemia)	아포단백E 돌연변이에 의한 VLDL 과잉 생성
Type Ⅳ	가족성 고중성지질혈증(familial hypertriglyceridemia)	혈청 내 VLDL 과잉 생성 및 제거 감소
Type Ⅴ	가족성 혼합고중성지질혈증(familial mixed Hypertriglyceridemia)	VLDL과 암죽미립의 생성 증가 및 청소율 감소

고지혈증(hyperlipidemia), 즉 고지방단백혈증(hyperli-poproteinemia)은 이들 지질단백의 상승을 말하며, 이들 중 어느 것이 주로 상승하였는가에 따라 type Ⅰ, ⅡA, ⅡB, Ⅲ, Ⅳ 그리고 Ⅴ로 분류된다(표 2-4). 또 고지혈증은 가족력을 갖는 원발성인 경우와 갑상샘저하증, 당뇨병, 신증, 간질환 등에 의하여 이차적으로 발생하는 경우가 있는데 이차적으로 발생하는 속발성 고지방단백증은 원인 질환이 치료되면 지질단백의 상승은 회복되지만 만성 신장염의 경우 관상동맥질환으로 발전할 수 있으므로 고지방단백혈증의 치료가 필요하다.

1) 고지혈증의 치료약물

(1) 콜레스테롤 대사 및 배설 촉진제

콜레스티라민(cholestyramine)과 콜레스티폴(colestipol)이 있으며 장관 내에서 담즙산과 결합하여 소장에서의 재흡수를 억제하기 때문에 콜레스테롤을 원료로 하는 담즙산의 활성화로 혈청콜레스테롤이 감소한다. 또한 이로 인하여 줄기세포 표면의 LDL 수용체 발현을 증가시키기 때문에 혈청 LDL도 감소한다.

(2) 혈중 트리글리세리드를 저하시키는 약제

지질단백지질 분해효소(lipoprotein lipase)에 의한 트리글리세리드(triglyceride)의 분해를 촉진하고 간으로부터의 VLDL 분비를 억제하는 겜피브로질(gemfibozil), 클로피브레이트(clofibrate), 페노피브레이트(fenofibrate), 벤자피브레이트(benzafibrate) 등이 있다.

핵 내 수용체인 PPAR(과산화소체증식체 활성화 수용체)를 활성화하고 아포단백질 C-I 유전자 발현을 촉진하여 혈청 트리글리세리드를 저하시키며 고밀도 지실단백질(IIDL)의 상승을 촉진한다. 당부하능력을 개선하기 위해 당뇨병(diabete mellitus) 환자에게 사용하는 경우가 많다. 그러나 스타틴계 약과 병용하면 횡문근 융해의 발현 위험성이 있기 때문에 원칙적으로 금하고 있다.

(3) 스타틴계 약제(HMG-CoA 환원효소억제제)

간세포에 있어 내인성 콜레스테롤 합성경로의 필수 효소인 HMG-CoA 환원효소를 길항적으로 저해함으로써 혈청콜레스테롤과 LDL(저밀도지질단백질 소위 「나쁜콜레스테롤」)을 저하시키는 가장 강력한 고지혈증(hyperlipidemia) 치료제이다.

트리글리세리드 저하작용도 있으며 항동맥경화작용도 주목받고 있다. 주의해야 하는 중요한 약물 부작용으로 횡문근 융해(rhabdomyolysis)가 있으며 피브레이트계(fibrates) 약과의 병용은 위험성이 높기 때문에 원칙적으로 금하고 있다. 피타바스타틴(pitavastatin), 심바스타틴(simvastatin), 풀루바스타틴(fluvastatin), 아토르바스타틴(atorvastatin) 등이 있다(그림 2-8).

2) 고지혈증의 치료

치료는 식이요법이나 운동요법 등 라이프스타일(life style)의 개선이 우선시 되어야 하고 그래도 효과가 없는 경우 또는 관상동맥질환이 있어 2차 예방을 목적으로 하는 경우에는 약물요법을 검토한다.

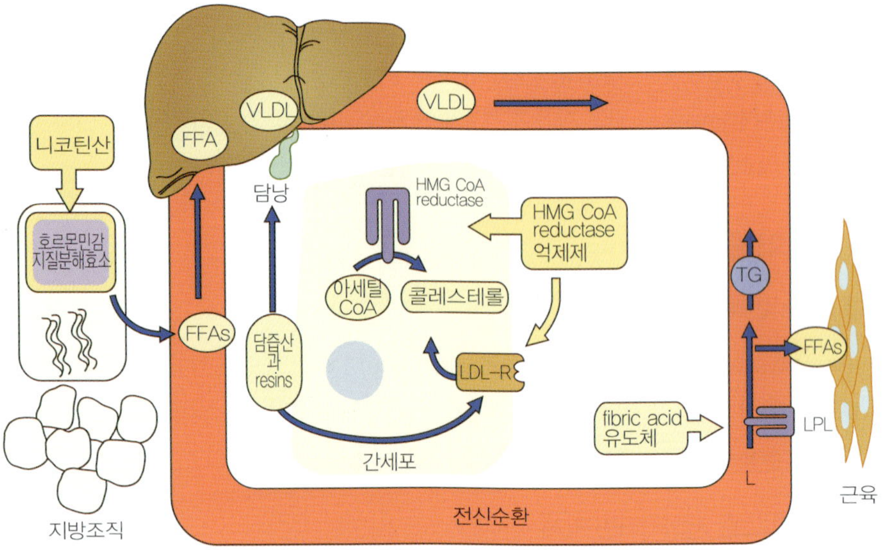

그림 2-8 콜레스테롤 저하제의 작용기전

6 고혈압 치료제

혈압은 심장박출량(cardiac output)과 혈관의 말초저항(peripheral resistance) 그리고 정맥의 용량(capacitance)과 신장에 의해 조절되는 혈액량(bloodvolume)에 따라 결정되며, 이들 혈압을 결정하는 요인은 자율신경계 되먹임(feedback) 및 레닌-앤지오텐신-알도스테론계통(renin-angiotensin-aldosterone system)을 통한 체액성 되먹임에 의하여 조절 또는 영향을 받는다(**그림 2-9**). 즉, 혈관 평활근의 자율신경 활성(**그림 2-10**) 그리고 자율신경 활성을 조절하는 중추적인 혈관운동중추 활성(**그림 2-11**) 등이 영향을 미치며, 작용양식에 따라 작용 부위와 기전이 다르게 나타난다(**그림 2-12**).

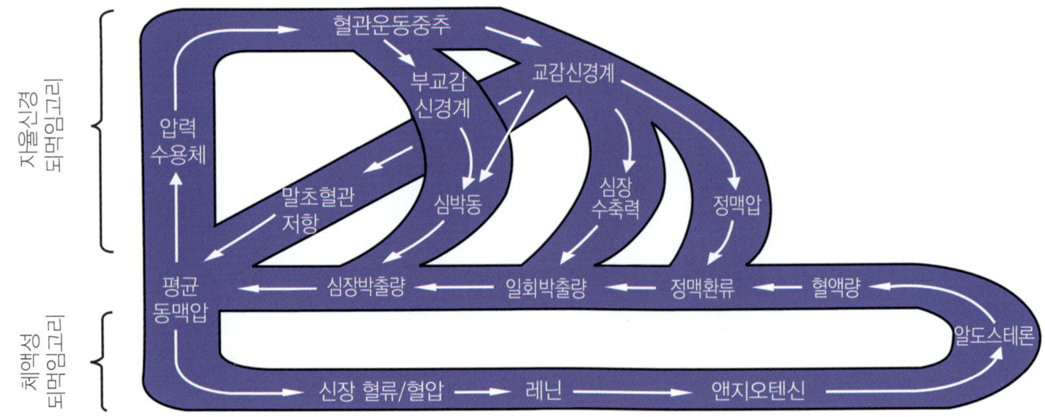

그림 2-9 혈압의 되먹임 고리

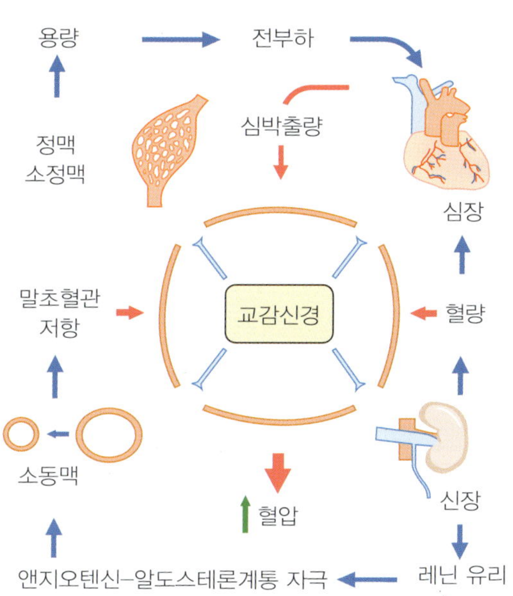

그림 2-10 교감신경과 혈압

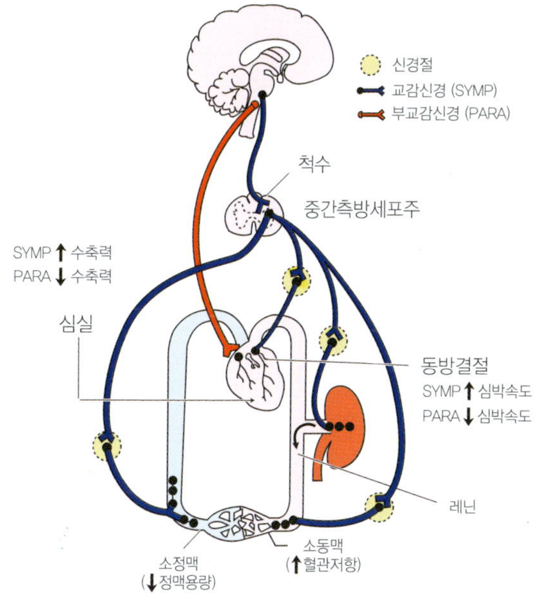

그림 2-11 순환기의 자율신경

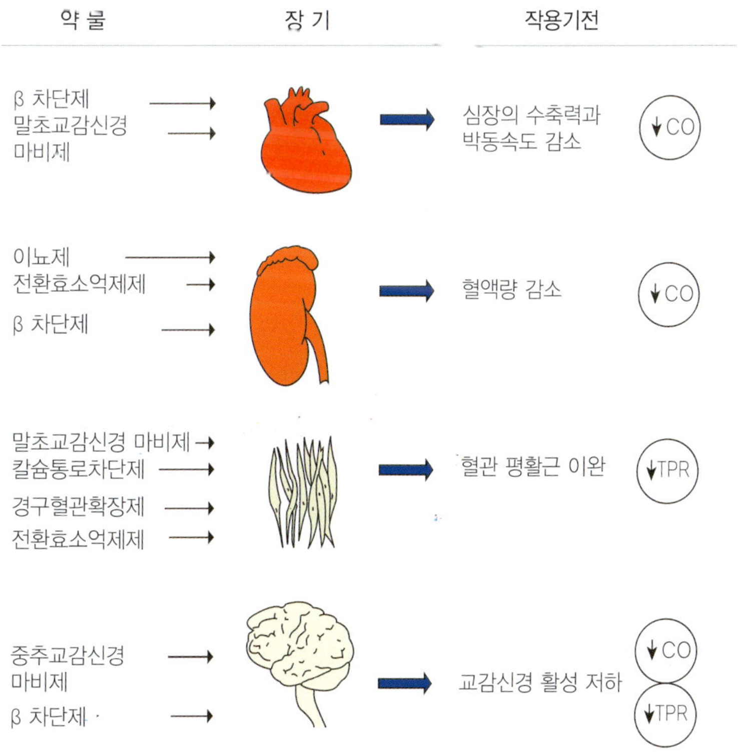

그림 2-12 혈압강하제의 작용 부위와 기전

1) 중추신경계에 작용하는 약물

(1) 임상적용

불안, 감정적 스트레스 등은 혈압 상승과 밀접한 관계가 있다. 물론 이들의 영향은 일시적이기는 하나, 지속하면 고혈압증(hypertension)을 일으키게 된다. 임상적으로 가벼운 고혈압은 진정수면제, 정온제 등으로 조절될 수 있다. 한편, 약리요법에 의하여 혈압이 떨어지면 혈관의 압력수용체 및 신장 혈류에 대한 혈압의 신호에 의해 혈압이 올라가도록 반사활동이 작동된다.

(2) 작용기전

메틸도파(methyldopa)는 L−도파 유사체로 카테콜아민 합성경로에서 α−메틸노르에피네프린(methylnorepinephrine)으로 전환되어 중추교감신경계 소포에 저장되고, 화학량론적(stoichiometrically)으로 노르에피네프린(norepinephrine)을 치환하고 유리되어 중추신경계 α_2−아드레날린 수용체에 작용하여 혈관운동중추의 교감신경 활성을 억제함으로써 항고혈압작용을 나타낸다.

클로니딘(clonidine) 역시 α_2−아드레날린수용체 효능제로, 메틸도파와 유사한 작용을 나타낸다. 그러나 클로니딘은 중추신경계 혈관운동 활성과 관련이 있는 것으로 알려진 이미다졸린(imidazoline) 수용체에도 작용한다.

(3) 부작용

메틸도파의 부작용은 대부분 중추신경계와 관련이 있는데 초기에는 심한 진정작용이 흔히 나타나며 장기 치료 환자에게서는 지속적인 피로와 정신집중장애가 나타난다. 이외에 드물게 악몽, 우울증과 어지러움증이 나타난다.

클로니딘은 구강건조와 진정작용이 흔하고 우울증이 나타나면 투약을 중단하는 것이 좋다. 또한 장기간 사용 후 갑자기 투약을 중단하면 생명을 위협하는 고혈압위기(hypertensive crisis)가 일어날 수 있다.

2) 이뇨제

(1) 임상적용

이뇨제(diuretic) 역시 유용한 고혈압 치료제로 작용기전은 잘 알려지지 않았으나 단독으로 또는 다른 고혈압 치료제와 병용하여 사용된다. 주로 나트륨 저장을 고갈시킴으로써 혈압을 강하시킨다.

(2) 작용기전

티아지드계 이뇨제는 경도 또는 중등도의 고혈압 치료에 적절한 약물로 세포외액과 심박출량의 감소 효과뿐만 아니라 혈압강하작용이 있는데, 혈관벽에 직접 작용한다. 또한, 가벼운 고혈압에 단독으로 사용될 수 있으며, 중등도 고혈압에는 다른 고혈압 치료제와 병용하면 상승 효과를 나타낸다. 그러나 장기간 사용하면 혈중 칼륨 농도가 저하되므로 이를 보충해 주어야 한다.

인다파미드(indapamide)는 티아지드계는 아니나 설폰아미드계 화합물로서 이뇨작용 외에 혈관 확장 효과가 있다. 스피로놀락톤(spironolactone)과 트리암테렌(triamterene)도 이뇨작용과 고혈압에 대한 효과를 갖는 약물로서 칼륨 배설을 억제하므로 티아지드계와 병용하여 유용하게 쓰이며, 특히 광물코르티코이드(mineralocorticoid) 증가에 의한 고혈압에 유용하다.

3) 세동맥 및 정맥 확장제

(1) 임상적용

혈관벽에 작용하거나 혈관을 확장시켜 혈압강하에 작용하는 약물들이다.

(2) 작용기전

히드랄라진(hydralazine)은 중추신경계뿐만 아니라 혈관벽에 직접 작용하여 혈관을 확장시킴으로써 혈압을 강하하는 약물이다.

나이트로프루사이드나트륨(sodium nitroprusside)은 시안화합물로서 혈관 평활근에 직접 작용하여 혈관을 확장시키는데, 효과는 즉시 나타나나 투여를 중단하면 곧 사라진다. 따라서 응급 시 또는 급성 고혈압 합병증 등의 처치에 사용된다.

디아족사이드(diazoxide)는 티아지드계 이뇨제의 구조를 가지는 약물로 이뇨작용은 없으나 혈당상승작용과 현저한 저혈압 효과를 나타낸다. 이는 혈당상승작용이 강하므로 급성 고혈압의 응급 치료 시에 다른 고혈압 치료제와 병용할 수 있다. 칼슘통로차단제(calcium-channel blocker)는 혈관 평활근의 칼슘 유입을 차단함으로써 혈관 확장 및 혈압강하 효과를 나타낸다.

(3) 부작용

히드랄라진(hydralazine)은 두통, 두근거림, 식욕부진, 구역질, 구토 등이 자주 나타나며, 특히 위험한 것은 골수억제, 피부증상, 류마티스성 증상 등의 출현이다.

나이트로프루사이드나트륨(sodium nitroprusside)은 독성이 강하므로 주의하여 정맥 내에 수입하여야 한다. 가장 심각한 독성은 시안화합물이 축적하여 발생하는 것으로 대사산증(metabolic acidosis), 부정맥(arrhythmia), 과도한 저혈압이 발생하거나 심하면 사망에 이를 수도 있다.

4) 아드레날린성 뉴런에 작용하는 약물

구아네티딘(guanethidine), 베타니딘(bethanidine), 데브리소퀸(debrisoquine), 레세르핀(reserpine), 구아나드렐(guanadrel) 등의 아드레날린성 신경차단제로 고혈압에 비교적 광범위하게 사용되는 약물이다.

파르길린(pargyline)은 MAO 억제제(monoamine oxidaseinhibitor)로, 혈압강하 작용기전은 잘 알려지지 않았다. 주로 나타나는 부작용은 체위저혈압(postural hypotension)이며, 티라민(tyramine)이 함유된 음식을 섭취하면 혈압상승을 일으킨다. 또한, 항우울제(antidepressant)와 병용하는 경우에도 혈압상승을 일으킬 수 있다.

5) 아드레날린수용체 차단제

(1) α_1-수용체 차단제

프라조신(prazosin)은 신경절이후섬유(postganglionicfiber)의 α_1-수용체를 선택적으로 차단하여 동맥과 정맥의 혈관 확장 작용을 나타내지만, 비선택적인 α-수용체 차단제와는 달리 반사성빈맥(반사성빠른맥, reflex tachycardia)이나 체위저혈압 등을 덜 일으키므로 임상적으로 경도 내지 중등도의 고혈압 치료에 자주 이용된다.

(2) β-수용체 차단제

β-수용체 차단제는 갈색세포종에서 심근에 대한 카테콜아민(catecholamine)의 과다작용을 효과적으로 차단할 뿐만 아니라 원발성고혈압(primary hypertension)에도 효과적인 것으로 알려졌다. 또한 작용기전은 아직 분명하지 않지만 말초 작용보다는 중추 작용에 따르는 것으로 판단된다.

6) 승압수용기에 작용하는 약물

경동맥, 대동맥궁 및 심장에는 압력의 변화를 감지하는 수용체가 있는데 이것에 의하여 감지된 압력 변화의 정보가 중추신경에 전달되면 혈관운동중추(vasomotor center) 또는 심장촉진중추(cardioaccelerating center)가 조절된다. 서인도 제도에 자생하는 식물에서 얻어지는 베라트룸 알칼로이드(veratrum alkaloid)인 프로토베라트린(protoveratrine) A와 B는 상기의 승압수용기(pressor receptor)에 작용하여 혈압 변동에 대한 반사적 혈관운동을 억제함으로써 고혈압을 조절한다. 그러나 이는 심한 구역질을 일으키고 독성이 강하므로 임상적으로 많이 이용되지 못하고 있다.

7) 자율신경절에 작용하는 약물

자율신경차단제(autonomic blocking agent)에 사용되는 약물은 혈관에서 자율신경절을 차단하여 교감신경의 활성을 차단함으로써 혈압강하를 일으키는데, 저혈압 외에 대단히 많은 부작용이 나타나므로 응급을 요하는 경우 외에는 사용을 피하는 것이 좋다.

8) 앤지오텐신전환효소(ACE) 억제제

(1) 캡토프릴(captopril)

캡토프릴은 앤지오텐신 Ⅰ을 앤지오텐신 Ⅱ로 전환시키는 효소인 펩티드전이효소(peptidyldipeptidase)에 대한 특이경쟁적 억제제이다. 앤지오텐신 Ⅱ는 강력한 직접적 혈관수축작용을 가지는데 캡토프릴은 그 혈관수축작용을 억제한다.

(2) 브라디키닌(bradykinin)

브라디키닌도 펩티딜전이효소에 의하여 분해되므로 캡토프릴은 브라디키닌의 함량을 증가시킨다. 브라디키닌은 강력한 혈관확장작용을 하는 물질이다. 따라서 캡토프릴과 함께 혈관을 확장시켜 말초저항을 줄임으로써 혈압강하작용을 나타낸다.

(3) 기타 ACE 억제제

기타 ACE 억제제에는 에날라프릴(enalapril), 리시노프릴(lisinopril), 베나제프릴(benazepril), 포시노프릴(fosinopril), 모엑시프릴(moexipril), 퀴나프릴(quinapril), 라미프릴(ramipril) 등이 있다.

(4) 부작용

ACE 억제제의 공통적인 독성은 급성신부전, 고칼륨혈증, 천명(쌕쌕거림, wheezing)을 수반하는 마른기침, 혈관부종을 일으킨다. 또 단백뇨(proteinuria)나 중성구감소증(neutropenia) 등을 나타낼 수 있으며, 전신홍반루푸스(systemic lupus erythematosus)와 같은 심한 피부 증상을 일으킬 수 있다.

MEMO

PHARMACOLOGY

03

호흡기계 약리

1. 호흡중추에 작용하는 약물
2. 기관지에 작용하는 약물
3. 기관지천식의 사용약물
4. 거담제
5. 진해제

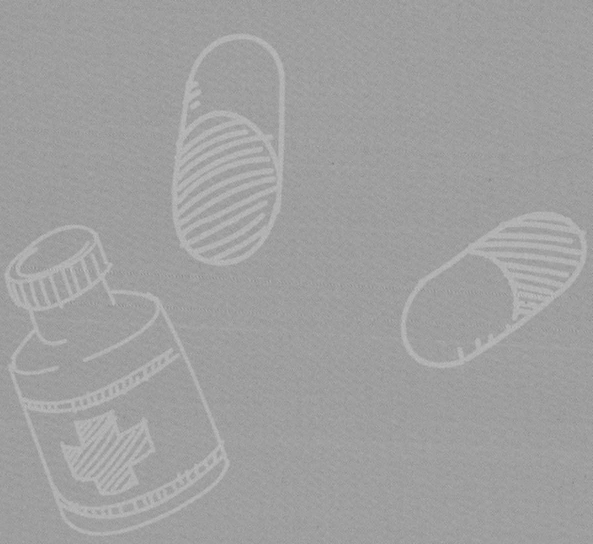

PHARMACOLOGY

1 호흡중추에 작용하는 약물

1) 호흡흥분제

(1) 임상적용

약물에 의한 호흡중추(respiratory center)의 흥분은 임상적으로 자주 이용되지는 않지만 인공호흡기가 없을 경우 일시적으로 호흡을 증진시키는 수단으로 가끔 이용된다. 장뇌(캠퍼, camphor)나 암모니아 같은 자극성이 강한 휘발성 물질이 반사적으로 호흡을 자극할 수 있으며, 여러 가지 중추신경 흥분제는 뇌줄기의 호흡중추를 자극함으로써 호흡흥분을 일으킬 수 있다.

(2) 사용약제

호흡흥분제(respiratory excitant)로 사용되는 약물에는 베메그라이드(bemegride), 니케타미드(nikethamide), 독사프람(doxapram), 피크로톡신(picrotoxin) 등이 있으나 현재 임상적으로는 독사프람만 이용되고 있는데, 0.5~1.0mg/kg을 정맥주사하면 분당호흡량이 증가한다. 독사프람은 바르비탈계 수면제 등의 중추신경억제제에 의한 중독 시 호흡흥분을 목적으로 이용하며 대수술 후 호흡을 복귀시키는 효과도 있다.

중추적인 호흡흥분제는 일반적으로 안전역(margin of safety)이 좁아 과량 사용하면 경련을 일으킨다.

2) 호흡억제제

(1) 임상적용

중추신경계를 억제하는 약물은 치료용량 또는 과량투여에 의하여 호흡중추를 억제시킬 수 있다. 중추신경 억제약물의 임상적인 이용 목적은 기관내삽관(intubation), 기관절개술(tracheostomy) 등의 조작에 따른 환자의 불안감과 신경질을 해소하는 데 주목적이 있다. 또한 때로 인공호흡기 사용 시 환자의 불안감이나 통증 또는 폐소공포(claustrophobia) 등을 해소해줌으로써 인공호흡기 사용을 용이하게 하기도 한다. 분당호흡량이 60ml를 초과할 경우 호흡알칼리증을 유발할 수 있는데 이때 호흡 속도를 줄여주는 약제를 사용한다.

(2) 사용약제

바르비탈계 수면제, 알코올, 마약성진통제 등은 광범위하게 중추신경계를 억제하여 진정수면작용과 진통작용을 나타내고, 동시에 호흡중추의 억제로 호흡억제를 발생시킨다. 분당호흡량이 60ml를 초과할 경우 호흡알칼리증을 유발할 수 있는데 이때 모르핀 등의 마약성진통제를 사용하여 호흡 속도를 경미하게 줄여줄 수 있다.

2 기관지에 작용하는 약물

1) 기관지수축제

기관지수축(bronchoconstriction)은 아세틸콜린(acetylcholine), 무스카린(muscarine), 히스타민(histamine), 세로토닌(serotonin), 브라디키닌(bradykinin) 등에 의하여 일어날 수 있으며, 이들은 또한 모두 기관지연축(bronchospasm)을 유발한다(그림 3-1). 이들의 기관지수축작용은 임상적인 이용 가치는 없으나 약리학적 측면에서 기관지연축 기전을 연구하는 데 중요하다. 다만 이들의 기관지천식과의 관계는 아직 분명하게 밝혀지지 않았다.

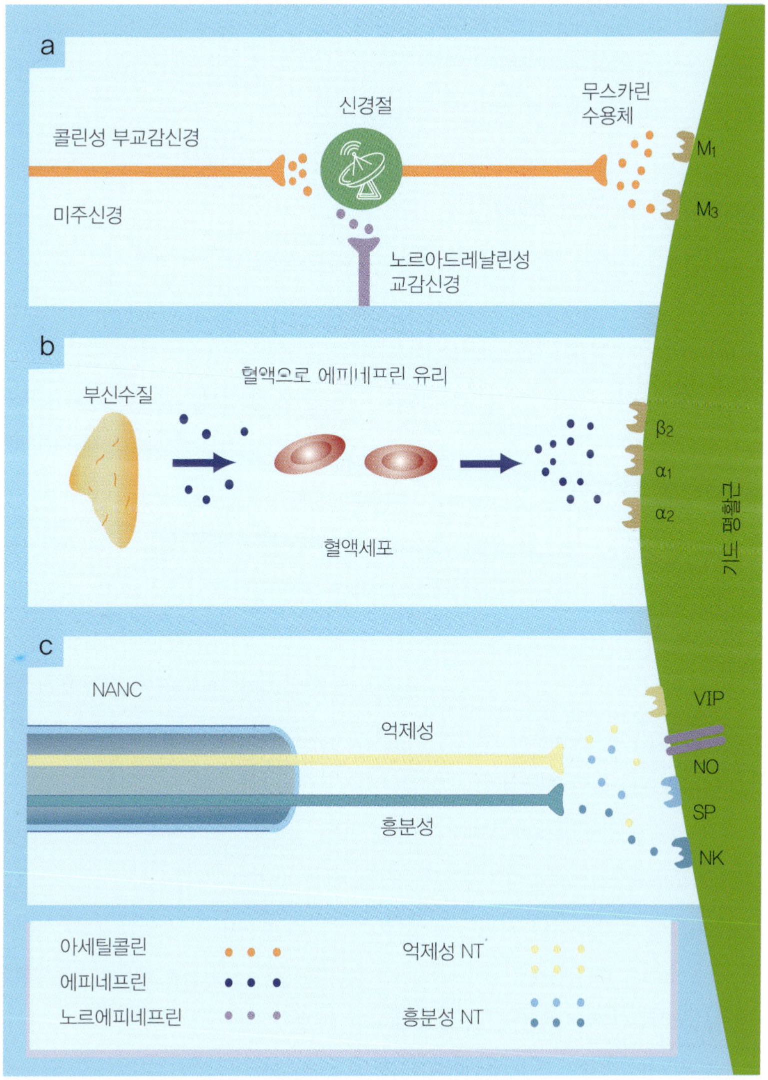

그림 3-1 기도의 조절물질

(NANC : non adrenergic non cholinergic, IP : vasoactive intestinal polypeptide, NO : nitric oxide based vasodilator, SP : substance peplide, NK : neurokinin)

2) 기관지확장제

(1) 임상적용

여러 가지 원인으로 기관지수축이 일어날 수 있다. 기관지 점막 자극(화학적 자극, 온도 변화)은 기관지 평활근의 연축을 유발하는데, 이는 유해물질이 더 깊숙이 들어가는 것을 방지하기 위한 생체방어반응의 일종이다. 그러나 연축이 심하면 기도저항(airway resistance)이 증가하여 호흡 자체가 곤란해지게 된다. 또한 알레르기, 염증 등은 기관지 부종을 수반하는 기관지수축을 일으키며 동시에 기관지의 분비물 증가로 기도저항을 증가시킨다. 물론 위에서 말한 약물도 기관지수축을 일으킨다. 따라서 기관지확장제(bronchodilator)는 기관지 평활근의 이완뿐만 아니라 기관지 점막의 충혈을 해소하고 분비를 억제함으로써 그 효과를 나타낼 수 있다.

(2) 사용약물

기관지확장제는 기관지천식 등의 기관지연축에 의한 질병으로 호흡곤란을 일으켰을 경우, 기도를 확장하여 호흡곤란을 해소하기 위하여 널리 이용되는 것으로 여러 가지 약물이 사용된다.

① 교감신경 유사 작용 물질인 이소프로테레놀(isoproterenol)과 오르시프레날린(orciprenaline)은 기관지 평활근의 β-수용체를 통하여 기관지를 확장시킨다.

② α-수용체와 β-수용체에 다같이 작용하는 에피네프린(epinephrine)이나 에페드린(ephedrine) 등도 기관지 확장 작용을 나타낸다.

③ 이소에타린(isoetharine), 살부타몰(salbutamol) 등은 기관지 평활근의 β_2-수용체에 선택적으로 작용함으로써 기관지 확장을 일으킨다. 이소에타린은 분무제로만 사용되나, 황산메타프로테레놀(metaproterenol), 알부테롤(albuterol), 터부탈린(terbutaline) 등은 경구적으로도 사용된다.

④ 잔틴(xanthine) 유도체로는 카페인(caffeine), 테오필린(theophylline), 테오브로민(theobromine) 등이 있다. 이들은 잔틴의 메틸 유도체이며, cAMP를 분해하는 포스포디에스테라제를 억제하여 조직 내 cAMP가 증가된다. 교감신경의 자극은 조직 내 cAMP의 중개로 흥분 효과를 나타내므로, cAMP의 분해 억제는 교감신경을 자극하는 것과 같은 효과를 나타내게 된다. 가장 흔히 사용되는 것은 아미노필린(aminophylline)이다.

⑤ 부교감신경 차단제로 아트로핀(atropine)과 같이 콜린수용체에 대한 항무스카린 작용을 가진 약물은 기관지 확장 작용이 있다. 크로몰린(cromolyn)은 기관지확장제는 아니지만 알레르기성 천식발작의 빈도를 줄이고 그 발생을 예방하는 효과가 있다. 또한 비만세포 표면에서 항원항체반응으로 야기되는 세포막을 통한 칼슘이온의 세포 내 유입을 억제함으로써 항원항체반응에 의해 히스타민 및 류코트리엔 등이 조직에서 유리되는 것을 억제한다. 네도크로밀(nedocromil)도 크로몰린과 유사한 작용이 있다.

⑥ 부신피질호르몬은 히스타민의 유리를 억제하고 염증반응을 효과적으로 억제한다. 덱사메타손(dexamethasone), 프레드니솔론(prednisolone), 트리암시놀론(triamcinolone) 등의 부신피질호르몬은 급성천식발작을 멈추게 하고 만성천식에 따른 임상적 증상 해소에 대단히 효과적이다.

⑦ 에페드린(ephedrine)은 마황(麻黃, Ephedra sinica)의 주성분이다. 마황의 교감신경 흥분작용은 1920년대 연경대학의 K.K. Chen이 처음 밝혔고 이어서 주성분인 에페드린을 분리 동정하였다. 에페드린은 β-아드레날린수용체를 자극하여 기관지 확장 작용을 일으키는데 이는 아드레날린수용체에 대한 선택성이 없으므로 심장자극 작용과 혈관수축작용에 의해 혈압이 상승할 수 있다. 또 쉽게 뇌에 도달할 수 있어서 뇌줄기를 자극하여 불면

증, 떨림을 유발하고 숨뇌의 호흡 및 혈관 운동중추를 자극한다. 과량투여하면 신경과민, 불면증, 혈압상승, 심계항진(두근거림) 등이 나타나며, 고혈압, 동맥경화증, 갑상샘항진증, 당뇨병이 있는 환자에게는 금기시된다.

3 기관지천식의 사용약물

1) 기관지천식의 증상

기관지천식은 2가지 중요한 증상을 가진다. 즉, 기관지 평활근의 긴장도가 상승하고 기관지 점막의 분비가 증가한다. 기관지 평활근의 긴장도는 주로 교감신경계에 의해 조절된다(그림 3-2). 기관지천식의 2가지 증상은 여러 가지 실험적 약물에 의해서도 발생할 수 있다.

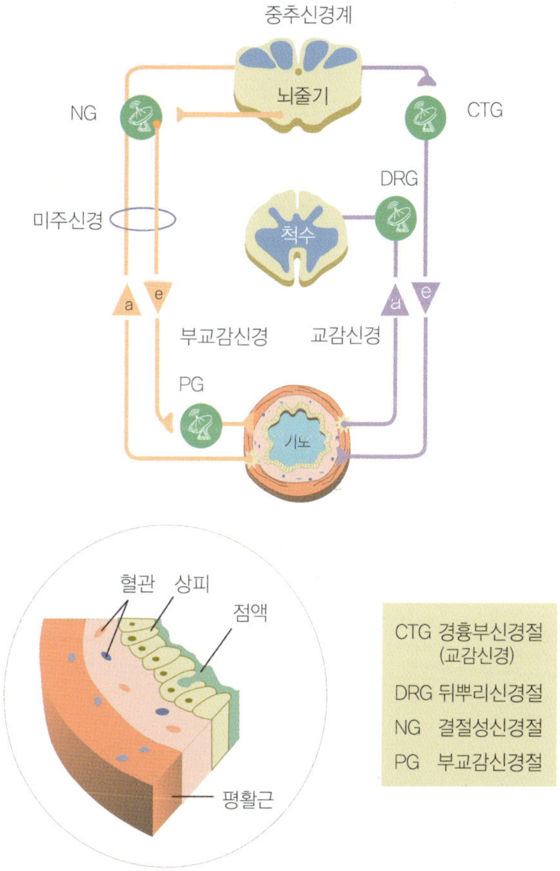

그림 3-2 기도의 신경지배

2) 약물의 임상작용

히스타민, 세로토닌 등은 여러 알레르기 증상과 밀접한 관계가 있으며, 부교감신경이 자극되면 아세틸콜린이 유리되는데 이 또한 천식발작과 관계가 있다. 여러 가지 유기물과 먼지, 면역부활제, 내독소 등은 폐포에서 보체를 활성화하고 아르투스반응(Arthus reaction)을 유발하여 폐렴을 일으킨다(그림 3-3).

비스테로이드항염증제(NSAID), 질류톤(zileuton)은 아라키돈산의 대사를 억제하여 기도 염증을 억제하고, 글루코코르티코이드(glucocorticoid)는 혈소판활성인자(platelet activating factor, PAF) 및 아라키돈산의 생성을 억제하여 기도 염증을 억제한다.

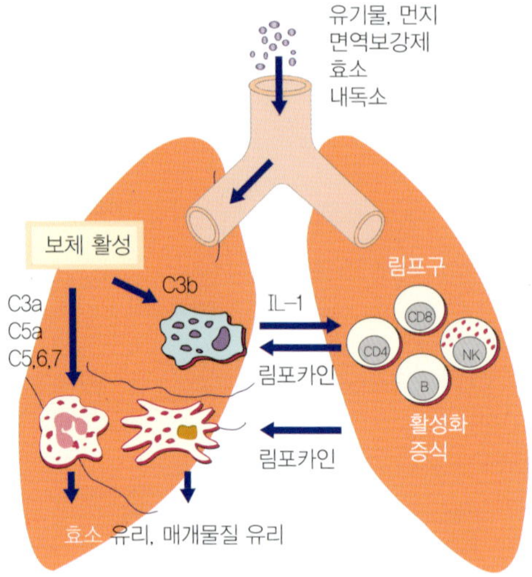

그림 3-3 약물의 임상작용과 폐렴

3) 기관지천식의 예방

예방발작의 발생 빈도와 강도는 몇 가지 제제를 규칙적으로 투여하면 경감시킬 수 있다.

(1) 크로몰린은 기관지확장제는 아니지만 알레르기성 천식발작의 빈도를 줄이고 그 발생을 예방하는 효과가 있다.

(2) 에페드린을 경구투여하거나, 이소프로테레놀(isoproterenol)을 IV 또는 분무로 사용할 수 있고, 살부타몰(salbutamol)도 경구투여 또는 분무로 사용할 수 있다.

(3) 부신피질스테로이드인 프레드니솔론 등의 경구투여는 가끔 효과를 볼 수 있다. 그러나 이때는 부신 억제 등의 부작용을 고려하여야 한다. 베클로메타손(beclomethasone)은 치료용량에서 부신 억제를 잘 일으키지 않는 것으로 알려져 있으나 부작용으로 흡입제 사용 후 흔하게 기관지에 곰팡이 감염이 나타날 수 있다.

4) 급성발작의 치료

급성발작 시에는 에피네프린을 피하에 주사하는 방법이 있다. 그러나 때로 에피네프린의 기관지 확장 작용에 대하여 부분적 또는 완전한 내성을 나타내는 경우가 있어 천식지속상태(status asthmaticus)에 빠질 수 있다. 이런 경우에는 심한 호흡산증(respiratory acidosis)을 일으키므로 중탄산염나트륨을 정맥주사하여 이를 교정해 주어야 한다. 발작 초기에는 이소프로테레놀 또는 살부타몰의 분무로 효과가 관찰되기도 하나, 이를 자주 반복사용하면 심장 증상을 나타내므로 주의하여야 한다.

교감신경 유사 작용물질로도 발작이 멎지 않고 천식 지속 상태가 진행되는 경우에는 산소를 흡입시키고 히드로코르티손(hydrocortisone)을 정맥주사 한다. 때로는 기관절개를 시행할 수도 있다.

5) 분무제 과사용의 위험

분무제의 과용은 아동의 천식에 의한 사망률을 높이는 원인이 된다. 이는 분무제의 주성분인 이소프로테레놀, 오르시프레날린, 에피네프린 등이 심장에 작용하는 데에서 기인한다고 판단되며, 분사제로 사용되는 불소화메탄(fluorinated methane)이나 에탄(ethane) 유도체의 독성도 고려하여야 한다. 이를 흡입하면 중추신경을 자극하고 심근의 카테콜아민에 대한 감수성을 증가시켜 심장부정맥을 유발하며, 아동의 경우 사망에 이르게 할 수도 있다. 그러나 장기간에 걸쳐 과량 사용하는 경우를 제외하고 실제로 심근의 감수성을 증가시킬 정도의 혈중농도에 달하는 경우는 드물다.

4 거담제

1) 임상작용

거담제(expectorant)는 객담의 기관지 분비를 증강시키고 점도를 낮추어 쉽게 배출되도록 하기 위해 이용하는 약물로, 호흡기계에 염증이 있을 때 적용된다. 점막으로 덮여있는 기관지는 섬모(cilia)가 하부에서 상부로 향하는 파상운동을 일으켜 객담을 밀어낸다. 객담은 점액다당류(mucopolysaccharide) 응집물을 주성분으로 하고 염분과 수분으로 이루어져 있으며, 면역성 물질이 포함되어 있어 병원균을 제거하는 역할도 한다(그림 3-4).

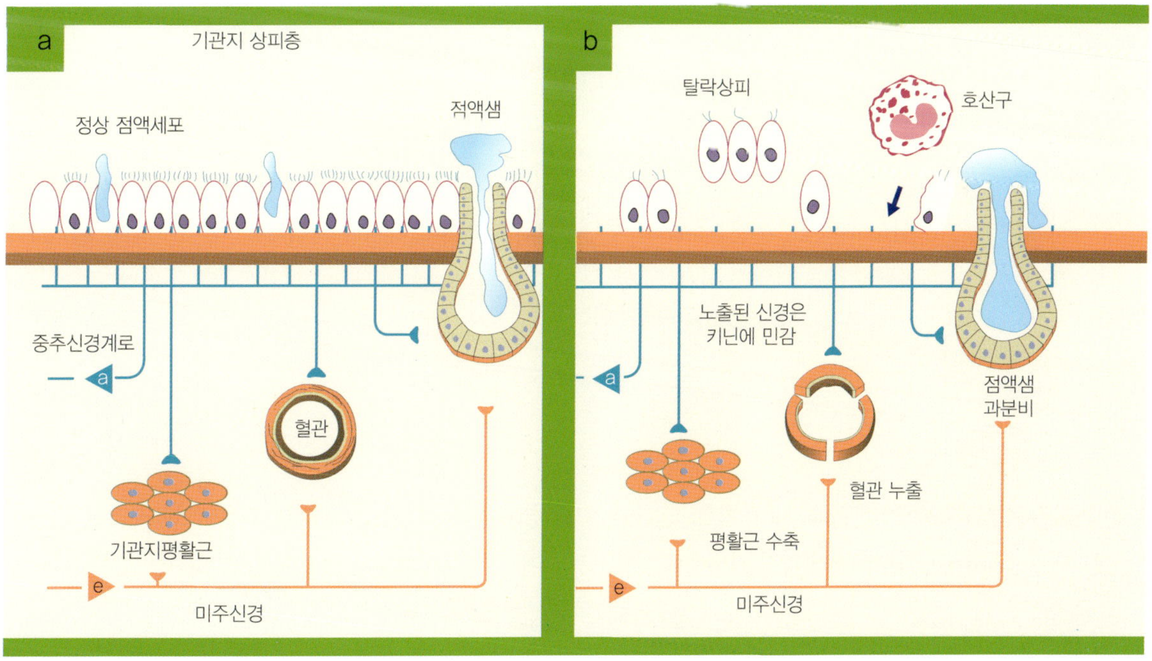

그림 3-4 기관지의 반응

2) 사용약물

객담을 쉽게 배출하게 하는 약물은 크게 다음의 3가지로 나눌 수 있다.

(1) 분비를 증가시키는 약물

염화나트륨, 토근, 염화암모늄, 요오드화칼륨, 해총(squill) 등이 있으며 이들은 구토제로서 구토를 일으키지 않는 용량에서 여러 가지 분비를 증가시켜 거담작용을 일으킨다. Bromhexine은 합성 약물로, 기관지의 분비를 증가시키고 점도는 감소시키는 작용을 한다.

(2) 표면장력을 변화시키는 약물

흡습성 화합물인 프로필렌글리콜, 글리세린 등이 있으며 분무제의 안정화와 습도 유지를 위하여 사용되는데, alevaire는 다른 거담제와 함께 흔히 쓰이는 세제(detergent)이다.

(3) 분비물 용해 약물

점액용해제(mucolytic agent)가 있다. 그 중 아세틸시스테인(acetylcysteine; 상품명 뮤코미스트)은 반응성 화합물이며 단백분해효소는 자극이 너무 심해 점액용해제로는 사용하지 않는다. 거담제로 사용하는 한약의 주성분은 대부분 정유(essential oil) 성분과 사포닌이다.

5 진해제

1) 임상작용

진해제(antitussive)는 임상적으로 기침을 억제하기 위하여 사용하는 대증요법(symptomatic therapy) 약물이다. 기침은 반사운동의 하나로 기관지 점막을 자극하여 유발되는데 기관지 점막을 자극한 신호가 숨뇌의 기침중추에 전해지면 미주신경을 거쳐 기관지 평활근을 수축하여 기침을 일으킨다. 진해제는 일차적으로는 기침중추를 억제하여 효과를 나타내나 기관지 점막 또는 평활근에 직접 작용하는 것도 있다.

2) 사용약물

(1) 기침중추 억제 약물

아편알칼로이드인 헤로인(heroin), 모르핀(morphine), 코데인(codeine), 디히드로코데인(dihydrocodeine)과 합성마약인 메타돈(methadone) 그리고 비마약성 진해제로는 덱스트로메토르판(dextromethophan)이 있다.

(2) 평활근 이완 약물

moscapine은 아편에서 얻어지는 물질로 파파베린(papaverine)과 비슷한 작용을 한다. 즉 평활근 이완 작용을 통해 기침 억제 효과를 나타내며 호흡중추로 가는 기침 자극을 감소시키는 것으로 알려졌다. 이와 비슷한 작용 양상을 가진 약물에는 벤조나테이트(benzonatate), 카르베타펜탄(carbetapentane), dimethoxanate 등을 들 수 있다.

MEMO

PHARMACOLOGY

04

중추신경계 약리

1. 뇌의 개요
2. 신경의 자극 전달
3. 신경전달물질
4. 신경계 약물의 작용기전
5. 향정신성 의약품
6. 파킨슨질환의 약물
7. 알츠하이머질환의 약물
8. 항경련제의 약물
9. 중추신경흥분 약물

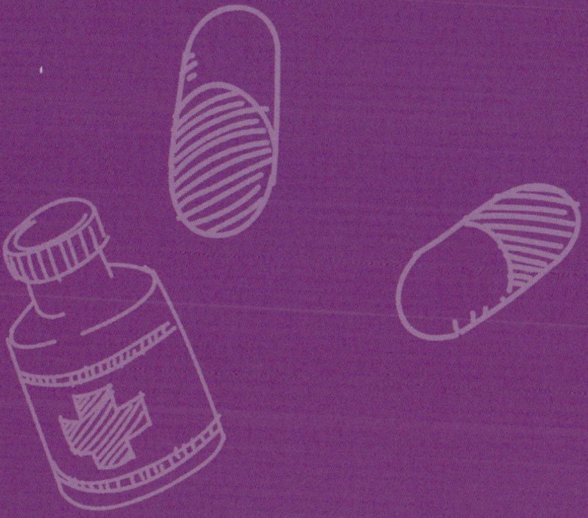

1 뇌의 개요

신경계는 중추신경계(central nervous system)와 말초신경계(peripheral nervous system)로 구분할 수 있는데(그림 4-1), 중추신경계란 대뇌, 소뇌, 숨뇌로 이루어진 뇌와 척수를 말하고(그림 4-2), 말초신경계란 뇌와 척수에서 시작하여 말초 장기에 이르는 신경계를 말한다. 뇌는 신경계통을 통하여 신체의 모든 부위와 교신하며, 신체에 있는 여러 가지 변환기(transducer)로부터 정보를 받는다(그림 4-3).

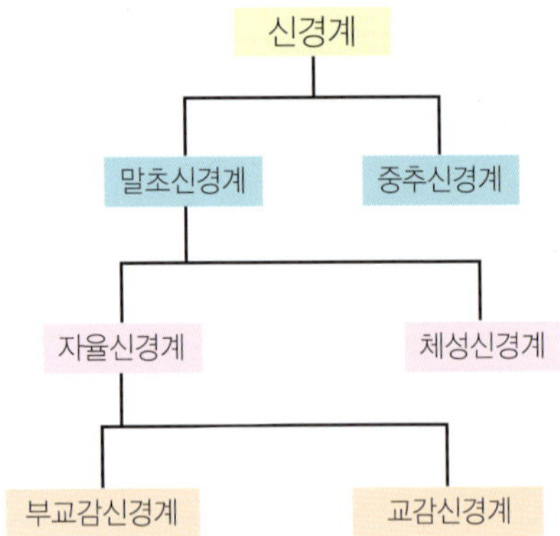

그림 4-1 신경계

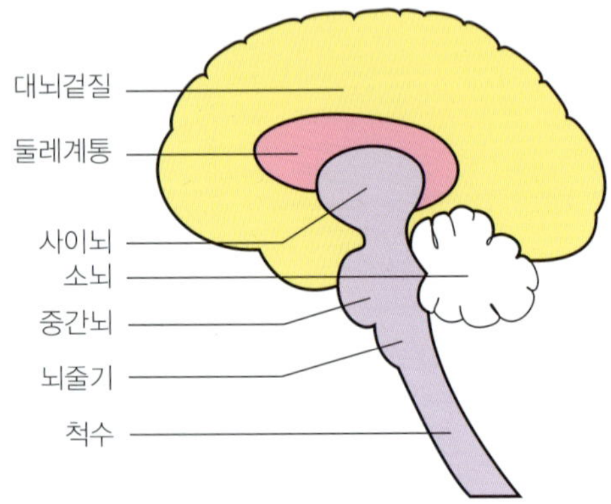

그림 4-2 중추신경계

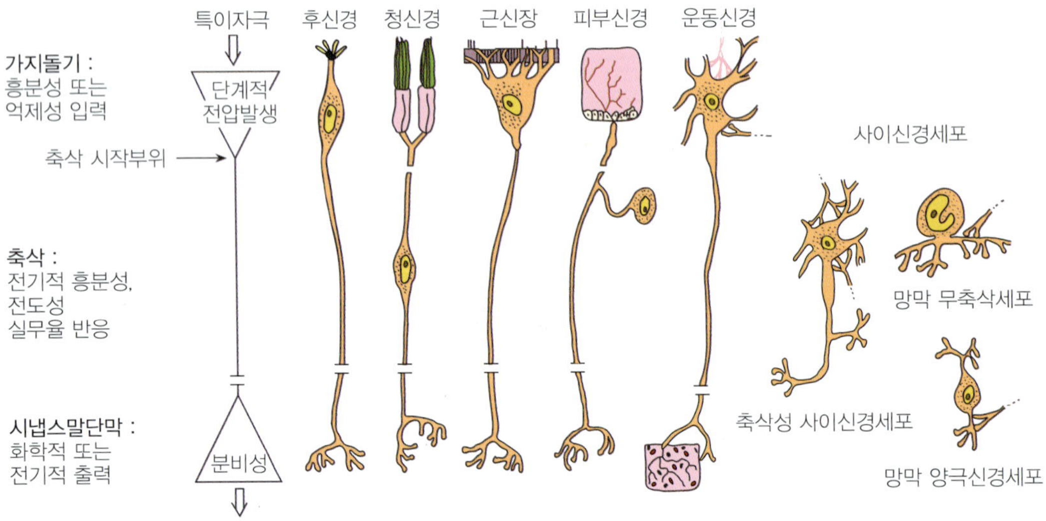

그림 4-3 수용체 뉴런

변환기는 빛, 소리, 압력 등의 화학 또는 물리적 자극을 전기화학적 신호로 전환시키는 장치이다. 이 변환기 일부는 신체 외부에서 오는 신호에 반응하여 외부 환경을 감시하며 눈의 광수용체(photoreceptor)가 빛에 반응하는 것을 예로 들 수 있다. 다른 일부 변환기는 신체 내부 활동에 반응하여 내적 환경을 감시하는데, 위통이 있을 때나 혈액의 산도에 반응하는 것 등을 예로 들 수 있다. 신경계통의 운동출력(motor output)은 신체의 여러 근육을 조절한다. 뇌는 또한 신체 내의 여러 가지 화학물질을 유리하는 데 영향을 미치는데 특정 호르몬을 분비하는 것 등이 그 예이다. 이와 같이 모든 입력과 출력에 직접 관련하는 말초신경세포는 전체의 극히 일부에 지나지 않는다. 대부분의 신경세포는 신경계통의 내부 정보를 처리한다.

1) 대뇌반구

사람의 대뇌반구(cerebral hemisphere)는 대단히 크고 심하게 주름져있다. 대뇌반구의 표층은 주로 신경세포로 구성된 회색질(회백질, gray substance)이라고 하는 2mm 정도 두께의 대뇌겉질(대뇌피질, cerebral cortex)이다. 사람의 뇌는 수백억 개의 뉴런으로 이루어져 있는데 대뇌겉질 $1mm^2$에는 약 100,000개의 뉴런(신경세포, neuron)이 있으며 여기에는 교세포(gliacyte)라고 하는 많은 부속세포도 있다. 대뇌겉질은 신경섬유다발로 이루어진 신경로인 백색질(white matter)을 감싸고 있다. 대표적인 신경로는 뇌들보(뇌량, corpus callosum)를 들 수 있는데 이는 양쪽 대뇌반구를 연결한다. 회색질은 주로 뉴런과 가지돌기(수상돌기, dendrite)를 포함하고 있어서 포르말린으로 고정했을 때 회백색으로 보이고 백색질은 말이집(수초, myelin)으로 둘러싸인 축삭(axon)으로 이루어져 백색으로 보인다.

대뇌반구는 큰 고랑과 이랑을 따라 몇 개의 엽(lobe)으로 나뉘는데, 이마엽(전두엽, frontal lobe), 관자엽(측두엽, temporal lobe), 마루엽(두정엽, parietal lobe), 뒤통수엽(후두엽, occipital lobe)이다. 대뇌겉질은 옛겉질(고피질, paleocortex)과 새겉질(신피질, neocortex)로 나누기도 한다. 새겉질은 포유류에서 보통 대뇌라고 하는 것으로, 이 새겉질이 발달할수록 지능과 같은 뇌의 고위기능이 발달한다. 새겉질이 발달하면서 옛겉질은 안으로 파묻혀 대뇌 둘레계통(변연계, limbic system)이라는 구조를 이룬다. 대뇌겉질 아래에는 학습과 기억에 중요한 해마(hippocampus)와 편도핵(amygdala)이 있는데 관자엽에 있는 것으로 옛겉질의 일부이다. 이중에서 특히 해마는 기억에서의 역할과 관련하여 대단히 철저하게 연구된 결과 사건적 장기기억정보가 새겉질로 옮겨지기까지 저장되는 곳으로 판단되고 있다. 그 밖에도 대뇌겉질 아래에 운동조절에 중요한 바닥핵(기저핵, basal nuclei)과 같은 회색질 구조가 있다.

2) 사이뇌

사이뇌의 일부인 시상(thalamus)도 대뇌겉질 아래 회색질 구조의 하나로, 달걀 모양으로 생겼으며 좌우로 나뉘어 있다. 시상은 종종 뇌 안의 뇌라고 불리는데 이곳은 중요한 통합중추로 후각(olfaction)을 제외한 모든 감각신경로가 이곳에 모였다가 해당 감각겉질에 이르게 된다. 또한 시상은 감각정보가 겉질로 들어가는 출입로라고 할 수 있으며 등쪽시상, 시시상, 배쪽시상 등 편의상 24구역으로 나뉘고 각각 새겉질의 특정한 세부영역과 연결을 갖는다. 가쪽무릎체(외측슬상체, lateral geniculate body)는 특수한 시상구조의 하나로 좌우에 하나씩 시상의 후방에 위치하며 망막으로부터 큰 신경섬유다발을 받아들여 특이적 시각겉질(일차시각겉질)로 보낸다. 시상 근처에는 줄무늬체(선조체, corpus striatum)라는 구조가 있는데 운동조절에 중요한 역할을 한다. 사이뇌에 있는 시상하부(hypothalamus)라는 구조는 신체 기능에 필수적인 목마름, 배고픔, 체온, 성행동 등의 조절중추이자, 뇌하수체호르몬 분비의 조절중추이다.

3) 중간뇌

안구 운동을 조절하는 뇌신경의 연결점인 중간뇌에는 들어오고 나가는 신호의 통합 및 연락 중추역할을 하는 다양한 구조가 있다. 중간뇌의 등쪽(배측)에는 상사구체라고 하는 1쌍의 덩어리가 보이는데 이는 시각반사에 중요한 구조이며, 하사구체는 들어오는 청각 신호의 통합 구조이다. 그물체(망상체, reticular formation)는 중간뇌에 퍼져 있는 뉴런의 얼개로 수면주기, 꿈, 각성 등과 밀접한 관계가 있으며 중간뇌에서 가장 두드러진 구조이지만 시상에서 숨뇌까지 퍼져있다.

그 밖에 중간뇌에는 눈돌림신경(동안신경, oculomotor nerve)의 신경핵, 치아·얼굴·부비동에서의 구심성 신호를 전달하는 삼차신경(trigeminal nerve)의 신경핵과 운동조절에 관여하는 신경핵이 있다. 이들은 꿈을 꾸는 동안에는 억제되므로 꿈속에서 일어나는 일이 실제 행동으로 옮겨지지는 않는다. 그리고 흑색질(흑질, substantia nigra)이라는 구조가 있는데 이것이 위축되면 파킨슨병(Parkinson's disease)을 일으킨다.

4) 뒤뇌와 숨뇌

뒤뇌의 해부학적 주요 구조는 소뇌와 다리뇌이다. 소뇌는 깊게 주름져있고 운동조화를 중계하며 세포 구축과 연결이 대단히 규칙적이다. 소뇌는 특히 숙련된 운동과 밀접한 관련이 있으나 소뇌 없이 태어난 사람도 어느 정도 살 수 있다고 한다. 숨뇌에는 호흡이나 심장박동 등 중요한 생명유지기능을 조절하는 신경핵과 얼굴신경(안면신경, facial nerve), 달팽이신경(와우신경, cochlear nerve), 안뜰신경(전정신경, vestibular nerve) 등 뇌신경의 신경핵이 있다. 그리고 숨뇌는 척수로 이어져 내려간다. 척수에는 대부분 운동조절을 담당하는 하향 신경로와 감각신호를 보내는 상향 신경로가 있으며, 또 뇌와는 별개로 무릎반사(슬개반사, patellar reflex)와 같은 비교적 단순한 여러 반사기능을 담당하는 신경회로가 있다. 이러한 반사기능으로 인해 우리의 몸은 유연하게 움직일 수 있다.

5) 뇌줄기

뇌줄기(뇌간, brain stem)의 꼭대기에는 시각계통에 중요한 역할을 하는 1쌍의 상사구체(superior colliculi)가 있다.

또한 뇌의 깊숙한 곳에는 뇌실(cerebral ventricle)이라는 뇌척수액(cerebrospinal fluid, CSF)으로 채워진 공간이 있다. 이 뇌척수액은 맥락얼기(맥락총, choroid plexus)라는 구조에서 만들어지며 소뇌 근처에 있는 구멍을 통해 흘러 나와서 뇌막 사이를 채워 뇌를 충격으로부터 보호하는 역할을 하는데, 뇌척수액 수도관(aqueduct)이 산전 발달과정에서 막히면 다량의 뇌척수액이 뇌실에 축적되어 부풀기 때문에 물뇌증(수뇌증, hydrocephalus)을 일으킨다.

2 신경의 자극 전달

중추신경계와 말초신경계의 기본구성단위는 뉴런(신경세포, neuron)이다(그림 4-4). 중추신경계는 수많은 뉴런의 집합체이며, 이들 뉴런이 서로 연접(synapsis)하여 자극을 받아들이고 명령(신호)을 전달한다(그림 4-5). 신경계의 신호전달방식에는 하위 수준에서 고위 수준으로 직렬적으로 전달하는 계통적 방식과 하나의 뉴런에서 여러 뉴런으로 병렬적으로 신호를 전달하는 확산적 방식이 있다(그림 4-6). 또한 뉴런 사이에는 신호를 주고받기도 한다(그림 4-7). 따라서 신경계의 자극전달은 뉴런 자체와 뉴런 간의 전달과정으로 나누어 생각할 수 있는데 뉴런 자체, 즉 축삭(axon)을 따라 자극이 전달되는 과정을 축삭전도(axonal conduction)라고 하고, 뉴런과 뉴런 사이 즉 시냅스에서 자극이 전달되는 과정을 시냅스전달(연접전달, synaptic transmission)이라고 한다(그림 4-8).

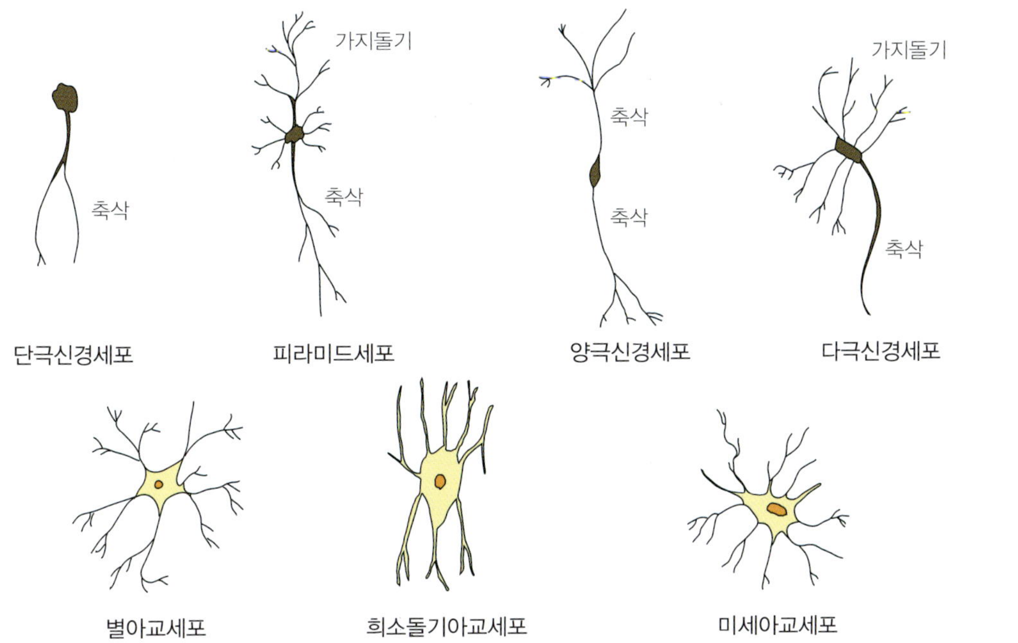

그림 4-4 뉴런의 종류

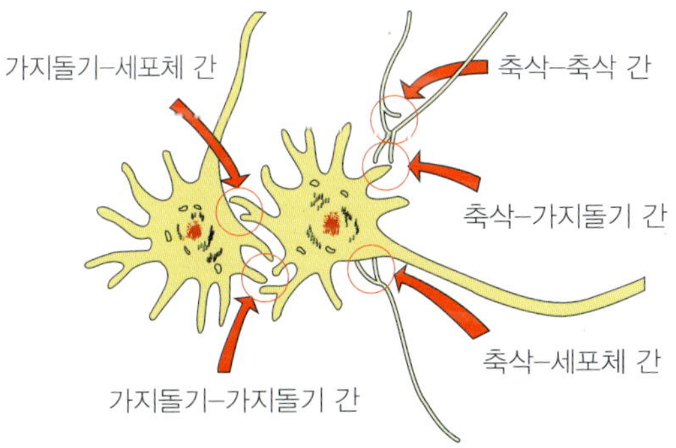

그림 4-5 시냅스의 형태

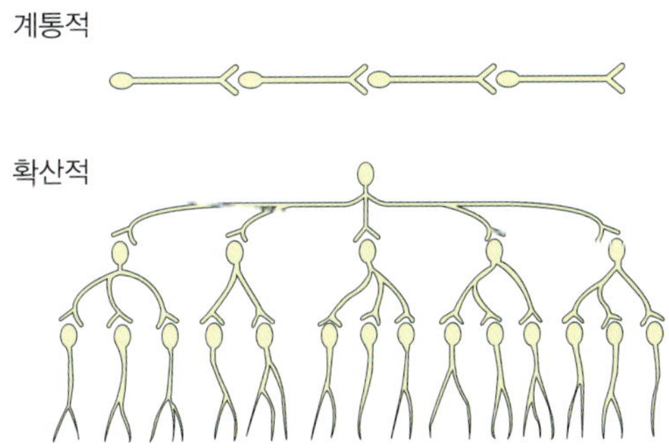

그림 4-6 신호 전달 방식

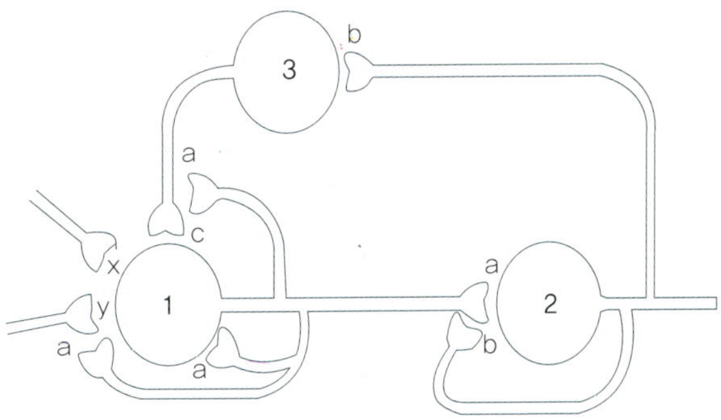

그림 4-7 뉴런 신호 주고받기

1) 축삭전도

우리 몸은 각각 기능을 달리하는 세포로 이루어져 있고, 이들 세포의 기능을 원활히 유지하고 조절하기 위한 조절 계통으로 내분비계와 신경계를 가지고 있다. 내분비계(endocrine system)란 호르몬을 분비하여 혈행을 따라 원격부위의 작동세포(effector cell)에 정보를 전달하는, 무선통신에 비유되는 정보전달체계라고 할 수 있으며, 신경계(nervous system)란 뉴런을 단위로 하는 신경그물(신경망, neuropil)을 통하여 작동세포에 정보를 전달하는, 유선통신에 비유되는 정보전달체계라고 할 수 있다. 신경계를 구성하는 뉴런은 고도로 분화된 세포로 자극을 발생시키고 이를 다른 세포 또는 연접 뉴런으로 전달하며 또 다른 세포나 뉴런의 자극을 받아들여 정보화하는 기능을 가진다. 모든 뉴런은 자극 정보를 전달할 때 똑같은 모양의 2가지 신호(signal) 즉, 신경계에서 만능 화폐라고 할 수 있는 단거리 신호와 장거리 신호를 이용하는데 이는 신경세포막을 경계로 하여 발생되는 전기적 흐름으로 이루어진다. 다시 말해, 세포 안팎에 존재하는 전기적 부하(electric charge)를 띤 Na^+, K^+, Ca^{2+}, Cl^- 등의 이동으로 이루어지는 전기적 자극, 즉 활동전위(action potential)가 신경섬유를 따라 초당 120m까지 이동할 수 있게 된다. 세포막에는 각종 이온통로(ion channel)가 있으며(그

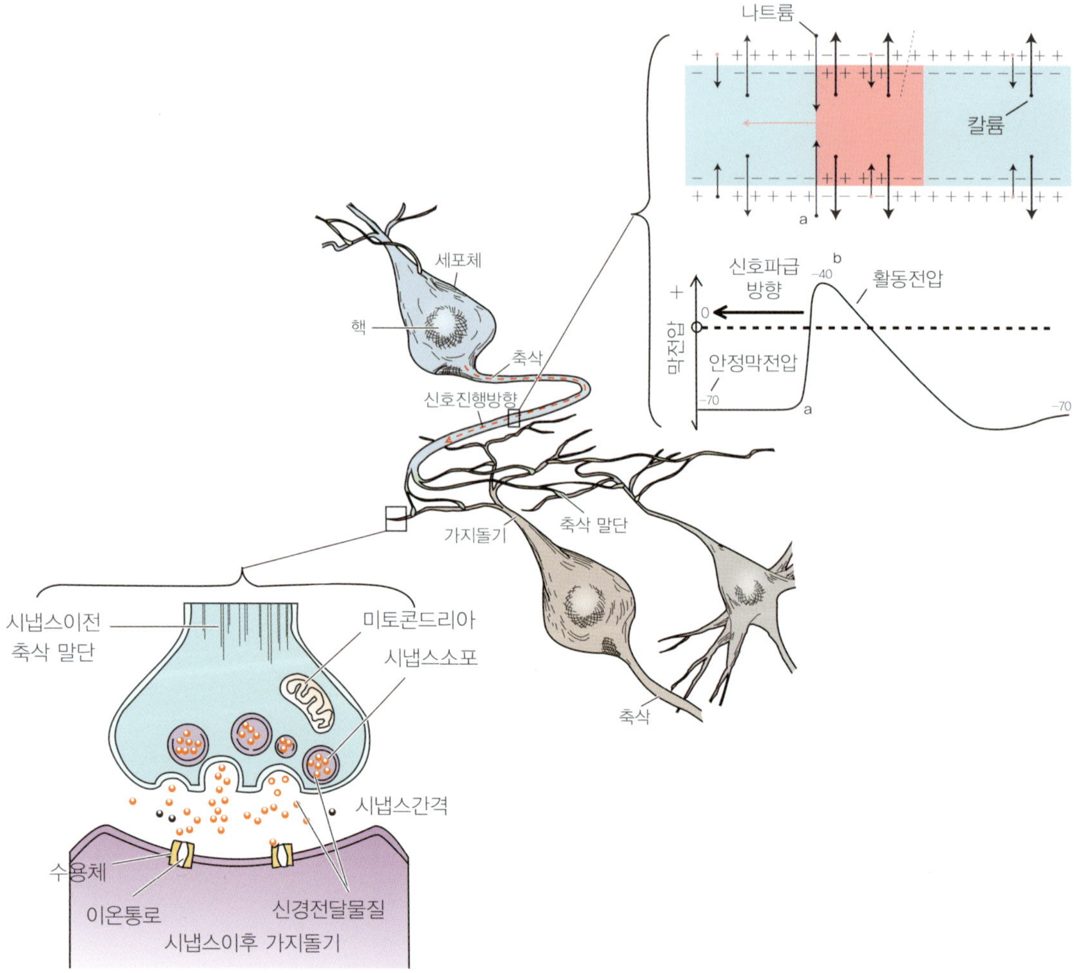

그림 4-8 뉴런 사이의 자극전달

림 4-9), (그림 4-10)은 탈분극(depolarization) 자극에 의해 세포막이 탈분극하는 과정을 보여준다. 활동전위는 주로 나트륨이온에 의해 발생하며(그림 4-11), 이러한 신호, 즉 활동전위가 축삭을 따라 이동하는 전기적 전도를 축삭전도라고 한다. 다시 말해 신경세포의 자극은 일시적으로 신경세포막의 이온투과성(ionic permeability)을 변화시켜 탈분극을 일으키고, 이것이 신호로서의 크기, 즉 활동전위를 이루면 이 활동전위가 연접 세포막의 이온투과성에 변화를 유발함으로써 국소순환전류(local circuit current)를 일으켜 세포막의 흥분성을 유도하게 된다. 그리고 이로써 일단 발생된 활동전위는 세포막, 즉 축삭을 따라 자주적으로 전파(self-propagation)하게 된다(그림 4-8).

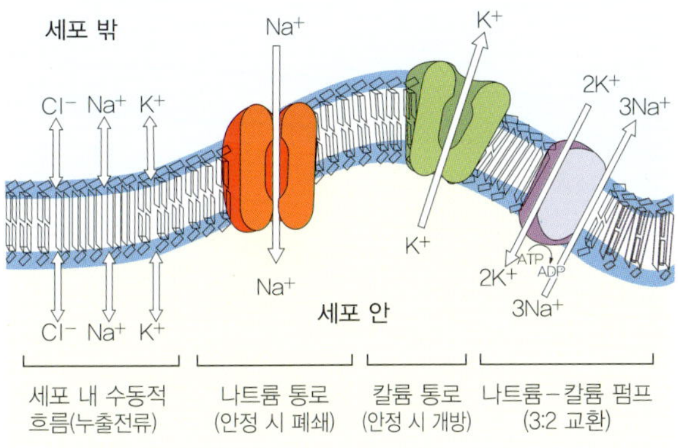

그림 4-9 세포막의 이온통로

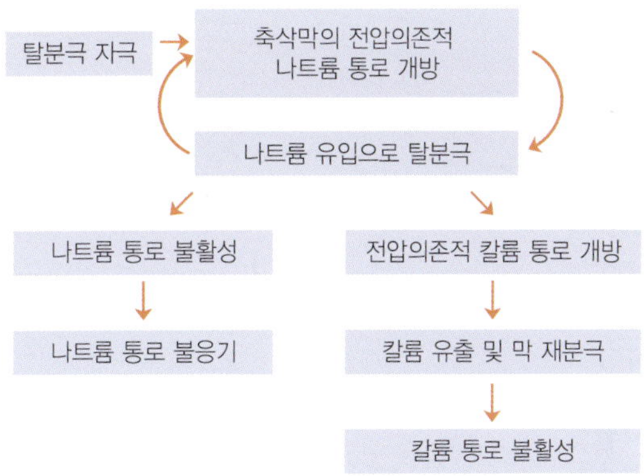

그림 4-10 막의 탈분극 과정

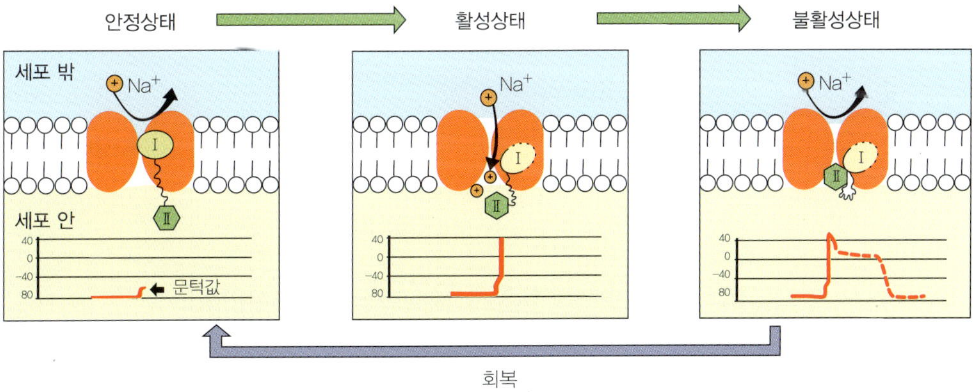

그림 4-11 나트륨의 이온통로

말이집신경섬유(유수신경섬유, myelinated fiber)에서는 말이집(수초, 미엘린초, myelin sheat)이 절연체로 작용하므로 국소순환전류를 이루는 Na^+과 K^+의 교환 이동은 랑비에결절(node of Ranvier)에서만 일어나게 되어 자극 흐름이 결절과 결절 사이를 건너뛰듯이 나타난다. 따라서 말이집신경섬유에서의 자극 전도는 대단히 빨라지는데, 이러한 전도를 도약전도(saltatory conduction)라고 한다. 국소마취제(local anesthetic)는 신경세포막의 이온투과성을 억제함으로써 자극 전파를 차단하는 약물로, 그 적용 부위에서 마치 신경이 절단되는 것과 같은 효과를 나타낸다.

2) 시냅스전달

뉴런과 뉴런 또는 뉴런과 작동세포 사이는 시냅스(연접, synapse)를 이루며, 이러한 시냅스에는 세포막의 연속성이 단절된 세포 사이 간격이 있다. 따라서 뉴런과 뉴런 또는 뉴런과 작동세포 사이의 자극 전달은 세포막의 연속성을 가진 축삭전도와 같은 방식으로는 이루어질 수 없다. 그러므로 신경 말단에 도달한 자극을 다음 세포로 전달해주는 전달물질이 필요한데 이 과정을 체액성 신경전달(neurohumoral transmission)이라 하고 여기에 관여하는 내인성 물질을 신경전달물질(neurotransmitter)이라고 한다. 전달물질에 의한 자극전달은 전달물질의 합성, 저장, 유리 및 유리된 전달물질의 수용체 결합, 그리고 재흡수(reuptake) 또는 효소에 의한 전달물질의 제거과정을 거치게 된다(그림 4-12).

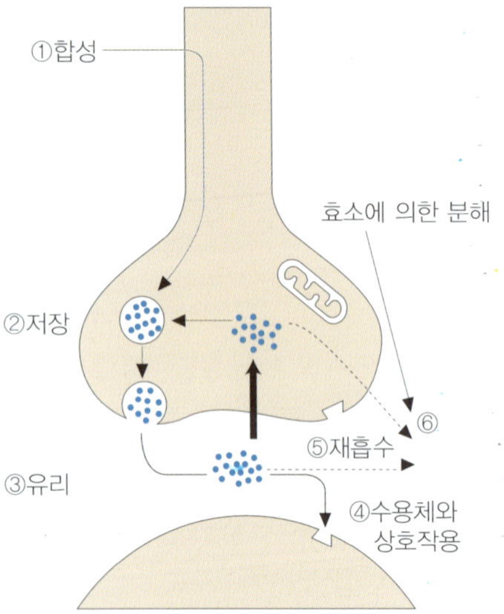

그림 4-12 시냅스전달

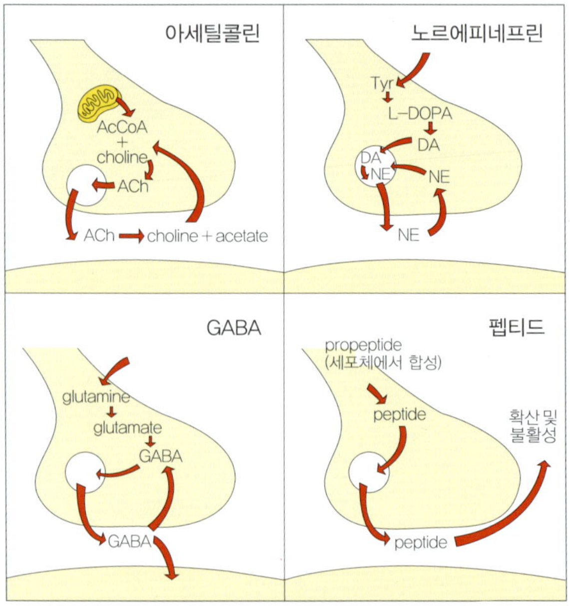

그림 4-13 신경전달물질

(1) 신경전달물질

신경세포 사이에서 자극을 전달하는 신경전달물질은 자극전달과정이 일어나는 장소에만 존재하여야 한다. 생체 세포 어디에서나 발견되는 물질이라면 그것이 특정 신경의 활동에만 관여한다고는 보기 어렵기 때문이다. 지금까지 여러 가지 물질이 신경전달물질로 밝혀졌거나 추측되고 있는 내인성 물질에는 대표적으로 아세틸콜린(acetylcholine), 노르에피네프린(norepinephrine)과 그 밖에 도파민(dopamine), 세로토닌(serotonin), 히스타민(histamine)과 같은 아민화합물, 감마아미노부티르산(γ-aminobutyricacid, GABA), 글루탐산(glutamic acid)과 같은 아미노산, 엔도르핀(endorphin)과 같은 펩티드 등 수십 가지가 있는 것으로 알려졌다(그림 4-13).

(2) 합성

신경전달물질이 각각 고유의 신경계에만 존재하려면 필연적으로 고유의 신경세포에서만 합성되어야 한다. 예를 들어 노르에피네프린이라는 신경전달물질이 노르에피네프린에 의해 자극이 전달되는 신경계에만 존재하려면 그 물질을 필요로 하는 장소에서 합성되어야 하는 것이다. 또한 노르에피네프린의 합성에 필요한 효소계도 바로 그 장소에 존재하여야 한다. 전달물질 합성효소(synthetase)의 활성은 효소의 효율(이용도), 기질, 보조인자의 이용도에 따라 결정되며 생성물에 의한 되먹임억제(feedback inhibition) 또는 여러 외인성 물질(활성제 또는 억제제)에 영향을 받게 된다(그림 4-14).

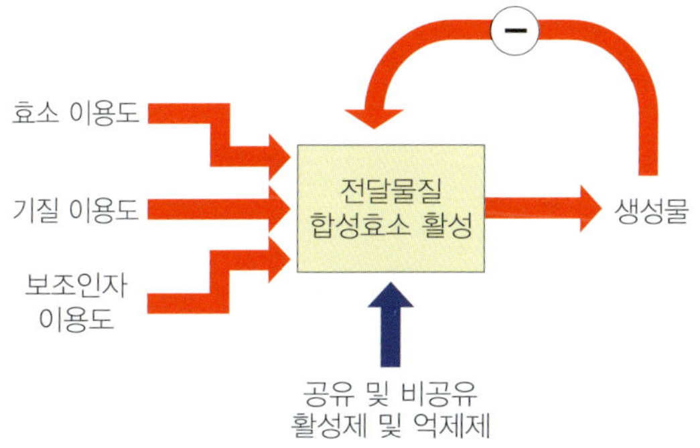

그림 4-14 전달물질 합성효소의 활성에 영향을 미치는 인자

(3) 저장과 유리

합성된 전달물질은 일정한 장소에 저장되어 있다가 활동전위의 출현에 부응하여 그 전달 역할을 할 수 있어야 한다. 따라서 일반적으로는 신경 말단에 저장 소포(storage vesicle) 또는 저장 과립(storage granule)으로서 저장되었다가 신경자극 또는 활동전위에 부응하여 유리된다. 신경 말단에서 활동전위가 출현하면 유입된 칼슘이온이 저장 소포의 세포막과 융합을 촉진하여 저장 소포가 터지면서 신경전달물질이 유출된다. 이러한 신경전달물질의 유출 방식을 세포외유출(exocytosis)이라고 한다(그림 4-15). 이처럼 신경 자극에 상응하여 유리됨으로써 특정 자극에 대한 전달 역할을 하게 되므로 신경 자극과 무관하게 아무 때나 자유로이 유리되는 물질이라고 한다면 신경의 특정한 자극을 전달할 수 없음은 당연하다. 또 그 유리 물질의 양은 자극에 부응하여 자극을 발생시킬 수 있을 만큼 충분한 양이어야 한다.

일반적으로 저장된 신경전달물질이 유리될 때는 자극에 부응하여 세포외유출이라는 현상으로 일시에 일정량을 유리시키는, 이른바 정량유리(quantum release)가 일어난다. 물론 물질 분자의 자유운동에 의한 유리가 자극과 무관하게 일어나기도 하는데, 골격근에서의 꼬마종말판전위(미세종말판전위, miniature endplate potential)는 이러한 아세틸콜린의 유리에서 기인한다. 신경전달물질의 세포외유출에는 소포가 이동하여 세포막과 접합한 후 통로를 만드는데 시냅토태그민(synaptotagmin), 시냅토브레빈(synaptobrevin), 뉴렉신(neurexin), 신탁신(syntaxin), 시냅토파이신(synaptophysin) 등의 여러 단백 분자가 관여하는 것으로 알려졌다.

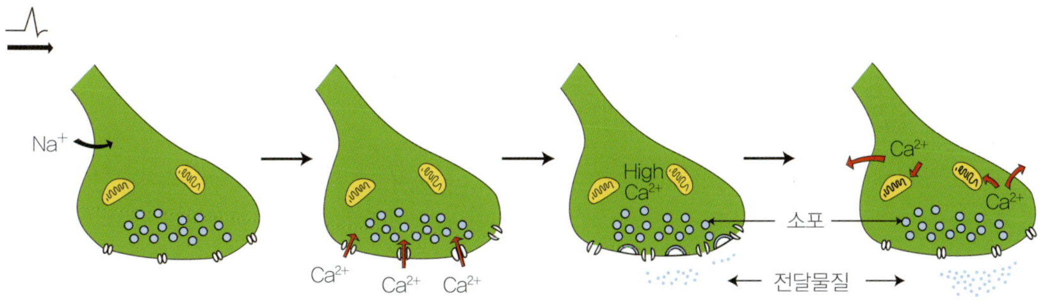

그림 4-15 신경전달물질의 유리 과정

(4) 시냅스이후막과의 상호작용

유리된 전달물질은 시냅스이후막(postsynaptic membrane)의 특정 장소, 즉 각 전달물질 특유의 수용체(receptor)와 상호작용함으로써 신경절이후섬유 또는 작동세포에 활동전위를 발생시킨다. 전달물질과 수용체 간의 상호작용은 특이성이 대단히 높아서 각각의 전달물질은 고유수용체에만 작용하게 된다.

(5) 자극 전달의 종식

자극 전달의 종식이란 유리된 신경전달물질이 시냅스이후막과 상호작용하여 자극을 전달하고 나면 즉시 어떠한 기전으로든 제거되어 자극전달과정을 마치게 되는 현상을 말한다. 효소에 의한 신경전달물질의 불활성화, 신경 말단 또는 세포 내의 흡수(uptake), 순환에 의한 주위 조직으로의 확산 등을 통해 시냅스에서 제거된다. 예를 들어 유리된 아세틸콜린은 아세틸콜린에스테라제(acetylcholinesterase)에 의하여 신속하게 가수분해됨으로써 불활성화 되고, 노르에피네프린은 신경 말단에 능동적으로 재흡수되면서 제거된다.

중추신경계 또는 말초신경계에 작용하는 약물은 이상의 신경자극 전달과정 중 한 과정에 영향을 미침으로써 신경 활동에 변화를 일으킨다. 즉, 합성을 억제하면 신경 기능이 저하될 것이며, 유리를 촉진하면 신경을 자극하는 반면 억제하면 신경 기능을 억제하는 효과를 내게 될 것이다.

3 신경전달물질

뉴런 사이 시냅스에서의 자극을 전달하는 물질을 신경전달물질이라고 하는데, 이는 말초신경계 특히 자율신경계(autonomic nervous system)에서는 잘 알려졌으나 중추신경계에서는 아직 명확히 밝혀지지 않았다. 중추신경계는 수많은 시냅스를 가진 복합성을 지닌 관계로 순수한 실험 재료를 얻기가 힘들기 때문에 여기에 작용하는 약물의 효과를 신경전달물질의 변화와 관련시켜 설명하기에는 많은 어려움이 있다. 그러나 최근에 이르러 중추신경계의 기능 일부가 신경전달물질의 변화로 일어난다는 사실이 밝혀짐에 따라 많은 약물의 작용기전이 단순한 추측이나 가설을 벗어나 차츰 설명이 가능해졌다.

어떤 물질을 신경계에서 신경전달물질로 추정하려면 몇 가지 조건을 만족시켜야 한다.

① 그 물질은 자연적으로 신경세포 내에 존재하여야 하고, 약물 또는 전기적 자극에 의하여 신경세포에서 유리되어야 한다.

② 그 물질을 합성 또는 분해하는 데 필요한 효소가 특정 세포 내에 존재하여야 한다.

③ 그 물질은 국소적용 또는 주사를 놓았을 때, 신경세포를 자극하였을 때와 비슷한 작용을 나타내어야 한다.

④ 신경 시냅스에서 자극을 차단하는 약물에 의하여 국소에 적용한 신경전달물질의 작용이 차단되어야 한다.

1) 아세틸콜린

아세틸콜린(acetylcholine)은 바닥핵(기저핵, basalganglia), 대뇌겉질(대뇌피질, cerebral cortex), 피개신경로(tegmental pathway)에서 상당량 발견되며 전기적 자극에 의하여 대뇌겉질에서 유리된다. 어떤 겉질 세포는 아세틸콜린에 의하여 자극되거나 억제된다. 이러한 아세틸콜린의 중추신경에 대한 작용은 아트로핀(atropine)에 의하여 차단되며 말초의 부교감신경에 작용하는 약물을 중추신경에 투여하면 행동에 대한 현저한 효과를 보이는데, 아트로핀은 집중력 및 기억력의 상실, 환각과 뇌파상의 변화를 일으키고 파킨슨병에 사용되는 부교감신경억제제는 드물지 않게 중독성 혼돈 상태를 유발한다. 이러한 사실은 아세틸콜린이 중추신경계에서 자극을 전달하는 신경전달물질임을 뒷받침한다(그림 4-16).

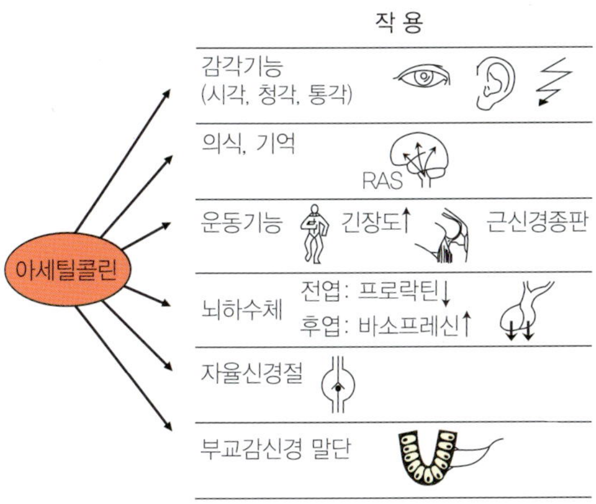

그림 4-16 아세틸콜린의 신경계작용

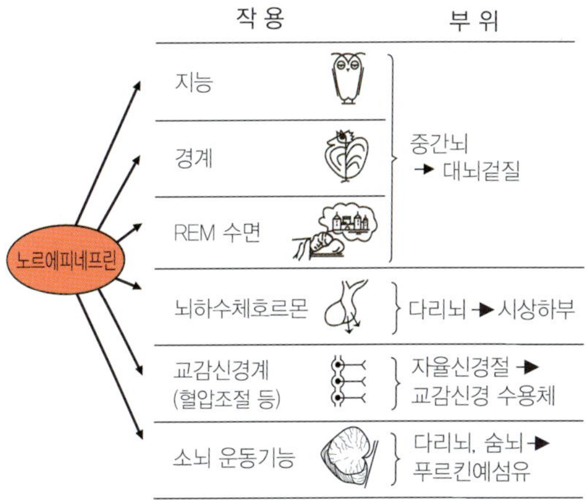

그림 4-17 노르에피네피린의 신경계작용

2) 노르에피네프린

노르에피네프린(norepinephrine)은 시상하부(hypothalamus), 정중융기(medial eminence), 후각망울(olfactory bulb), 둘레계통(변연계, limbic system), 뇌신경핵(cranial nerve nucleus), 척수(spinal cord)에 다량 함유되어 있다. 신경섬유는 거의 예외 없이 하부 뇌줄기(lower brain stem)의 뇌세포, 특히 다리뇌, 숨뇌, 그물체 등에서 시작한다.

노르에피네프린에 의한 자극 전달에 영향을 주는 MAO 억제제, 이미프라민(imipramine), 암페타민(amphetamine), 레세르핀(reserpine)은 정서활동, 운동기능, 뇌하수체의 분비기능, 체온 등에 현저한 영향을 미친다. 순환하는 노르에피네프린은 혈액뇌장벽을 통과하지 못하지만 뇌실(cerebral ventricle) 내에 주사하면 진정작용을 나타낸다(그림 4-17).

3) 도파민

어떤 신경 말단에서는 카테콜아민(catecholamine) 합성 과정이 조금 짧아서 도파민(dopamine)에서 그치는 것이 있다. 최근에 이르러 다량의 도파민이 바닥핵에서 발견되면서 이 물질이 줄무늬체 신경로 기능에 중요한 역할을 하는 사실이 알려졌다. 즉 흑색질줄무늬체로(흑질선조체로, nigrostriatal pathway)의 위축은 파킨슨병을 일으키는데 이들의 신경 말단에는 도파민이 함유되어 있으며 따라서 도파민수용체를 차단하는 페노티아진(phenothiazine), 부티로페논(butyrophenone) 등의 약물도 파킨슨병 증상을 일으킬 수 있다.

도파민은 둘레계통에서 기분, 감정, 기억 등 정신 활동에 관여하며 바닥핵에서 운동기능 특히 운동의 유연성에 관여한다고 알려졌다. 또한, 시상하부에서 유리되어 뇌하수체의 프로락틴 분비를 억제한다(그림 4-18).

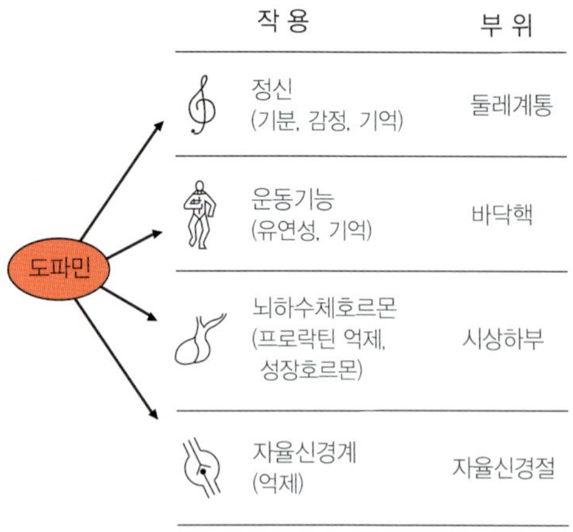

그림 4-18 도파민의 신경계작용

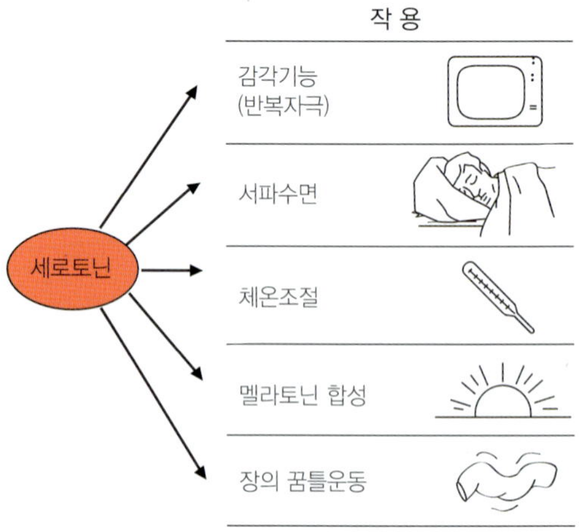

그림 4-19 세로토닌의 신경계작용

4) 세로토닌(5-히드록시트립타민)

혈청 또는 장관에서 세로토닌[serotonin; 5-히드록시트립타민(5-hydroxytryptamine, 5-HT)]이 발견된 이래 뇌에서도 그 존재가 확인되었는데 5-HT는 뇌줄기의 솔기핵(봉선핵, raphenucleus)과 그 인접 신경세포 등의 비교적 제한된 장소에서만 발견되며, 말초에 5-HT에 대하여 길항적으로 작용하는 LSD(lysergic acid diethylamide)의 환각 작용이 밝혀지면서 중추신경계 신경전달물질로서 5-HT의 역할이 주목받게 되었다. 5-HT는 트립토판에서 합성된다(그림 4-19).

4 신경계 약물의 작용기전

중추신경계에 작용하는 약물의 작용기전에 대해서는 아직도 밝혀지지 않은 부분이 대단히 많다. 그러나 이러한 약물이 중추신경계에서 신경전달물질에 의한 자극전달과정에 영향을 미침으로써 그 효과를 나타낸다고 볼 수 있다. 신경계 약물의 작용기전을 아드레날린성 자극 전달 과정을 예로 들어 살펴보기로 한다(그림 4-12).

1) 모노아민의 합성에 작용[(그림 4-12)의 부위 ①]

α-메틸-p-티로신(α-methyl-p-tyrosine)과 α-메틸도파(α-methyldopa)는 교감신경의 말단에 작용하여 노르에피네프린 합성에 영향을 미친다. 즉, 이 2가지 약물은 모두 뇌의 노르에피네프린 합성을 방해함으로써 진정작용을 나타낸다. 또한 α-메틸도파는 고혈압 치료를 목적으로 투여한 일부 환자에게서 중추 억제 효과를 나타내었다. 레보도파(levodopa)는 파킨슨병 환자에게 투여되는데, 이는 카테콜아민 합성 과정 중에 생성되는 도파민의 부족을 보상하기 위함이며 다량을 경구투여하면 일부가 줄무늬체(선조체, corpus striatum)에 도달하여 신경말단에서 도파민으로 전환된다. 그러나 불행히도 이러한 전환 과정은 중추신경계 이외 부위와 말초의 교감신경 말단에서도 일어날 수 있으므로 여러 가지 부작용을 일으키게 된다.

2) 저장과정에 작용 [(그림 4-12)의 부위 ②]

레세르핀(reserpine)이나 관련하는 테트라베나진(tetrabenazine) 약물은 모노아민이 저장 과립으로 흡수(uptake)되는 것을 차단하고 동시에 저장 장소에서 유리되도록 촉진한다. 따라서 이들 저장 과립은 고갈(depletion)상태가 되어 자극 전달에 지장을 초래한다. 유리된 신경전달물질은 신경 말단에서 MAO(모노아민산화효소, monoamine oxidase)에 의하여 탈아미노화(deamination)함으로써 활성이 사라지므로 아민성 신경전달물질의 신경 자극 효과를 억제하게 된다.

노르에피네프린, 5-HT, 도파민이 고갈되면 진정, 운동성 저하, 자살 유발성 우울증을 일으킬 수 있는데 이러한 증상은 고혈압 환자에게 대량의 레세르핀을 투여했을 때 나타날 수 있다. 또한 도파민의 줄무늬체 내 고갈은 파킨슨병을 유발하는 반면 운동이상증(dyskinesia) 치료에 이용될 수 있다.

3) 신경 말단에서 유리를 증진 [(그림 4-12)의 부위 ③]

암페타민(amphetamine), 에페드린(ephedrine), 티라민(tyramine)과 같은 약물은 신경 말단에서 생리적으로 활성형인 모노아민을 유리시킴으로써 자극 전달을 모방하는 작용을 한다. 그러나 이들은 신경세포의 저장 과립 내는 고갈시키지 않으므로 신경을 차단하는 작용은 없다.

4) 시냅스 수용체를 차단 [(그림 4-12)의 부위 ④]

페노티아진(phenothiazine)은 범위는 서로 다르나 α-수용체와 도파민 수용체를 차단하는데 이는 이들 약물의 행동 및 운동성에 대한 작용과 관련이 있다. 부티로페논(butyrophenone)은 도파민을 차단하고 α-수용체는 다량일 때에만 차단한다. 이들 약물은 다량 사용하면 파킨슨병이 발생할 가능성이 높다. LSD는 5-HT 길항제이기는 하나 정신적 변화작용과의 관계는 확실하지 않으며 LSD의 다른 유도체는 5-HT에 길항하지만 정신적 변화는 일으키지 않는다.

5) 수용체를 자극 [(그림 4-12)의 부위 ④]

암페타민은 중추신경 내 수용체에 직접 작용하는 것이 일부의 작용기전이라고 판단된다.

6) 재흡수를 차단 [(그림 4-12)의 부위 ⑤]

부교감신경의 시냅스에서와는 달리 모노아민은 신경 자극으로 유리되어 작용한 후 신경 말단에 재흡수(reuptake)됨으로써 자극이 종식되고 다음 신경 자극에 대비하여 신경 말단 과립(granule)에 저장되는데, 이러한 과정을 억제하는 약물은 신경세포 밖의 노르에피네프린과 5-HT의 농도를 증가시킨다. 이러한 기전은 삼환계 항우울제(tricyclic antidepressant) 또는 코카인(cocaine)이나 암페타민의 작용기전으로 간주되고 있다.

7) 분해를 변화 [(그림 4-12)의 부위 ⑥]

아민성 신경전달물질의 분해에 관여하는 가장 중요한 요소는 MAO이며 이 효소를 억제하는 약물은 신경 말단 내 모노아민 농도를 증가시켜 감정의 변화를 나타낸다.

5 향정신성의약품

정신장애(psychiatric disorder)는 크게 사고 및 인지장애, 기분장애, 사회적행동장애, 학습, 기억 및 지능장애로 나눌 수 있다(표 4-1). 보통 정신병이라고 하는 사고장애를 대표하는 정신분열병의 증상은 전구증상과 정신증상으로 나눌 수 있는데 이를 (표 4-2)에 정리하였다. 정신분열병에 대한 약물요법이 본격적으로 이용된 것은 1950년대 중반 레세르핀(reserpine)이 신경세포로부터 모노아민의 저장을 고갈시킨다는 사실이 알려지면서부터이다. 정신병 치료에는 레세르핀을 비롯한 라우월피아알칼로이드(rauwolfiaalkaloid), 페노티아진(phenothiazine)계, 지옥산텐(thioxanthene)계, 부티로페논(butyrophenone)계 화합물이 이용되며, 그 밖에 몰린돈(molindone), 록사핀(loxapine), 클로자핀(clozapine), 설피리드(sulpiride) 등이 최근 개발되어 도움을 주고 있다. 이들은 모두 급성 또는 만성 정신병의 대증요법에 효과를 나타내는 것으로 과도한 진정작용이 없으면서 사고(思考) 및 행동 이상을 개선하는 효과가 있다.

표 4-1 정신장애의 분류

분 류	질 환
사고 및 인지장애	정신분열병
기분장애	정동장애, 불안증
사회적 행동장애	인격장애
학습, 기억 및 지능장애	정신지체, 치매

표 4-2 정신분열병의 증상

전구증상(음성증상)	정신증상(양성증상)
• 사회적 격리 및 이탈 • 역할담당능력장애 • 행동 및 사고 이상 • 개인위생 무시 • 감정 둔화 • 거친 말씨 • 주의 결여 • 동기 결여	• 망상 • 환각 • 사고장애, 사고산란, 사고의 정상적 결합 결여 • 심하게 거친 말씨와 감정 내용 결여

1) 향정신병제

(1) 페노티아진계 약물

페노티아진계 약물로 처음 소개된 것은 프로메타진(promethazine)인데, 이는 정신병 치료제라기보다는 항히스타민제로 이용되었다. 이어서 클로르프로마진(chlorpromazine)의 정신병 치료 효과가 인정되면서 수많은 유도체가 소개되었는데, 이는 페노티아진핵에 연결된 곁사슬에 따라 3가지로 분류된다.

– 디메틸아미노프로필(dimethylaminopropyl) 유도체: 클로르프로마진(chlorpromazine), 프로마진(promazine)
– 피페리딘(piperidine) 유도체: 티오리다진(thioridazine), 페라진(perazine)
– 피페라진(piperazine) 유도체: 트리플루오페라진(trifluoperazine), 프로클로르페라진(prochlorperazine), 페르페나진(perphenazine), 플루페나진(fluphenazine)

① 약리작용

페노티아진계 약물 개발은 정신병 치료에 획기적인 전기를 마련하여, 이 약물이 도입된 1955년부터는 이전까지 증가 일로에 있던 정신병의 장기입원 환자수가 급격히 줄어들었고 정신병동의 철창이 제거되는 계기가 되었다. 이 약물의 순화작용(taming effect) 및 정신병에 대한 작용은 특히 정신분열병 치료에 유용한데, 도피성 사고장애, 2차적 증상인 환각과 망상 등을 호전시키며 공격성과 과다활동(hyperactivity)을 억제할 뿐만 아니라 사고를 정상화시키는 것으로 판단된다. 또 소량으로도 불안증에 유효하며 그 밖에 다양한 정신·신체적 장애에 효과가 있다(표 4-3).

표 4-3 페노티아진의 약물반응

정신분열병 증상	반 응
사고장애	+++
감정둔화	+++
철퇴	+++
자폐행동	+++
환각	++
편집성 사고	+
과대망상	+
적개심, 호전성	0
비정신분열병 증상	**반 응**
불안, 긴장, 초조	0
죄책감, 우울	0

피페라진 유도체는 가장 강력한 약물로 특히 도피성 환자에게 자극 효과가 크다. 클로르프로마진은 진정작용이 가장 강하여 난폭한 환자 치료에 첫 번째로 선택되는 약물이다. 한편, 장시간 작용성(long acting) 제제에는 플루페나진이나 데카노에이트(decanoate)가 있는데, 이 약물은 정신분열병 환자의 재발률을 낮추는 데에는 유효하나 우울증과 추체외로증상 등 여러 가지 부작용을 수반한다. 정신병에 대한 페노디아진계 약물의 이러한 효과는 대뇌둘레계통, 흑색질줄무늬체계 및 시상하부의 도파민성 자극전달과정에서의 길항작용에 따른 것으로 보고 있다. 중추신경계의 도파민 신경로에는 중간뇌겉질 경로, 중간뇌둘레계통 경로, 흑색질줄무늬체 경로, 결절뇌하수체 경로가 있다(그림 4-20).

페노티아진계 약물은 정신분열병 치료 외에도 임상적으로 다양한 목적으로 이용된다.

– 조증(조급증, mania), 편집증(집착증, paranoia), 정신분열병, 만성알코올중독에 수반되는 정신질환에 주로 이용된다.

– 약물의 다양한 원인으로 발생하는 구역질과 구토를 억제하며 멀미에도 효과가 있는데 이 작용도 부교감신경 차단작용과 관계가 있을 것으로 판단된다. 또한 숨뇌의 구토중추(vomiting center)에 직접적인 억제작용도 있는 것으로 여겨진다. 클로르프로마진, 프로클로르페라진, 트리플루오페라진이 가장 유용하며, 프로메타진은 정신병에 대한 효과는 약하나 멀미에는 효과적이다.

– 급성 두드러기나 꽃가루병과 같은 알레르기반응에는 항히스타민 작용이 강한 프로메타진이 가장 효과적이다.

– 급성 두드러기와 같은 일부의 가려움증은 히스타민 유리로 인해 발생되나, 황달 시에 생기는 가려움증은 히스타민 작용에 겸하여 중추 억제 작용에 의한 것으로 판단된다. 프로메타진과 트리메프라진이 널리 사용된다.

– 그 밖에도 페노티아진계 약물은 심한 딸꾹질, 근긴장 이상(dystonia), 경직증 등뿐만 아니라 다른 수면제나 진통제의 효과를 증강시키는 작용도 한다(표 4-4).

표 4-4 페노티아진의 중추신경계 효과

중추신경계 효과
• 경미한 진정작용
• 조건회피행동 차단
• 진토작용
• 체온조절능력 변화
• 골격근 긴장도 변화
• 항소양 작용
• 진통작용
• 경련발작방전 촉진
• 내분비기능 변화

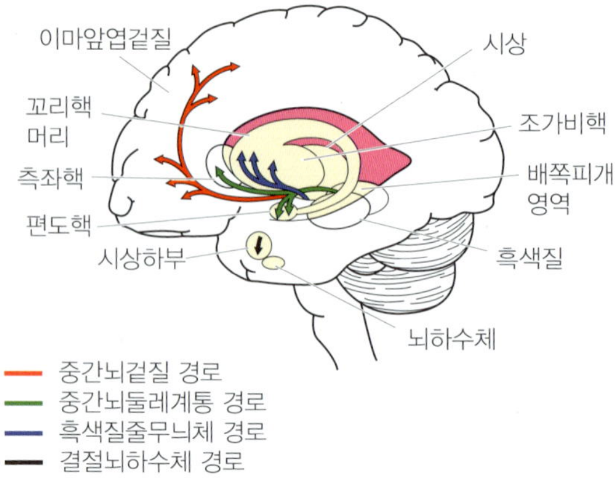

그림 4-20 도파민의 신경로

② 부작용

페노티아진계 약물은 다양한 약리작용을 가지므로 부작용 또한 많다.

A. 말초자율신경계 부작용

: 교감신경 α-수용체와 부교감신경 수용체의 차단작용에서 기인하는 체위저혈압(postural hypotension)은 말초혈관 확장으로 초래되는 까다로운 증상 중 하나로, 특히 비경구투여했을 때 현저하다. 한편, 페노티아진계 약물은 교감신경 차단제에 의한 혈압강하 작용을 역전시키는데 이는 교감신경 말단에서의 흡입을 방해하는 데서 기인한다. 부교감신경 차단작용에 의하여 구갈, 원근조절장애, 변비, 배뇨장애 등이 생기며, 퀴니딘(quinidine) 유사작용으로 종종 심장에서 QT 간격을 연장하고 T파의 변화를 일으킨다.

B. 중추신경계 부작용

: 모노아민에 의한 자극전달기전에 변화를 일으키는 데서 기인한다. 정신분열병 환자를 치료하기 위하여 다량의 페노티아진계 약물을 투여하면 흔히 추체외로증상을 일으킨다. 어떤 사람은 충분한 치료 효과가 나타나려면 강한 추체외로증상이 나타나기 마련이라고 생각하는데, 이러한 부작용의 빈발로 페노티아진계 약

물이 다량 필요한 경우 항파킨슨병제를 동시에 투여하기도 한다. 또 저체온(hypothermia), 젖흐름증(젖분비과다, galactorrhea), 무월경(amenorrhea)과 같은 내분비 이상이 소변 내성호르몬 및 그 대사물의 배설 저하를 수반하여 나타나는데, 이들은 시상하부의 기능장애로 인한 것이다.

이외에 경련을 유발할 수도 있으나 그 기전은 아직 확실하지 않기 때문에 간질 환자에게는 주의하여 사용해야 한다.

C. 기타 부작용

: 피부발진, 색소침착(pigmentation), 광선눈통증(photophobia), 과립세포감소증, 망막 병변, 렌즈와 결막의 과립침착(granular deposit) 등을 들 수 있다. 담관폐쇄황달(cholangetic jaundice)은 용량과 무관한 과민반응으로 나타날 수 있으며, 특히 클로르프로마진은 가끔 비가역성 간장애를 초래하기도 한다. 페노티아진계 약물의 이상과 같은 다양한 중추신경계 작용과 부작용은 도파민 수용체 차단작용 외에도 중추신경계의 아드레날린수용체, 세로토닌수용체, 무스카린수용체 등 다양한 수용체에 결합하기 때문으로 판단된다.

(2) 부티로페논계

할로페리돌(haloperidol)과 트리플루페리돌(trifluperidol)은 정신병 치료에 유용함이 인정되었다. 특히 조증에 효과적이며, 상용량에서는 클로르프로마진보다 강한 작용이 있으나, 최근 여러 임상 보고에서는 클로르프로마진보다 특히 우수한 점은 없다고 한다.

① 약리작용

드로페리돌(droperidol)은 진통제와 병용하며, 페노페리딘(phenoperidine)은 신경마비성 신동을 빌생시거 몽롱한 상태에서 통증 없이 수술을 받을 수 있게 한다. 그러나 약리작용이 끝나면 기억이 완전히 소실된다.

부티루페논계 약뮬은 구토를 억제하는 효과가 있다. 또한, 약간의 항히스타민 작용만 있고 부교감신경 억제작용 및 교감신경 α-수용체 차단작용이 없으므로 치료용량에서 자율신경계에 부작용을 나타내는 일은 드물다. 그러나 페노티아진계가 가진 여러 가지 유용한 작용도 없다.

② 부작용

페노티아진계 약물처럼 도파민 차단작용으로 용량 의존성 추체외로증상이 나타난다. 또한, 우울반응, 식욕상실, 발한, 탈수, 발열 등의 증후군이 나타나며, 드물게는 백혈구감소증(aleukemia)과 간손상을 일으키기도 한다.

부티로페논계 약물과 페노티아진계 약물 간의 약리작용 및 부작용의 차이는 각종 수용체에 대한 결합특성의 차이에 따른다.

(3) 지옥산틴 유도체

이는 화학구조에서나 약리학적으로 페노티아진계 약물과 유사하다. 임상적으로는 클로르프로칙센(chlorprothixene)과 치오칙센(thiothixene)이 이용되고 있다.

이상에서 언급한 정신병 치료제 외에도 많은 약물이 도파민 뉴런의 기능에 영향을 미치는 것으로 알려졌다(그림 4-21).

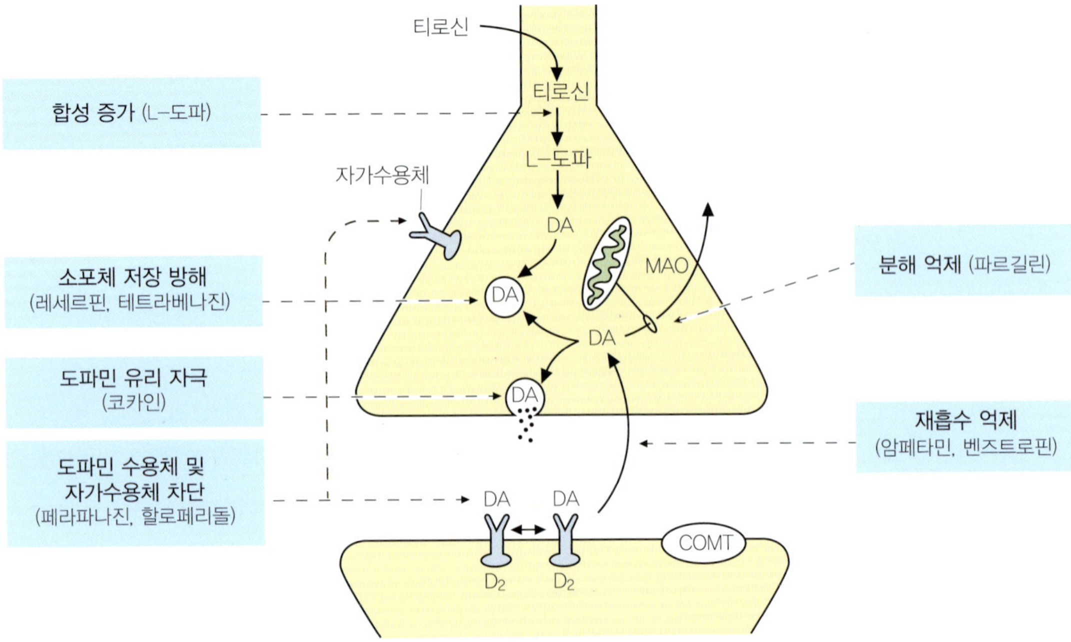

그림 4-21 도파민 뉴런 작용물질의 작용 부위

2) 항우울제

우울증(depression)은 정신병 중에서 가장 빈번하게 나타나는 정동장애(affective disorder) 중 하나이다. 우울증(depression)은 세로토닌과 노르아드레날린이 감소하거나 수용체의 감수성이 낮아지면서 발생하므로 치료에는 세로토닌과 노르아드레날린이 신경말단으로 재흡수되는 것을 저해하는 약이 사용된다.

(1) 임상증상

우울증의 임상증상으로 무쾌감증(anhedonia; 쾌감을 경험할 수 없음)과 불쾌감(dysphoria)이 나타난다. 일반적인 흥미감의 상실과 수면장애(불면증 또는 수면과잉)등이 보이며 식욕감퇴와 더불어 때로는 과식하는 경향이 있다. 또한 기력 저하뿐만 아니라 성욕 저하와 불안(정신운동성 초조)감, 일반적인 사고와 행동지연(retardation)등이 있으며, 일에 대한 주의집중곤란과 우유부단한 성격으로의 변화, 가치관의 상실감, 죄책감, 비관적 사고 등이 더욱 커지고 때로는 죽음과 자살에 대한 생각을 하게 되는 증상을 보인다.

(2) MAO 억제제

이 계통 약물로 처음 알려진 것은 본래 결핵 치료제로 개발된 이소니아지드(isoniazid)계 화합물 이프로니아지드(iproniazid)로, 1951년 처음 사용되었으며 중추의 흥분 효과가 있는 것으로 알려졌다. 현재는 이프로니아지드, 이소카복사지드(isocarboxazid), 페넬진(phenelzine), 니알라미드(nialamide), 멤바나진(mebanazine) 등의 히드라진(hydrazine)계와 트라닐시프로민(tranylcypromine) 등의 비히드라진계 화합물이 임상적으로 사용되고 있다.

① 약리작용

MAO 억제제는 아민계 신경전달물질의 대사를 억제함으로써 신경말단에 노르에피네프린, 세로토닌 등의 아민계 신경전달물질을 축적시켜 이들의 유리량을 증가시킨다.

MAO 억제제는 내인우울증(endogenous depression)에 주로 사용되나, 때로는 반응우울증(reactive depression)이나 비정형우울증(atypical depression) 환자에게도 효과가 있으며, 정신과에 장기간 입원한 환자보다 외래환자에게서 효과가 더 잘 나타난다고 한다. 히드라진계 MAO 억제제는 치료 시작 후 첫 반응이 나타날 때까지 약 2주간의 시간이 걸리는데 이는 치료가 시작된 첫 한 달 동안 뇌 내의 모노아민 함량이 점차적으로 증가하는 것과 일치한다. 트라닐시프로민(tranylcypromine)은 히드라진계 약물보다 효과가 더 빨리 나타난다.

약물 용량은 치료 효과가 나타날 때까지 점차적으로 늘리며 4주 후에도 효과를 보지 못하면 사용을 중단하여야 한다. 다른 항우울제로 대치할 때는 MAO 억제제 사용 2주 후부터 주의하여 사용하여야 하는데, 이는 효소가 다시 합성될 때까지는 약물상호작용(drug interaction)의 위험이 있기 때문이다.

② 부작용

MAO 억제제의 가장 큰 단점은 유해효과(adverse effect)가 자주 나타나는 것이며, 어떤 것은 치명적일 수도 있다. MAO 억제제는 함부로 사용하기에는 그 부작용과 사망률이 너무 높은 점을 인식하여 다른 약물을 사용할 수 없을 때에만 투여하도록 보류해두는 것이 좋다.

A. 자율신경계 부작용

: 일부는 말초 MAO 억제에서, 일부는 신경절 차단작용에서 기인한다. 증상으로는 목마름, 변비, 체위저혈압, 배뇨곤란, 사정지연 등이 있다. 비히드라진계 약물인 파르길린(pargyline)은 현재 고혈압 치료에는 별로 사용되지 않으나 우울증과 고혈압이 합병된 환자에게는 유용하게 사용될 수 있다.

B. 기다 부작용

: 수분 저류(water retention) 및 부종, 근육의 긴장도 및 반사항진 등이 있다.

C. 히드라진계 약물

: 간세포를 손상시키며 간세포가 침해받은 환자의 사망률은 25%나 된다.

D. 다른 약물이나 음식물과의 상호작용에 의한 고혈압 발작

: 이는 대단히 위험한 발작성 증상으로 긴급을 요한다. 따라서 환자에게는 약물의 용량, 종류 등을 기재한 카드를 항상 휴대시켜야 한다. 특히 티라민 함유 식품을 다량섭취하였을 때 MAO 억제제를 사용한 환자에게서 티라민에 대한 반응이 역전될 수 있으므로 주의를 요한다(그림 4-22).

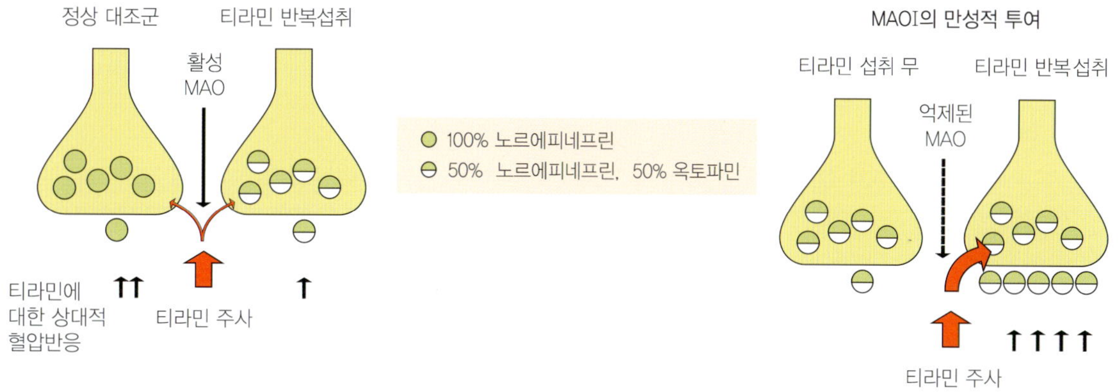

그림 4-22 티라민 효과

(3) 삼환계 항우울제

삼환계 항우울제(tricyclic antidepressant)에는 2가지의 아주 비슷한 화학구조를 가진 화합물이 있다.

이미노디벤질(iminodibenzyl) 계에는 이미프라민(imipramine), 데시프라민(desipramine), 트리이미프라민(trimipramine) 등이 있고, 디벤조시클로헵텐(dibenzocycloheptene) 계에는 아미트립틸린(amitriptyline), 노르트립틸린(nortriptyline), 프로트립틸린(protriptyline) 등이 있다.

① 약리작용

삼환계 화합물은 여러 환경으로부터의 스트레스에서 연유하는 내인우울증에 가장 유효하며, 반응우울증에는 그다지 효과가 없다. 특히 성격 이상에서 연유하는 증상에는 전혀 효과가 없다. 이 약물은 때로 전기경련요법(ECT, electroconvulsive therapy)과 병용하여 사용되기도 하는데, 전기경련요법 자체는 여전히 우울증 치료에 유용한 방법 중 하나이다.

아미트립틸린과 트리이미프라민은 진정 효과가 있어, 불면을 수반하는 우울증 환자에게 유용하다. 또 데시프라민과 프로트립틸린은 흥분작용이 있어서 불안증을 악화시킬 수 있는 반면, 독세핀(doxepin)은 불안증상이 있는 환자에게 효과가 있다. 이미프라민은 노르에피네프린의 흡입을 선택적으로 방해하는 데 비해 염화물인 클로미프라민은 5-HT의 흡입을 더욱 방해한다. 클로미프라민은 심한 우울증 환자에게 정맥주사로 투여되며 강박사고(obsession), 공포성(phobic) 증상에 유효하다.

삼환계 항우울제는 MAO 억제제와 마찬가지로 효과가 나타나기까지 시간이 걸리므로 약물의 용량을 증가시키려면 7~10일간의 여유를 두어야 한다. 삼환계 항우울제는 야뇨증 치료에도 효과가 있으나 주간 야뇨증에는 별로 효과가 없으므로 항우울작용을 위한 용량을 사용하여야 한다. 새로운 삼환계 약물에는 디벤제핀(dibenzepin), 도티에핀(dothiepin), 이프린돌(iprindole) 등이 있는데, 아직 완전히 인정되지는 않았으나 부작용이 덜 나타나는 것으로 알려졌다.

② 부작용

삼환계 항우울제는 모노아민 전달물질의 재흡수를 억제할 뿐 아니라 수용체 차단 효과도 있어 다양한 부작용을 일으킬 수 있다.

A. 자율신경계 부작용

: 일부는 교감신경 말단의 노르에피네프린 흡입 차단에서, 일부는 이들 약물 자체가 가진 항부교감신경 작용에서 기인한다. 전신증상으로는 심박급속, 두근거림, 체위저혈압, 구갈, 배뇨장애 등이 있고, 눈 증상으로는 원근조절장애, 산동, 협각성 녹내장의 악화 등이 나타날 수 있다.

B. 심전도상의 변화

: T파의 평면화, QT간격의 연장, ST구간의 저하 등이 있다. 이미프라민이나 아미트립틸린의 사용으로 심장 부정맥이 올 수 있으며 후자의 경우 심장병 환자에게 사용하면 갑자기 사망할 확률이 증가한다.

C. 드물게는 담즙정체황달(cholestatic jaundice)이 발생할 수도 있다.

D. 중추신경계 부작용

: 생리적 떨림(전진, tremor)의 증가, 현기증, 지남력장애(disorientation), 환각 등이 있다. 경련을 일으키는 작용도 있으므로 간질 환자에게는 주의하여 사용해야 한다.

E. MAO 억제제와는 상호

: MAO 억제제와는 상호 위험한 작용을 나타낼 수 있다. 그러나 치료에 내성을 나타내는 우울증에는 이들을 병용하면 효과를 볼 수 있다.

F. 직접 작용의 교감신경유사작용(sympathomimetic)을 증가시킨다. 삼환계 약물을 사용하는 환자에게 혈관수축제가 함유된 국소마취제를 사용하면 고혈압을 일으킬 수 있다.

(4) 제2세대 항우울제

최근 수년 사이에 임상에 소개된 항우울제로 약리작용은 대체로 삼환계 항우울제와 비슷하다. 아목사핀(amoxapine)은 정신병 치료제인 록사핀(loxapine)의 대사물로, 우울증에 대한 치료 효과 외에 정신병 치료제의 성질이 있으므로 월경불순, 유즙분비이상, 파킨슨병 등의 부작용과 진정작용, 항무스카린 효과 등이 나타날 수 있다.

마프로틸린(maprotiline)은 데시프라민과 매우 유사한 약물이나, 진정작용과 항무스카린 작용은 약하다. 트라조돈(trazodone)은 임상 효과가 일정하지 않으며 그 진정작용이 임상적 이용에서 문제가 된다.

플루옥세틴(fluoxetine)은 제2세대 항우울제 중에서 가장 빈번하게 이용되는 약물로 세로토닌의 재흡수를 특이적으로 억제한다. 부프로피온(bupropion)은 암페타민과 비슷한 약물로 도파민성 작용을 통하여 항우울 효과를 나타낸다고 여겨진다.

(5) 선택 세로토닌 재흡수 억제제(selective serotonin reabsorption inhibitor; SSRI)

플루옥세틴(fluoxetine)이 임상에서 최초로 SSRI로서 사용되었다. 파록세틴(paroxetine)과 설트랄린(sertraline)은 반감기가 짧다. SSRI는 앞에서 설명한 다른 항우울제에 비하여 특별히 우수한 점은 없으나 삼환계 항우울제나 제2세대 항우울제에서 나타나는 부작용이 별로 없으며 MAO 억제제와 병용하면 약 상호작용이 나타날 수 있다. 즉 모노아민의 저장이 증가하고 재흡수가 억제되면 시냅스의 세로토닌이 급격히 증가하여 세로토닌증후군(serotonin syndrome)을 일으켜 고열, 근육경직, 근간대경련(paramyoclonus), 정신상태와 활력증후(vital sign)의 급격한 변화가 나타날 수 있다.

기타 덱스트로암페타민(dextroamphetamine), 메틸페니데이트(methylphenidate) 등의 암페타민 관련 약물이 때때로 우울증 치료에 이용되기도 한다.

(6) 리튬

① 약리작용

리튬염이 다년간에 걸쳐 임상적으로 사용되어 왔으나, 그 독성으로 인하여 평판이 좋지 않다가 최근 다시 소개되어 조증(조급증, mania)을 개선하는 사실이 증명되었다. 그러나 주의 깊은 용량 조절을 필요로 하며, 반드시 혈중 리튬 농도를 자주 측정하여 혈중농도 0.8~1.2mEq/L를 꼭 지켜야 한다. 리튬은 조증 환자를 조용하게 하며 투약을 계속하는 한 환자의 감정 상태를 정상적으로 유지시킬 수 있다. 그러나 우울증 환자에게는 그다지 효과가 없다. 리튬은 보통 탄산염(carbonate)이나 시트르산염(구연산염, citrate)으로 사용한다. 리튬염의 작용기전은 크게 3가지인데 첫째, 전해질과 이온 수송에 대한 영향, 둘째, 신경전달물질의 분비에 대한 영향, 셋째, 신경전달물질의 작용을 매개하는 제2메신저에 대한 영향이다.

리튬이온은 흥분성 세포에서 나트륨이온과 같은 역할로 정지전위(resting potential) 및 극파전위(spike potential)를 낮춘다. 리튬은 치료농도(1nmol/L)에서 Na^+/Ca^{2+} 상호 교환 과정이나 Na^+-K^+ ATPase(나트륨펌프)에는 별 영향을 미치지 않고 순환하는 노르에피네프린과 도파민의 감소를 초래하고 그 대사에 영향을 미침으로써 수용체에 이르는 신경전달물질을 감소시킨다. 뇌 내의 카테콜아민에 대한 효과는 치료 효과와 관계가 깊을 것으로 판단된다. 한편 세로토닌의 역할은 항진하는데 이는 리튬의 효과와는 다소 모순되는 형상이다. 그리고 리튬은 콜린(choline)의 흡수를 늘려 아세틸콜린의 합성을 증가시킬 수 있다.

② 부작용

리튬 치료는 다음과 같은 여러 가지 부작용을 일으킨다. 우선 거의 예외 없이 떨림이 나타나는데, 이는 용량을 정하는 임상적 지표가 될 수 있다. 혈청 농도가 1.2~1.4mEq/L를 넘으면 설사, 구토를 비롯하여 이명, 현기증, 운동실조, 시력장애, 구갈, 다뇨증 등이 나타나고, 3mEq/L에 달하면 혼돈, 안구진탕, 경련 등이 일어나며, 4mEq/L를 넘으면 대개는 사망한다. 가장 심각한 독성은 신장에 대한 작용으로 수분 소실성 신장염이 발생할 수 있다. 중독되었을 때는 치료를 중단하는 것이 기본이다. 음식물에 나트륨을 첨가함으로써 리튬의 배설을 촉진시킬 수 있으나 실제 효과는 그리 크지 않다. 또 리튬 치료 도중에는 갑상샘종(goiter; 때로는 갑상샘 기능저하를 수반하여)이 자주 나타나는데, 이는 예상보다 많이 발생한다.

3) 마약성 진통제

통증을 없애는 것은 대부분의 의료 행위의 궁극적인 목적이라고 할 수 있다. 통증은 지각신경을 거쳐 척수를 통하여 대뇌피질의 감각중추(sensory center)에 전달됨으로써 느낄 수 있다. 그러나 아직까지도 통증의 정확한 생리학적 또는 신경생리학적 기전은 밝혀지지 않았으며 다만 말초에서 중추신경계로의 상행성 통증 전달 신경로와 중추신경계에서의 하행성 통증 억제 신경로의 상호작용으로 통증을 느끼게 된다고 여겨진다(그림 4-23). 그리고 이들 신경로에는 세로토닌(serotonin), 엔케팔린(enkephalin), 노르에피네프린(norepinephrine), 글루탐산염(glutamate), 물질(substance) P 등의 신경전달물질이 관여하는 것으로 판단된다. 이처럼 통증의 신경로는 복잡할 뿐만 아니라 통증 기전에 관한 충분한 지식이 없는 형편이므로 진통제(analgesic)의 효과를 판정함에 많은 어려움이 있다.

일반적으로 통증은 크게 몸통증(체성통증, somatic pain)과 내장통증(장기통증, visceral pain)으로 구분된다. 내장통증은 둔통(dull pain)으로 보통 경계가 확실하지 않으며, 주로 마약성진통제에 잘 반응한다. 그러나 몸통증은 대개 경계가 명확하며, 비마약성진통제로 해소될 수 있다.

통증은 질병이라기보다는 다양한 질병 상태를 나타내는 증상이다. 통증이 질병을 진단하는 데 절대적인 도움을 주기도 하지만 때로는 진단 전에 통증을 해소시킴으로써 실제 통증의 원인이 되는 질병의 진단을 곤란하게 하기도 한다. 따라서 진통제는 반드시 질병을 진단한 후에 사용하여야 한다. 다른 약물 치료에도 항상 염두에 두어야 하는 것이지만, 특히 통증 치료에서는 속임약효과(플라세보효과, placebo effect)가 대단히 중요하다.

진통제는 크게 중추신경계억제 효과에 의하여 진통 효과를 나타내는 마약성진통제(narcotic analgesic)와 중추신경계에 대한 광범위한 억제 효과는 없고 진통 해열 효과를 나타내는 비마약성진통제(non-narcotic analgesic)로 나눌 수 있으며, 후자는 해열진통제(antipyretic analgesic)라고도 한다.

(1) 마약성진통제

마약성진통제란 아편에서 분리되는 모르핀(morphine)과 그 유도체(표 4-5), 그리고 이와 비슷한 화합물을 가리킨다. 이들은 중추신경계를 억제하여 강력한 진통 효과를 나타내지만, 내성과 심리적 및 신체적 의존성이 쉽게 형성되는 단점이 있다.

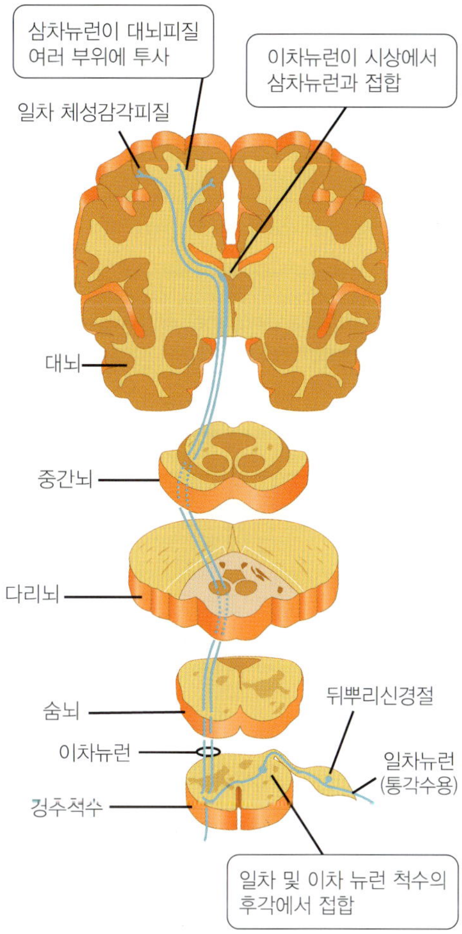

그림 4-23 통각 신경로

표 4-5 아편의 구성성분

기원식물		양귀비(*Papaver somniferum*)
구성 성분	페난트렌(phenanthrene)	모르핀(morphine), 코데인(codeine), 테바인(thebaine)
	벤질아이소퀴놀린(benzylisoquinoline)	파파베린(papaverine), 노스카핀(noscapine)

마약성진통제는 아편(opium)과 이에 관련되는 화합물로, 아편유사제(opioid)라고 통칭한다(표 4-6). 아편유사제의 약리작용은 그 수용체를 통하여 나타난다고 판단되며, 이들 수용체에 대한 내재성 아편유사펩티드(opioid peptide)가 알려졌는데 이들을 통칭하여 엔도르핀(endorphin)이라고 한다.

척수 상부의 중추신경계에서 모르핀에 의한 진통 효과, 도취감, 호흡 억제 효과와 신체적 의존성은 아편유사제 수용체 중 μ-수용체를 통한다고 판단되며, κ-수용체는 척수 수준에서의 진통 효과와 축동 및 진정 작용에 주로 관계하는 것으로 판단된다. 불쾌감이나 심장에 대한 작용은 δ-수용체와 관련이 있고, 기타 δ-수용체의 역할은 밝혀지지 않았다(표 4-7). 이들의 약리작용을 간추리면 다음과 같다.

표 4-6 아편유사제

아편유사제	약 물
morphine and related opioid agonist	
meperidine and congeners	
mixed agonist/antagonist	펜타조신(pentazocine), 날부핀(nalbuphine), 부톨파놀(butorphanol), 부프레노르핀(buprenorphine)
opioid antagonist	날노르핀(nalorphine), 레발로판(levallorphan), 날록손(naloxone), 날메펜(nalmefene; relatively pure Mu antagonist)
기 타	펜타닐(fentanyl), 메타돈(methadone), 프로폭시펜(propoxyphene)

표 4-7 아편유사제 수용체의 반응물질과 주요작용

수용체형		내인성	외인성	주요 작용
mu				
	μ_1	β-엔드로핀	모르핀 히드로모르폰 에토니타젠 헤로인	척추상성 진통 도취감 프로락틴 유리 축동
	μ_2	β-엔드로핀 (디놀핀)	모르핀	척수성 진통 장운동 억제 호흡 억제
kappa				
	κ_1	디놀핀	ethylketocyclazocine 펜타조신 tifluadom	저체온 축동(미약) 진정 척수성 진통
	$\kappa_2 \cdot \kappa_3$		날로르핀 ethylketocyclazocine 브레마조신	척수상성 진통 불쾌감 환각
delta				
	δ_1	메트-엔케팔린	에토르핀 D-Pen^2-D-Pen^5-엔케팔린	척수성 진통 평활근 억제
	δ_2		D-Ala^2-Glu^4-델토르핀 D-Ser^2, Leu^5-엔케팔린-Thr^6	척수상성 진통

① 중추신경계 효과

중추신경계를 억제하므로 진통 효과 외에 현기증과 이상행복감(이상황홀감, euphoria)을 나타낸다. 진통 효과는 대뇌피질의 통각중추 억제에 따른 것으로 판단되며, 그 밖에 감정의 변화도 작용할 것으로 보인다. 이상행복감은 모든 환자에게서 나타나는 것은 아니지만 모르핀 제제의 사용이 제한되는 가장 중요한 이유이다.

모르핀 제제는 구토중추와 화학적 수용체 부위를 자극하므로 구역질, 구토를 일으키나 모르핀을 대량 사용하면 구토중추가 마비되어 구토가 억제된다. 또한 호흡중추에 대한 강력한 억제 효과가 있어 호흡을 억제시키는데 호흡중추는 이산화탄소에 반응하는 중추로, 모르핀 제제에 의한 호흡억제 시에 순수한 산소를 흡입시키면 호흡억제가 더욱 심해지며 기침중추도 억제된다. 모르핀은 에딩거-베스트팔핵(덧눈돌림신경핵, Edinger-Westphal nucleus)을 자극함으로써 축동(동공수축, miosis)을 일으킨다. 모르핀에 의한 축동은 아트로핀(atropine)으로 차단될 수 있으며, 모르핀 과량투여에 의한 급성중독 시에는 3가지 특유 증상(triad), 즉 심한 축동(pinpoint pupil), 의식불명(coma), 호흡곤란(respiratory repression)이 나타난다.

② 심맥관계 효과

치료용량에서는 특별한 독성을 나타내지 않으나, 과량 사용하면 숨뇌의 혈관운동중추(vasomotor center)를 억제하고 히스타민(histamine) 유리에 의하여 체위저혈압(postural hypotension)을 일으킬 수 있다. 또한 조직으로부터 히스타민을 유리시키는 효과가 있어 주사 부위에 가려움 또는 두드러기 등을 일으킨다.

③ 평활근육 효과

모르핀은 위장관 평활근의 운동을 억제하여 변비를 일으키며 위장관 괄약근(sphincter of Oddi)의 경축을 일으킨다. 또한 방광근의 긴장도를 증가시켜 요의를 느끼게 하나 방광 괄약근의 긴장도 역시 증가시키므로 배뇨 곤란을 일으킨다. 그밖에도 담관에 경축을 일으키고 기관지를 수축시킨다.

(2) 마약성진통제의 종류

마약성진통제는 화학구조에 따라 크게 4가지 군으로 나뉜다.

① 모르핀 및 유사 화합물

모르핀 자체와 모르핀에서 유도된 반합성 유도체인 헤로인(heroin)이 있고, 합성 화합물로는 레보르파놀(levorphanol), 덱스트로모라미드(dextromoramide), 페나조신(phenazocine)등이 모르핀과 비슷한 구조를 가진다. 모르핀은 아직도 모든 진통제 중에서 최고의 위치를 차지한다. 물론 앞서 열거한 여러 가지 약리학적인 부작용이 나타날 수 있어서 이를 제거하기 위한 여러 반합성 또는 합성 화합물이 사용되고 있으나 아직도 모르핀의 작용을 능가하는 것은 없다고 보아도 무방하다. 헤로인은 진통 효과가 모르핀보다 강하고 여러 부작용이 적다고는 하나, 한편으로 이상행복감을 일으키는 경향이 훨씬 커서 모르핀보다 신체적 의존성이 더 잘 발생된다. 레보르파놀과 덱스트로모라미드는 위장관에서 흡수가 잘 되고 진통 효과가 오래 지속되어 만성통증 처치에 유용하다.

② 펜티딘 및 유사 화합물

페티딘(pethidine)과 페노페리딘(phenoperidine)이 있으며, 이들은 페나조신과 마찬가지로 합성 진통제이다. 페티딘의 진통 효과는 모르핀보다 약하나 평활근이완 작용, 즉 진경 작용을 나타내며, 동공에 대한 작용과 기침중추에 대한 작용은 없다. 페노페리딘은 모르핀보다 진통 및 억제 효과가 크나 진정 효과는 적다.

③ 메타돈 및 유사 화합물

메타돈(methadone), 디피파논(dipipanone)을 들 수 있다. 이들 역시 합성 진통제로 진정작용, 이상행복감, 호흡 억제작용, 축동작용 등이 덜 나타나며 경구적 흡수가 잘 되어 만성 통증 처치에 유용하다. 덱스트로프로폭시펜(dextropropoxyphene)은 메타돈과 비슷한 유도체이나 진통 효과는 비마약성진통제와 같다.

④ 코데인 및 유도체

코데인(codeine)은 아편에 함유된 알칼로이드의 일종으로 그 유도체에는 디히드로코데인(dihydrocodeine), 폴코딘(pholcodine) 등이 있다. 이들은 약한 진통 효과를 가지나 기침 억제 작용이 있어 주로 진해제(antitussive)로 이용된다(표 4-8).

표 4-8 중추신경계 작용 진통제

약 물	
코데인(codeine)	
덱스트로메토르판(dextromethorphan)	
진통 효과와 의존성이 없는 약물	• 레보프로폭시펜(levopropoxyphene) • 노스카핀(noscapine) • 카르베타펜탄(carbetapentane) • 카라미펜(caramiphen) • 폴코딘(pholcodine) • 벤조나테이트(benzonatate)

(3) 마약성진통제의 길항제

마약성진통제의 길항제는 주로 마약의 급성중독으로 인한 호흡마비를 치료할 목적으로 사용되며, 마약의 만성중독이나 의존성에는 효과가 없다. 마약성진통제는 강력한 신체적 의존성을 일으키므로 과량 투여로 인한 급성중독을 일으켜 호흡마비로 사망에 이를 수 있다. 급성중독의 3가지 징후(triad)는 혼수상태에 빠지고 동공이 극도로 축소하며 호흡이 억제되는 것이다(표 4-9). 날로르핀(nalorphine), 레발로판(levallorphan), 날록손(naloxone) 등은 구조가 모르핀과 비슷한 약물로서 신체적 의존성을 일으킬 수 있으며 그 자체는 약한 진통 효과를 가지나 모르핀이나 그 유사 약물에 의한 호흡억제작용에 길항한다. 그러나 바르비투르산염 등의 수면제에 의한 호흡 억제에는 길항하지 못한다.

표 4-9 모르핀의 급성중독 3가지 징후

3가지 징후		
• 혼수	• 바늘구멍 동공	• 호흡 억제

(4) 마약성진통제의 금기증

다음과 같은 경우에는 절대로 마약성진통제를 사용하여서는 안 된다.

① 갑상샘저하증(hypothyroidism), 뇌하수체저하증(hypopituitarism), 애디슨병(Addison's disease)에서 혼수상태를 유발할 수 있다.

② 간질환에서는 간성뇌병증(hepatic encephalopathy)을 유발할 수 있다.

③ 호흡기질환에서는 호흡부전을 일으킨다.

④ 뇌압 상승 시에는 혼수상태를 유발한다.

⑤ 두부 손상 시에는 동공 증상이 소실된다.

⑥ MAO 억제제를 상용하는 환자는 흥분, 강직, 혼수, 발열, 혈압변동을 일으킬 수 있다.

(5) 마약성진통제의 의존성

약물에 대한 의존성은 정신적 의존성(psychic dependence)과 신체적 의존성(physical dependence)으로 구분한다. 마약성진통제를 장기간 사용하면 2가지 의존성이 모두 생길 수 있으며, 신체적 의존성이 생겼을 때 약물을 중단하면 다양한 금단증상을 나타내게 된다. 마약성진통제에 의한 의존성 출현에는 정신적·신체적·사회적 요인이 작용하지만 누구에게나 나타나는 것은 아니다.

금단증상으로는 불안, 초조, 하품, 발한, 눈물 등이 나타나며, 약 24시간 후에는 근경축, 구토, 설사 등이 나타나 약 48~72시간 후에 절정에 도달하고, 기타 불면증, 환각 등을 초래하며, 5~10일 후에 사라진다. 의존성이 생긴 환자에게는 정신적인 변화도 발생하여 파렴치한 행동을 쉽게 하게 되므로 개인뿐만 아니라 사회적으로도 피해를 끼치게 된다.

한편, 마약성진통제 간에는 교차의존성(cross-dependence)이 형성되므로 한 가지 약물에 의존성이 생긴 경우 다른 마약성진통제를 사용하면 금단증상을 방지할 수도 있다. 이러한 점을 이용하여 마약중독 시 메타돈에 의한 대치요법을 시행한다.

6 파킨슨질환(Parkinson's disease)의 약물

1) 임상양상

파킨슨병은 떨림(진전, tremor), 경축(rigidity), 운동완만증(bradykinesia), 자세불안정(postural instability) 등의 운동장애(movement disorder)를 주요 증상으로 하는 중추신경계의 퇴행성질환이다. 치료에는 벨라돈나알칼로이드(belladonna alkaloid)가 100년 이상 사용되었으며 부교감신경 길항제가 표준 치료제로서 이용되어 왔다. 그러나 과거 10년 동안 이루어진 이 방면의 연구로 원발성 또는 뇌염후파킨슨병(postencephalitic parkinsonism)에서는 줄무늬체(선조체, corpus striatum)의 도파민 농도가 저하되어 있음이 밝혀졌다. 그 결과 몇몇 환자에게 레보도파(levodopa)를 투여하여 좋은 결과를 얻을 수 있었으며, 이 약물은 수많은 임상실험을 통하여 파킨슨병 치료에서 제일 먼저 선택되는 치료제가 되었다.

줄무늬체 내의 조절기전은 2가지 전달물질 즉, 아세틸콜린(acetylcholine)과 도파민(dopamine)의 길항 효과를 통해 이루어지는 것으로 판단되며, 그 중요한 근거를 들어 보면 다음과 같다.

첫째, 줄무늬체 내의 도파민을 증가시키는 약물이나 아세틸콜린의 작용을 차단하는 약물은 파킨슨병을 변화시킨다.

둘째, 도파민의 저장을 고갈시키는 레세르핀(reserpine)이나 도파민 수용체를 차단하는 클로르프로마진(chlorpromazine)은 파킨슨병을 유발한다.

셋째, 필로카르핀(pilocarpine) 또는 피소스티그민(physostigmine), 콜린 효능제나 항콜린 에스테라아제는 뇌에 침투하면 병을 악화시킨다.

넷째, 동물실험에서 아세틸콜린이나 카르바콜(carbachol)을 꼬리핵(caudate nucleus)에 적용하면 떨림이나 강직이 생기며, 이것은 아트로핀이나 도파민으로 역전시킬 수 있다.

다섯째, 아세틸콜린의 적용으로 단일 꼬리핵 세포를 흥분시킬 수 있으며, 도파민으로 억제할 수 있다.

여섯째, 사람이나 동물의 줄무늬체에는 고농도의 아세틸콜린 및 도파민이 존재하며 또 이들의 합성 및 분해에 관여하는 효소가 존재한다.

이상과 같은 근거들은 추체외로 조절기능에 관여하는 신경세포에 대하여 아세틸콜린은 흥분적으로 작용하고 도파민은 억제적으로 작용함을 시사하며, 그 평형에 장애를 가져올 때 파킨슨병의 임상적 증상이 나타나게 되는 것이다.

2) 사용약물

(1) 항콜린제

① 약리작용

자연적으로 얻어지거나 합성된 많은 종류의 항콜린제(anticholinergic)가 파킨슨병 치료에 이용되어 왔다. 이 중 많은 약물이 항히스타민 작용을 가지지만, 이는 그다지 중요하지 않을 것으로 판단된다. 한편, 최근에 합성된 약물이 과거부터 사용해 오던 약물보다 더 우수하다고는 인정할 수는 없지만 일부 개선된 점은 있는데, 경직에 더 잘 듣고, 떨림은 덜 일으키며, 운동성 저하에 약간의 효과가 있거나 전혀 효과가 없거나 하는 등이다.

파킨슨병의 원인과 약물에 대한 반응은 꼭 부합하지는 않으며, 때로는 치료로도 질병의 경과가 변화하지 않는다. 이는 몇 가지 약물을 병용하거나 점차적으로 늘려 적당한 반응을 얻을 때까지 증량할 필요가 있다.

벤즈헥솔(benzhexol)은 이들 약물 중 가장 보편적으로 사용되고 약효 또한 만족할 만한 약물로, 중등도의 강도를 가진다. 벤즈트로핀(benztropine)은 더 강력한 약물로 페노티아진(phenothiazine)으로 유발된 운동실조 치료에 비경구적으로 사용되는 유용한 약물이다. 오르페나드린(orphenadrine)은 그리 강하지 않은 항콜린제로 일부 의사는 그 효과에 대해 부정적 견해를 가지기도 하나, 부작용이 적고 이상행복감(euphoria)을 일으킬 수 있으므로 우울증 환자에게 최적이다. 기타 약물에는 프로시클리딘(procyclidine), 에토프로파진(ethopropazine), 메틱신(methixene), 시크리민(cycrimine), 비페리덴(biperiden) 등이 있다.

② 부작용

이들 약물의 부작용은 그 약리작용을 통해 예측할 수 있다. 부교감신경 차단제는 구갈, 신경장애, 변비, 배뇨지연 및 좁은앞방각녹내장(협전방각녹내장, narrow-angleglaucoma)을 일으키고, 전립샘비대(prostatomegaly) 환자에게서는 요저류를 유발한다. 혼돈 및 환각 등은 강력한 항콜린제를 투여한 환자의 20~30%에서 나타내며,

필요하면 뇌 내에 침투할 수 있는 항콜린에스테라아제 즉, 피소스티그민(physostigmine) 등을 투여한다. 그러나 때로 갑자기 투약을 중단하면 때로는 치료로 개선되었던 모든 증상이 극적으로 더 악화될 수 있다.

(2) 레보도파

① 약리작용

도파민은 뇌 내로 침투하지 못하므로 줄무늬체 내의 도파민 농도를 높이려면 전구물질인 L-도파를 투여하여 이것을 뇌 내에서 도파탈탄산효소(dopa decarboxylase)에 의하여 전달물질로 전환시켜야 한다. 라세믹형인 DL-도파가 훨씬 값이 싸기는 하나, 골수 억제를 일으키는 수가 있다.

레보도파(levodopa)는 흔히 일어나는 기능장애 치료를 발전시킨 대표적인 약물로 치료한 환자의 1/3은 증상이 현저히 호전되거나 때로는 극적인 호전을 보이며, 또 다른 1/3은 현저하다고는 할 수 없으나 상당히 호전되고, 나머지 1/3은 별 효과가 없거나 부작용으로 고생하게 된다. 이 약물은 원발성 파킨슨병에서 반응이 가장 좋으며, 뇌염후파킨슨병에서는 이 약물을 잘 받아들이지 못하여 때로는 소량에서도 부작용을 일으킨다. 또 약물로 인한 파킨슨병에도 효과가 없다.

항콜린제와 달리 레보도파는 파킨슨병의 중요한 기능장애 증상 중 하나인 운동저하증(hypokinesia)을 호전시킨다. 이로써 수년간 상실되었던 운동기능을 되찾을 수 있으며, 얼굴근운동, 보행, 쓰기, 언어 등의 현저한 개선을 볼 수 있다. 경직도 감소되나 떨림은 덜 호전되어, 때로는 장기 치료를 요하는 수가 있다. 또 눈떨림 발작이 소실되고 침의 분비가 감소된다.

레보도파 투여 시 항콜린제를 사용 중이었다면 이 약물은 레보도파와 상승작용(potentialization)을 하므로 계속 투약하여야 하나, 페노티아진(phenothiazine), 부티로페논(butyrophenone), 레세르핀(reserpine) 등은 레보도파의 작용을 억제하므로 투약을 중지하여야 한다. 또 레보도파 치료 중에는 피리독신(pyridoxine; 비타민 B_6)을 투여하여서는 안 된다. 이는 인산피리독살(pyridoxal phosphate)로 변해서 도파탈탄산효소가 되는 보조효소(coenzyme)를 만들어 말초에서 약물의 탈카르복실작용(decarboxylation)을 촉진해 뇌에 도달할 수 있는 레보도파의 양을 감소시키기 때문이다. 여러 복합 비타민제는 피리독신을 함유하므로 환자에게 이 점을 주의시켜야 한다. 또한, 레보도파는 MAO 억제제를 사용하는 환자에게 절대로 사용하여서는 안 된다. 50mg 정도의 소량으로도 고혈압 발작을 일으킬 수 있는데, 이 용량은 표준 정제 또는 캡슐량의 1/5밖에 되지 않는 양이다. MAO 억제제는 레보도파 치료 시작 최소 2주 전에 중단하여야 한다.

레보도파는 쉽게 흡수되어 1~2시간 내에 최고혈중농도에 도달한 후 급속하게 하강한다. 부작용으로는 주로 위장관 증상이 나타나며, 우연히도 최고혈중농도 때 증상이 절정에 달하는데 적은 양을 자주 투여할 때보다 많은 양을 가끔 투여할 때 더 잘 나타난다. 약물의 작용시간이 짧으면 약물을 자주 투여하는 것이 치료 효과를 고르게 유지하는 데 도움이 된다. 투여량을 점차 증량하여 하루 8g까지 투여할 수 있으나, 대부분의 환자에게서 훨씬 적은 용량인 2~3g으로 최소한의 부작용과 임상적인 호전을 기할 수 있다. 따라서 의사들은 흔히 최고 효과를 나타내는 용량 이하에서 머물게 하는 경우가 많다.

투여된 레보도파는 아주 적은 양만 줄무늬체에 도달하고 나머지 대부분은 주로 말초에서 탈카르복실화된다. 카르비도파(carbidopa)와 벤세라지드(benserazide)는 탈탄산효소 억제제로 뇌에 침투하지 못하며 레보도파와 동시에 투여하면 중추 대사에 영향을 미치지 않고 말초 대사를 억제할 수 있다. 이들 억제제와 병용할 경우 레보도파의 용량은 상용량의 1/5까지 줄일 수 있어 투여 횟수 및 용량을 줄임과 동시에 위장관 부작용의 발생빈도를 낮출 수 있는 장점이 있다. 그러나 뇌 내의 도파민 농도가 높아지면 운동실조 반응은 더 자주 나타나게 된다. 피리독신(pyridoxine)은 레보도파와 말초 탈탄산효소 억제제를 병용했을 때의 치료 효과에는 영향을 미치지 않는다.

② 부작용

레보도파로 치료하는 환자 대부분에게서는 언제든 부작용이 나타난다.

A. 위장관 증상

: 식욕부진, 구역질, 구토가 가장 흔한 증상이며, 소변량을 증가시키는 동안에 나타난다. 증량속도를 줄이면 덜 나타나지만 경우에 따라서는 비페노티아진계 진통제를 필요로 하는 수가 있다. 이들 증상은 중추적인 효과에 의한 것으로 판단되나, 음식물을 먹은 뒤에 바로 투여하면 증상이 줄어든다. 일단 용량이 일정해지면 보통은 부작용 증상도 없어진다.

B. 체위저혈압

: 자주 나타나는 증상으로, 위장관 증상과 마찬가지로 용량이 일정해지면 없어지는 경향이 있다. 이 증상의 발생기전은 확실치 않아 도파민이 신경말단에서 가성 신경전달물질(false neurotransmitter)로 작용한 것으로 추측되어 왔으나, 최근 실험에 따르면 중추적인 작용에 기인한다고 한다.

C. 운동실조

: 고용량에서 불수의운동이 흔히 나타나며, 뇌염후파킨슨병 환자에게서는 치료 초기에 나타나기도 한다. 흔히 첫 증상은 혀와 얼굴근육에서 발생되어 입술을 빠는 운동이 나타난다. 그 후 목 · 몸통 · 팔다리 근육에도 전파되며, 용량이 일정해지고 나면 수주 후에 가끔씩 나타난다. 이러한 증상이 나타나면 용량을 감소하여야 하며, 운동실조가 다시 나타나면 용량을 더 줄여야 하는 경우도 있다.

D. 정신장애

: 약 15%의 환자에게서 나타나는데, 불안, 초조, 우울증, 혼돈, 환상 등을 볼 수 있으며, 때로는 실제 정신병을 일으키기도 한다. 이러한 증상이 있으면 치료를 포기하여야 한다. 적은 용량을 유지시키려 하거나 중단했던 치료를 다시 계속하면 정신증상이 더 진행되는 것이 보통이다. 따라서 정신적인 이상이 있었던 환자에게는 레보도파로 치료하여서는 안 된다.

E. 기타 부작용

: 심장부정맥, 협심증 등이 나타난 예가 있으며, 심장병 전력이 있는 환자는 치료하기 전에 병원에 입원시켜야 한다. 드물게 쿰즈검사(Coombs'test)에서 양성을 보일 수 있고, 때로 호흡항진, 미세진전이 나타나기도 한다.

(3) 아만타딘(amantadine)

① 약리작용

아만타딘은 인플루엔자를 치료하기 위한 항바이러스제(antiviral agent)로 개발된 약물로, 항파킨슨병 효과는 임상실험 도중에 발견되었다. 작용기전은 확실하지 않으나 암페타민처럼 신경 말단에서 카테콜아민을 유리시키는 것으로 보인다. 아만타딘은 약물로 인한 파킨슨병의 증상이 가벼울 때 선택되며, 임상 효과는 레보도파보다 적다.

또한 다루기 쉽고 부작용이 적은 반면 임상 효과의 유지가 분명하지 않은데, 임상 효과는 운동성저하, 경직, 떨림의 3가지 증상에서 나타난다. 아만타딘은 약물로 인한 파킨슨병에는 효과가 없다.

아만타딘과 레보도파는 상가적으로 작용(additive interaction)하므로 이 두 약물의 병용은 중등도의 증상을 가진 환자나 다량의 레보도파를 투여할 수 없는 환자에게 유용하다.

② 부작용

아만타딘에 의한 부작용으로는 구갈, 시력장애, 변비, 혼돈, 환각 등이 있으며, 대부분의 환자에게서 피부의 청적색 변색 및 그물울혈반(망울혈반, livedo reticularis)이 나타나고, 무릎부종이 흔히 발생한다.

(4) 브로모크립틴(bromocriptine)

① 약리작용

어떠한 약물이 특정한 도파민 수용체에만 작용한다면 레보도파보다 부작용이 적은 약물이 될 것이다. 최근 임상적 검증을 거쳐 제일 먼저 선택되는 치료제로 떠오른 맥각(ergot) 유도체가 바로 브로모크립틴인데, 이 약물은 주로 도파민 D_2 수용체에 작용하는 부분 효능제이다. 임상적으로는 적은 용량의 레보도파와 카비도파로 치료를 시작하고 나서 브로모크립틴을 추가하는 것이 좋다고 한다. 브로모크립틴은 젖흐름증(젖분비과다, galactorrhea)이나 고프로락틴혈증(hyperprolactinemia) 등의 내분비 장애에도 사용된다.

② 부작용

브로모크립틴의 부작용은 대체로 레보도파와 비슷하며, 궤양 부위에서 출혈을 일으킬 수 있으므로 위궤양이 있는 환자나 정신병의 과거력이 있는 환자에게는 사용하지 않아야 한다.

(5) 기타 약물

페르골리드(pergolide)는 도파민 D_1 및 D_2 수용체에 지접 작용하는 도파민 효능제이다. 부작용은 브로모크립틴과 유사하고 사용 초기에 그 발생빈도가 높다.

뇌의 국소적 노르에피네프린 결핍은 레보도파에 반응하지 않는 파킨슨병의 일부 증상과 밀접한 관계가 있다. D, L-threo-3, 4-dihydroxyphenylserine(DOPS)은 노르에피네프린 전구물질의 하나로, 이러한 환자의 증상을 호전시킨다.

암페타민(amphetamine)도 파킨슨병에 효과를 보이는데, 이는 신경 말단에서의 도파민 유리 또는 유리 도파민의 신경 말단으로의 흡입 억제에 따르는 것으로 판단된다. 그러나 치료 효과가 높지 못하고 습관성이 생길 우려가 있어 이용되지 않고 있다.

MAO 억제제 역시 도파민의 분해를 억제하여 치료 효과를 나타내며, 파킨슨병에 흔히 동반되는 우울증을 해소하여 준다. 그러나 레보도파, 아만타딘, 암페타민과의 병용은 피해야 한다.

7 알츠하이머질환의 약물

1) 임상양상

치매(dementia)란 만성 · 진행성 뇌질환에 의해 발생하는 인지기능장애와 행동 · 심리학적 증상을 가진 증후군이다. 노년기 치매의 원인 질환으로는 알츠하이머병(Alzheimer disease)과 혈관성치매(vascular dementia)가 대표적이다. 알츠하이머병은 전뇌기저부 아세틸콜린(Ach) 작용성신경세포의 변성 · 탈락이나 아세틸콜린합성 효소활성의 저하를 보인다.

치매는 한국의 경우 치매 관련 법규 및 시행규칙이 제정되어 있어서 치매상담센터의 설치 · 운영, 치매환자의 등록관리, 예방, 치료 및 치매연구 등이 종합적으로 시행되고 있다.

약물요법으로는 인지기능장애개선제와 주변증상치료제가 있다. 치매의 주변증상으로는 정신증상으로 환각, 망상, 우울, 행복, 무관심 등을 보이며 행동이상으로는 공격, 불안, 초조, 배회, 성적억제결여, 수집, 스토커 등의 현상이 나타난다.

2) 사용약물

현재 알츠하이머의 가볍거나 중간 정도의 증상에 이용되는 약제로 도네페질(donepezil)이 있다(그림 4-24).

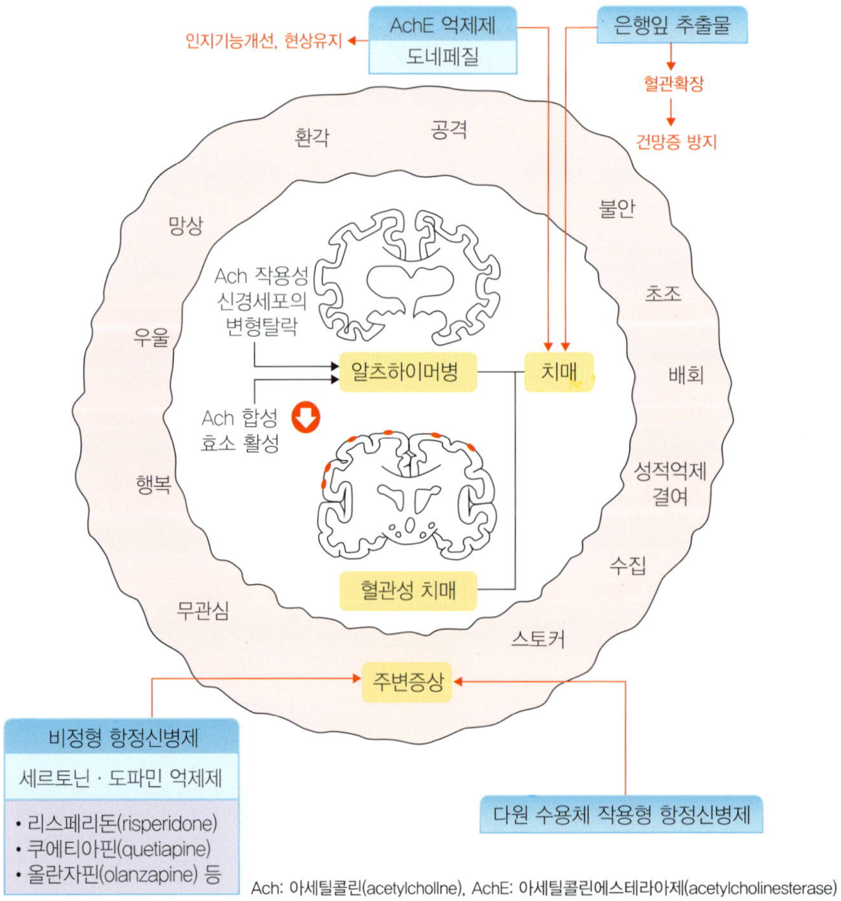

그림 4-24 알츠하이머 사용 약물

도네페질(상품명 : Aricept)은 아세틸콜린을 분해하는 효소인 AChE(아세틸콜린에스테라아제) 억제제로 계속 투여하게 되면 인지기능의 개선 또는 현상유지를 기대할 수 있다. 다만 치료제가 아닌 악화를 지연시키는 약으로 인식해야하며 환자와 그 가족이 심리적 불안을 조금이라도 덜 수 있다는 점에서 높이 평가할 수 있다. 복용 초기에는 오심·구토, 흥분이나 불안 등의 정신증상이 나타나는 경우가 있으며 계속 복용하기 위해서는 사전설명과 대응방법을 교육하는 것이 중요하다.

도네페질(donepezil HCl)과 같은 작용을 하는 AChE(아세틸콜린에스테라아제) 억제제인 갈란타민(galantamine hydrobromide), 리바스티그민(rivastigmine)이 사용되기도 하며 아세틸콜린에스테라아제 억제제 이외에는 메만틴(memantine HCl)에 진행 예방 효과가 있다고 보고되었다. 은행잎 추출물은 혈소판의 응고경향을 억제하고 혈관을 확장하여 혈류를 좋게 하기 때문에 건망증 방지를 위해 사용되고 있다.

주변증상치료제로 항정신병제(antipsychotic drug)가 사용되고 있으며, 최근 들어 비정형항정신병제인 리스페리돈, 쿠에티아핀, 올란자핀 등의 세로토닌·도파민 억제제나, 다원 수용체 작용형 항정신병제가 증상에 맞게 널리 이용되고 있다. 이들은 추체외로증상 즉, 진전(떨림, tremor)등의 빈도도 낮기 때문에 효과를 기대할 수 있다.

3) 약물에 의한 추체외로증후군

중추의 카테콜아민 대사와 추체외로증상 간에는 상당히 복잡한 관계가 형성되어 있다. 레세르핀(reserpine)으로 신경 말단의 저장을 고갈시키면 파킨슨병을 일으키는 한편, 레보도파로 그 농도를 증가시키면 운동실조가 나타난다. 이 극단적인 두 사례는 추체외로장애 스펙트럼 중 하나이다.

추체외로장애에서는 대부분의 증상이 페노티아진계 약물에 의하여 각각 다른 기간에 나타날 수 있다. 급성운동실조 반응은 젊은 사람에게 나타나는 경향이 있고, 좌불안석증(akathisia)은 중년에, 파킨슨병은 노년층에 흔히 나타난다. 이들 증후군은 그 원인이 되는 약물의 투여를 중단하면 보통은 회복된다. 그러나 페노티아진계 약물은 비가역적인 운동실조를 일으킬 수도 있는데 그 발생빈도는 일반적으로 알려진 것보다 훨씬 많아 입원 환자의 25%에까지 이르기도 한다. 이들 반응의 복잡성을 잘 나타내는 한 가지 예는 페노티아진계가 어떤 환자에게는 운동실조를 일으키는 반면 다른 환자에게는 오히려 운동실조를 치료하기 위하여 이용되기도 한다는 것이다.

약물로 인해 유발된 파킨슨병은 레보도파나 아만타딘으로 별 효과를 보지 못하며 원인 약물을 중단할 수 없는 경우 즉, 정신분열병 시에는 항콜린성제를 병용하면 도움이 된다. 레보도파로 유발된 운동실조는 거의 예외없이 가역적이라서 테트라베나진(tetrabenazine)과 티오프로파제이트(thiopropazate) 투여가 효과적인 치료 방법이 될 수 있으나, 이들은 항파킨슨병 작용이 없으므로 레보도파의 용량을 감소하는 것이 더 타당하다.

추체외로장애로 인하여 일어나는 여러 가지 증상 중에서 가장 뚜렷한 것은 불수의운동이다. 헌팅톤무도병(Huntington's chorea)에 대한 레세르핀의 효과는 수년 전부터 알려져 있으나 여러 가지 부작용, 특히 우울증을 일으키는 단점이 있다. 레세르핀의 효과는 추체외로계의 신경 말단에서 모노아민을 고갈시키는 작용에 따른 것으로 판단되나 아직까지 모노아민 농도가 지나치게 높다는 근거는 없다.

테트라베나진은 레세르핀과 비슷한 약리작용을 가진 약물로, 최근의 임상실험을 통해 헌팅톤무도병, 기타 무도병 유사증상, 운동실조, 편측무도병(hemiballismus) 등에 효과가 있음이 알려졌다. 이는 작용이 빨리 나타나고 레세르핀보다 작용시간이 짧기 때문에 치료에 이용하기 좋다. 그러나 완전한 평가가 이루어지려면 더 연구되어야 할 것이다.

페노티아진 역시 이상운동(abnormal movement)을 감소시키는데, 이는 중추 모노아민 수용체의 차단작용에 따른 것으로 판단된다. 티오프로파제이트는 피페라진 유도체로 이러한 점에서 특히 유용할 것으로 보인다.

8 항경련제의 약물

1) 임상양상

간질발작(epileptic seizure)은 뇌신경세포의 비정상적 충격 발사로 인한 경련발작(convulsive seizure)을 주요 증상으로 하는 중추신경계 이상으로 뇌의 전기적 활동이 주기적으로 혼란해져서 일어나며 뇌기능에 몇 가지 일시적인 장애를 일으킨다. 경련(convulsion)은 전신 또는 국소근육이 자신의 의사와는 관계없이 급격히 수축하는 현상으로 경련이 주증상으로 나타나는 대표적인 질환은 간질(epilepsy)이며 이외에도 히스테리, 급성전염질환(광견병, 파상풍 등), 중독(스트리크닌중독)등, 요독증, 자간증 등이 있다. 임상적 원인으로 저혈당이나 종양, 감염병, 전해질 이상 등의 문제를 밝혀 제거할 수만 있다면 그 이상의 치료는 필요 없다(예: 저혈당에 의한 발작에는 포도당을 투여). 간질의 분류방법은 최근 들어 변화가 있었으며, 이로써 더욱 합리적으로 치료할 수 있게 되었다(표 4-10). 국소간질(local epilepsy), 특히 관자엽간질(측두엽간질, temporal lobe epilepsy)의 발생률이 높다고 알려졌으며, 소발작간질(petit mal epilepsy)과 관자엽간질의 구별이 조금 더 분명해졌다. 이는 대부분 뇌파검사기술의 발전에 따른다(그림 4-25).

표 4-10 간질의 분류

대분류	소분류
부분발작(국소발작, partial seizure)	단순부분발작(simple partial seizure)
	이차적 전신발작을 동반하는 부분발작(partial seizure secondarily generalized)
전신발작(대발작, generalized seizure)	소발작(absence seizure, petit mal seizure)
	비정형소발작(atypical absence seizure)
	간대성근경련발작(myoclonic seizure)
	간대발작(clonic seizure)
	긴장발작(tonic seizure)
	대발작(tonic-clonic seizure, grand mal seizure)
	무긴장발작(atonic seizure)

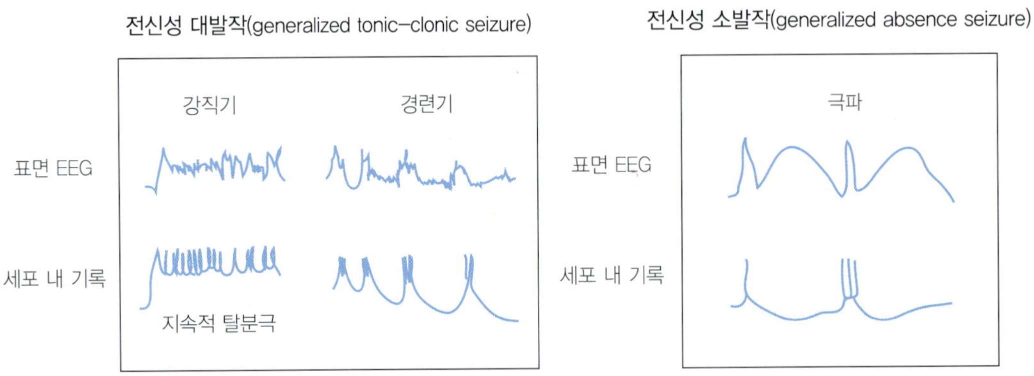

그림 4-25 간질 뇌파

페니토인(phenytoin)은 Na^+ 전도기전에 작용하여 신경세포의 활성에 영향을 미치는 것으로 알려졌는데, 부분발작이나 전기충격에 의한 경련발작에는 효과적이지만 대발작을 제외한 대부분의 전신발작과 펜틸레네테트라졸(pentylenetetrazol)에 의한 경련발작에는 효과가 없다. 한편, 에토숙시미드(ethosuximide)나 트리메타디온(trimethadione)은 Ca^{2+}의 유입(T-통로를 통한)을 억제하며 펜틸렌트라졸에 의한 경련발작과 일부 전신발작에 효과가 있다.

2) 사용약물

(1) 바르비탈계

페노바르비탈이 대발작간질(grand mal epilepsy) 치료제로서 처음 소개되었다. 이는 강력한 항경련제로 지금까지도 임상에서 가장 먼저 선택되는 치료제로서 자리를 지키고 있다. 바르비탈계 약물 중에는 장시간 작용성 바르비탈계, 즉 바르비탈(barbital), 페노바르비탈(phenobarbital), 메틸페노바르비탈(methylphenobarbital)만이 만성간질의 경구요법제로 유용한 항경련 작용을 나타낸다. 어떤 단기작용성 바르비탈계 화합물은 경련 유발성을 가져서 뇌파검사 진단 시에 간질 중심을 활성화하기 위하여 사용되기도 한다.

페노바르비탈은 바르비탈계 약물 중에서 가장 널리 이용되는데 간에서 서서히 대사되기 때문에 30%만 변하지 않은 상태로 소변으로 배설되고, 나머지는 체내에 축적되어 약 30일 후에 일정한 혈중농도에 도달하게 된다. 따라서 너무 서둘러 치료 내용을 변화시키지 말아야 하며, 한 환자에게서 이 약물의 적절한 효과를 평가하려면 3개월 또는 그 이상이 필요하다.

페노바르비탈을 기피하게 되는 주요 원인은 진정작용이므로 때로는 용량을 제한하게 되는데, 이러한 진정작용은 용량을 결정하는 동안 가장 심하고 일단 용량을 일정하게 유지하면 감소해지는 경향이 있다. 이는 이 약물에 대한 내성에 의한 것이며, 다른 바르비탈계 약물과 마찬가지로 투약을 중단하면 금단증상이 나타날 수 있다.

페노바르비탈은 학습장애를 일으킬 수 있어 아동에게는 적합지 않다. 그러므로 아동의 대발작간질 치료에 약물을 투여할 필요가 있을 때는 페니토인계를 선택하는 것이 좋다. 성인의 대발작간질 또는 부분간질에서는 페노바르비탈의 투여가 첫 번째로 꼽히는 치료방법이지만, 관자엽간질에는 별로 도움이 되지 못한다. 관자엽간질은 다른 어떤 약물로도 잘 치료가 되지 않으며, 경미한 발작이 전신경련으로 진행되는 경우에는 약물로 막을 수 있다.

페노바르비탈은 페니토인(phenytoin)과 마찬가지로 Na^+에 영향을 미쳐 신경세포의 고빈도 반복신호의 발사를 억제하고, 일부 Ca^{2+} 통로도 차단한다. 또 GABA 수용체에 결합하여 Cl^- 통로를 개방하고, quisqualate-AMPA 수용체에도 작용하여 글루탐산염(glutamate)에 의한 자극을 억제한다고 알려졌으며 신경세포막 또는 신경절이전섬유 세포막에 대한 전반적인 억제 작용을 가진다.

프리미돈(primidone)은 바르비탈계와 비슷한 구조를 가지며 간에서 대사되어 일부가 페노바르비탈로 변한다. 따라서 가능하면 페노바르비탈과 프리미돈의 병용은 피하는 것이 좋은데, 이들은 협동적으로 진정작용을 나타내기 때문이다. 어떤 환자는 프리미돈을 잘 받아들이지 못하는 경우가 있으므로 정제를 부순 뒤 소량을 미리 투여하여 시험해 볼 필요가 있다. 페노바르비탈보다 프리미돈에서 혈액이상이 더 잘 발생한다.

(2) 히단토인계

히단토인계에는 디페닐히단토인(diphenylhydantoin), 페니토인(phenytoin), 에토토인(ethotoin), 메페니토인(mephenytoin)이 있다. 이 계통의 약물은 대발작 치료에서 페노바르비탈에 버금가는 주요 치료제로서 광범위하게 사용된다. 이 약물은 간에서 수산화되며 약물이 용량을 변화시킨 후 일정 혈중농도가 유지되려면 약 20일이 필요하다.

또한 대사 속도는 환자마다 달라서 어떤 환자에게는 치료 효과를 나타내는 용량이 다른 환자에게는 중독증상을 일으키기도 한다. 따라서 용량은 발작이 멈출 때까지 또는 중독증상이 보일 때까지 서서히 증량해야 한다. 과량 투여를 의미하는 3가지 증상은 눈떨림(안구진탕, nystagmus), 보행장애(dysbasia), 언어장애(dysphrasia)인데 이들은 모두 뇌 기능 장애로 인한 증상들이다. 만일 이 증상을 무시하고 치료를 계속하면 영구적인 소뇌 손상을 일으킬 수 있다.

페니토인은 대발작경련을 효과적으로 억제하고, 부분발작이 전신발작으로 확대하는 것을 억제한다. 또한 소발작경련에는 별로 효과가 없으나, 대발작이 같이 있을 때는 예외이다. 그러나 원인점 자체를 억제하지는 못하는데, 관자엽의 원인점에 대해서도 마찬가지이다. 페니토인은 다양한 약리작용이 있어서 흥분성 세포막을 직접 억제하고, 신경세포로의 Na^+ 전도에 영향을 미쳐 활동전압의 고빈도 반복 발사를 억제하는데, 이 작용은 임상적인 항경련 효과와 관련이 있을 것으로 판단된다. 페니토인은 세로토닌과 노르에피네프린의 유리를 억제하며 GABA의 대사에 영향을 미친다. 또한, 심근세포막의 안정 효과를 가진 유용한 항심부정맥제이다.

페니토인의 용량 의존적인 부작용에는 눈떨림, 복시(diplopia), 운동실조(ataxia) 등이 있으며, 이러한 증상이 나타나면 용량 조절을 고려하여야 한다. 그 밖에 잇몸증식, 발모증 등이 흔히 나타나는 부작용이고, 골연화증(halisteresis), 거대적혈모구빈혈(megaloblastic anemia), 피부발진 등이 일어나기도 한다. 또한 이 약물의 부작용으로 나타나는 림프절병(lymphadenopathy)은 호지킨병(Hodgkin's disease)과 임상적으로 감별이 어렵다. 메페니토인은 페니토인보다 독성이 강하며, 특히 골수억제(myelosuppression)를 일으킨다. 에토토인은 효과가 훨씬 약하고 독성 또한 적다.

(3) 카르바마제핀

이미프라민(imipramine)과 유사한 삼환계 항우울제 유도체인 카르바마제핀(carbamazepine)은 부분발작 치료에 일차적으로 선택될 수 있고 대발작에도 효과가 있다. 치료 용량에서는 진정작용이 문제되지 않는다. 또 페노바르비탈, 페니토인, 프리미돈과 비슷한 효력이 있으며, 사용이 금지될 정도는 아니나 정신병을 유발하기도 한다. 카르바마제핀은 또한 삼차신경통(trigeminal neuralgia)에도 유효하다. 옥스카르바제핀(oxcarbazepine)은 카르바마제핀과 유사한 약물이다.

(4) 석신이미드계

석신이미드계는 소발작경련 치료에 가장 먼저 선택되는 약물이다. 에토석시미드(ethosuximide)가 가장 보편적으로 이용되며, 펜석시미드(phensuximide)와 메트석시미드(methsuximide)가 대신 사용되기도 하나 이 2가지 약물은 에토석시미드와 달리 최고 전기충격 경련발작을 억제하는 효과가 있어서 때로는 부분발작 치료에 이용될 수 있다.

이 계열 약물은 대발작경련이 공존할 때 그 치료제 중 어느 것과도 병용할 수 있다. 부작용으로는 구역질, 구토, 현기증, 백혈구감소증(aleukemia) 등이 있다.

(5) 발프로산과 발프로산나트륨

이 2가지 약물은 최근에 그 임상 효과가 인정되어 소발작 치료에 널리 쓰이고 있다. 특히 대발작을 동반하는 환자에게는 에토석시미드보다 효과가 좋다고 알려져 있다. Na^+ 전류에도 영향을 미치지만, 이 약물의 치료 효과는 GABA성 신경전달 과정에 대한 작용으로 판단된다. 간에 치명적인 독성을 나타낼 수 있으므로 치료 시 간기능을 주의깊게 관찰하여야 한다.

(6) 비가바트린

최근 GABA성 신경전달기전이 밝혀짐에 따라 여기에 작용하는 합리적 항경련제 개발이 이루어졌다. 비가바트린(vigabatrin)은 이러한 새로운 시도에 의해 개발된 약물로 GABA 아미노전이효소(GABA aminotransferase, GABA-t) 억제제이며 부분발작에 효과가 있다. 가바펜틴(gabapentin)도 최근 개발된 GABA 유도체로 부분발작에 효과가 있으며, 토피라메이트(topiramate), 티아가빈(tiagabine)도 GABA 신경전달기전에 작용하는 항경련제이다. 펠바메이트(felbamate)와 라모트리진(lamotrigine)은 페니토인과 유사한 약물로 성인의 부분발작에 사용된다.

(7) 기타 항경련제

설티암(sulthiame)은 대발작경련 치료에 널리 이용된다. 이 약물은 동물에서는 항경련 효과가 알려졌으나 사람에게는 주로 대발작경련에 사용되는 다른 약물을 같이 투여하였을 때 그 대사를 억제하여 효과를 나타낸다고 판단된다. 경련발작이 잘 억제되지 않을 때는 후자 약물의 용량을 증가시키는 것이 현명하다. 설티암의 부작용에는 감각이상, 호흡항진 등이 있다.

탄산탈수효소억제제(carbonic anhydrase inhibitor)인 아세타졸아미드(acetazolamide)는 이뇨제로서 소발작경련에 사용되어 왔으나 효과가 뚜렷하지 못하다.

벤조디아제핀(benzodiazepine)계 약물은 간질지속상태(status epilepticus)를 치료하기 위하여 널리 사용되어 왔으나, 경련 치료에 이를 장기간 경구투여하는 것은 좋지 않다. 중추적인 내성이 생길 수 있기 때문인데 이를 보상하기 위한 용량의 적절한 증량은 이루어지지 않고 있다. 벤조디아제핀계 항경련제 중에서 가장 중요한 것은 클로나제팜(clonazepam)으로 현재 임상실험이 진행되고 있으며, 대발작·소발작간질의 경구투여제로서, 또 간질지속상태 치료에도 정맥주사제로서 기대되는 바가 크다. 니트라제팜(nitrazepam)은 광범위한 점두경련의뇌파(salaam spasm, hypsarrhythmia) 치료에 널리 사용되고 있으나 그 효과에 대해서는 아직 분명한 근거가 없다. ACTH와 경구용 스테로이드도 같은 목적으로 사용될만한 가치가 있다.

3) 항경련제의 장기치료로 인한 부작용

때로 대발작을 치료할 목적으로 2, 3가지 약물을 동시에 투여하는 경우가 있는데, 이때 바르비탈계에 의한 진정작용과 히단토인계에 의한 소뇌기능장애는 이들 약물의 용량을 제한하여야 하는 원인이 된다. 또한 이러한 중독증상 외에도 이들 약물을 수년간 사용할 경우 여러 가지 대사 경로에 만성적 장애를 일으켜 몇몇 이상 증상이 발생된다.

이 중에서 주요한 것을 살펴보면 다음과 같다.

① 잇몸 비후

: 이는 대부분의 히단토인계에 의하여 발생하며, 원인은 알려지지 않았다. 대체로 용량과 관계가 있으며 어떤 환자는 특히 더 민감할 수 있다. 이 경우 잇몸이 너무 커지면 이가 그만큼 들떠 올라가 입이 잘 다물어지지 않고 결국 구강 내 부패를 일으키며 입에서 냄새가 나게 된다. 보기에도 흉하여 젊은 여성은 특히 견디기 어렵다. 이 현상은 이가 없는 사람에게는 생기지 않는다.

② 여드름, 기름기 끼는 피부(greasy skin), 발모증

: 이 또한 원인은 밝혀지지 않았으나 모양을 흉하게 한다.

③ 림프절병변, 호지킨병 유사증상

: 보통 히단토인계 약물로 인해 발생되는 초기증상이며, 약물을 중단하면 줄어든다. 그러나 어떤 환자에게서는 악성림프종으로 진행될 수 있음이 최근 알려졌다.

④ 전신홍반루푸스(systemic lupus erythematosus)

: 프로카인아미드(procainamide)와 마찬가지로 항경련제도 이 증상을 일으킬 수 있다.

⑤ 간효소 유도

: 이들 항경련제는 간의 어떤 효소계를 자극함으로써 자신의 대사 또는 다른 약물이나 생체 내 물질대사를 촉진할 수 있다.

⑥ 엽산 결핍

: 약 절반 가량의 환자에게서 혈청 내 엽산농도가 낮아지며, 또 그중 많은 수의 환자에게서는 조직 내 결핍도 생긴다. 반면 거대적혈모구빈혈은 드물게 나타난다. 그러나 엽산 결핍이 다른 어떤 장애를 가져온다는 분명한 근거는 없다. 따라서 엽산제를 투여할 필요는 없으나 거대적혈모구성 변화가 나타나면 투여하도록 하는데, 이 효과의 기전은 잘 알려지지 않았다.

⑦ 골연화증

: 골연화증에서의 생화학적 변화, 때로는 뼈의 병변 자체를 볼 수 있으며, 이는 간에서의 비타민 D 대사에 변화를 일으키는 데서 기인한다고 판단된다.

⑧ 태아 이상

: 기형의 발생빈도, 특히 언청이의 발생빈도가 간질 환자인 산모에게서 태어난 아이들에게 높게 나타난다. 또한 출혈 경향도 생기는데, 이는 신생아기의 혈액응고인자 생산에 장애를 일으키는 데서 기인한다고 판단된다.

9 중추신경흥분 약물

중추흥분작용 약물은 중추신경계의 억제성 신호를 감축시키거나 뇌의 다른 부분으로 흥분성 신호를 전달하여 정신적 및 육체적 기능을 항진시켜 쉽게 피로해지지 않고 대인관계나 자신감을 증가시키는 약물을 말한다. 그러나 그 능률은 증가하는 대신 질적인 저하를 가져올 수 있다.

1) 암페타민 및 관련 흥분제

(1) 약리작용

암페타민(amphetamine)은 교감신경 말단에서 노르에피네프린을 유리시키는 작용을 가지고 있으며, 레세르핀(reserpine)으로 과립 내 저장을 고갈시키더라도 중추신경에 대한 작용은 차단되지 않는다. 이러한 사실은 암페타민의 직접 작용이 더 중요한 기전임을 뜻한다.

기타 중추작용으로는 불면증, 식욕감퇴, 반사항진 등이 있고, 골격근에 대한 직접 작용으로 떨림이 생길 수 있다. 또한, 교감신경의 자극으로 인하여 심박속도 증가, 수축기혈압 상승, 구갈 등이 나타난다. 우울증 환자에게 투여하면 흥분성 효과와 감정의 증진을 보이나 이는 일시적이며 때로는 더욱 심한 우울증에 빠질 수 있다.

(2) 주의사항

성격장애로 인한 우울증 환자에게는 암페타민이 좋은 효과를 나타내나, 바로 이런 환자가 쉽게 암페타민에 대한 의존성을 일으키게 된다. 이러한 남용우려로 많은 사람이 이 약물의 금지를 주장하고 있으며, 현재는 습관성 의약품 취급법으로 사용을 엄격하게 규제하고 있다. 따라서 대체할만한 치료 방법이 없는 경우 외에는 사용하지 않는 것이 좋다. 이들 약물은 남용하는 경우는 물론 심지어 치료적 사용량에도 금단증상을 일으켜 피로, 우울증, 수면 증가, 렘수면 증가 등이 나타나고, 장기간 사용하면 만성 정신병과 편집성 정신분열병 등이 유발될 수 있다. 따라서 긴장, 불안 등을 경험한 암페타민 복용 환자들은 이를 극복하기 위하여 바르비투르산염(barbiturate)을 병합한 제제를 사용하는데, 이 약물들은 중추 기능에 있어 서로 상승작용을 하여 이들 약물을 따로 사용하였을 때보다 성능장애를 덜 일으킨다.

2) 기타 흥분제

메틸암페타민(methylamphetamine)이 정맥주사로서 탈반응(abreaction)에 사용되는데 암페타민보다는 작용이 약하다. 펜메트라진(phenmetrazine), 디에칠프로피온(diethylpropion), 펜플루라민(fenfluramine) 등은 비만 치료에 사용된다.

3) 코카인

코카인(cocaine)은 임상적으로 주로 국소마취제(local anesthetic)로 사용되었으나, 중추신경흥분제로 오남용될 우려가 커서 마약법에 의해 사용을 규제하고 있다. 코카인의 중추신경 흥분작용은 중추신경계의 카테콜아민계에 대한 작용으로 나타난다고 판단되며, 이상행복감(euphoria), 불쾌감(dysphoria), 흥분(excitement)등을 나타낼 수 있다. 과량 사용 시 경련을 일으키고 중추억제에 이어 호흡부전을 일으키며 장시간 사용하면 신체적 의존성을 초래한다.

PHARMACOLOGY

05

근골격계 약리

1. 근골격이완제
2. 중추성 근이완제
3. 골다공증의 약물
4. 류마티스의 약물

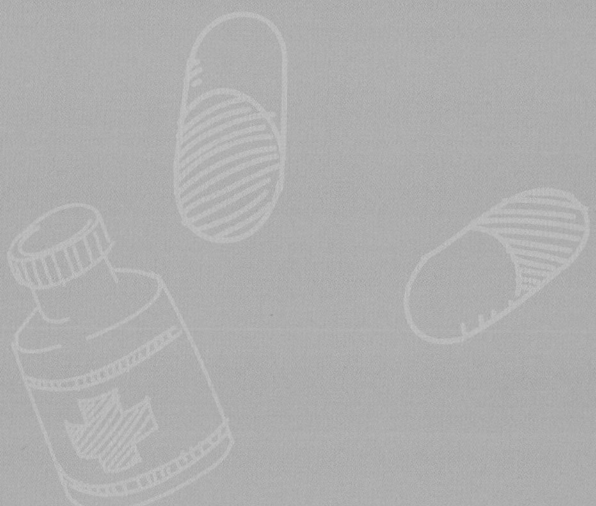

1 근골격이완제

골격근이완제(골격근육풀림제, skeletal muscle relaxant)는 크게 2가지로 나눌 수 있다. 첫째는 대수술 시 전신마취제의 보조제로 사용하거나 정형외과적 처치 시에 골격근을 마비시킬 목적으로 사용하는 골격근이완제, 둘째는 다양한 신경계 질환으로 발생하는 골격근의 연축(spasm) 및 긴장 항진을 억제할 목적으로 사용하는 진경제(연축억제제, spasmolytic)이다.

1) 신경근 차단제

운동신경(motor nerve)과 골격근의 접합 부위인 신경근접합부(neuromuscular junction)에서의 자극 전달은 콜린성 전도기전에 따른다. 즉, 운동신경 말단에 활동전압이 도달하면 저장 소포의 아세틸콜린이 유리되어 시냅스이후막(postsynaptic membrane)을 탈분극시킨 뒤 근육으로 파급되어 골격근이 수축한다. (그림 5-1)은 신경근접합부에 작용하는 약물의 작용 부위를 보여주는 모식도로 왼쪽에는 운동종말판(motor endplate)의 해부학적 구조를, 그리고 오른쪽에는 활동전압에 의해 아세틸콜린이 유리되어 근섬유가 수축되는 생리학적 과정과 이들 과정에 영향을 미치는 여러 약물을 보여주고 있다. 골격근의 신경근접합부에는 아세틸콜린에 대한 니코틴수용체(nicotinic receptor)가 있다(그림 5-2). 따라서 콜린성 전도기전의 억제는 골격근을 마비시킬 수 있다. 그러나 몇 가지 약물은 비교적 선택적으로 신경근접합부의 콜린성 니코틴수용체에만 골격근 이완작용을 나타내므로, 골격근 이완이 충분치 않은 전신마취제를 사용하는 수술 시에 보조제로 널리 이용된다. 신경근 차단제(neuromuscular blocker)에는 경쟁적 차단제와 탈분극성 차단제가 있다(표 5-1).

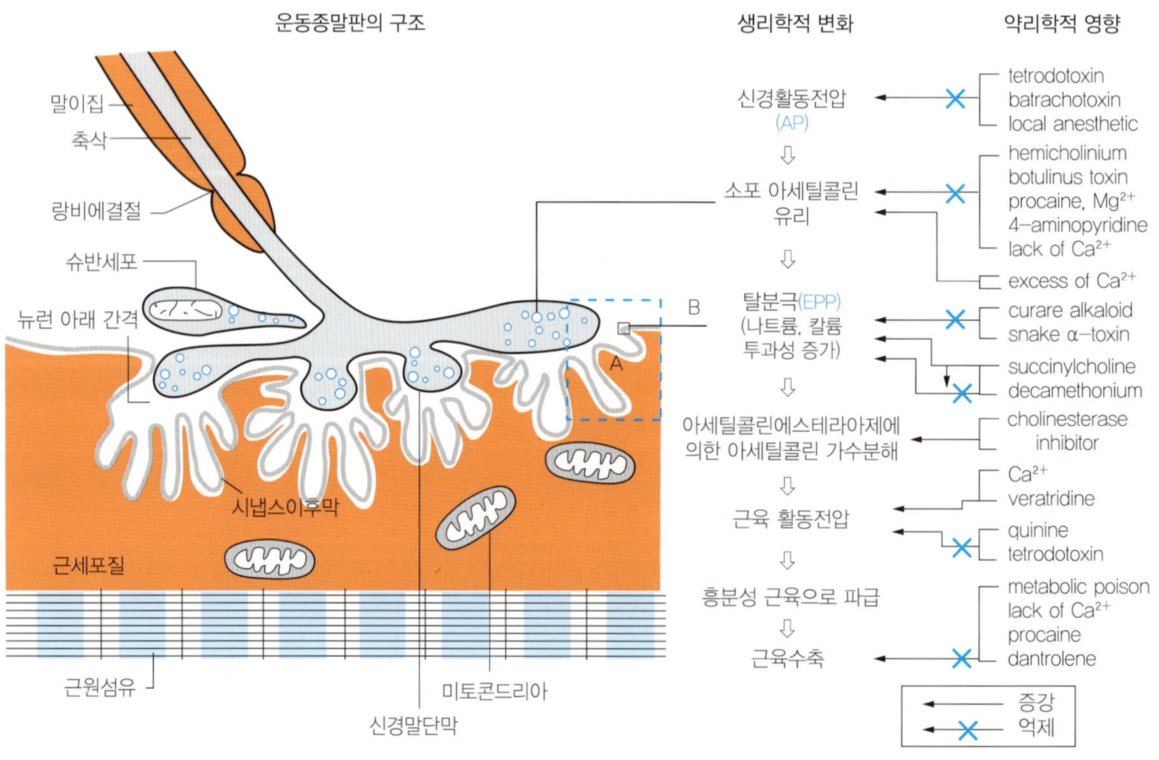

그림 5-1 운동신경 말단의 해부·생리·약리

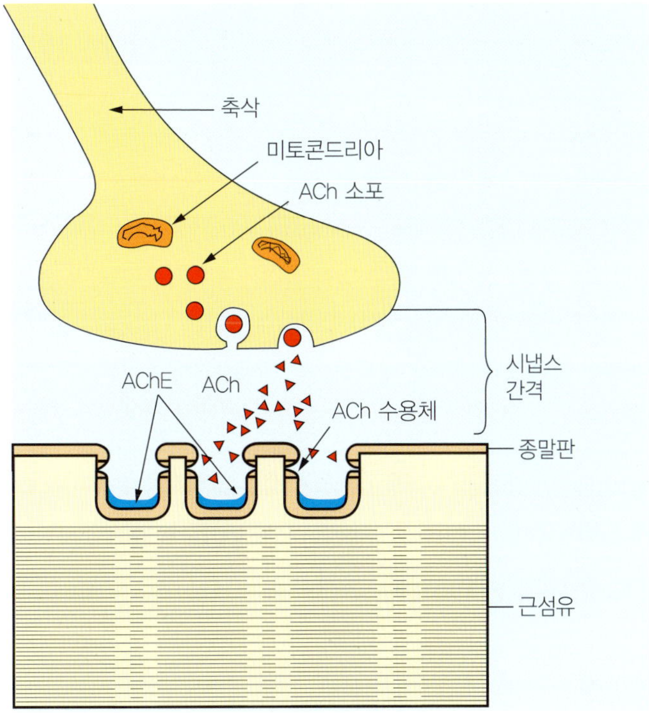

그림 5-2 운동신경 종말

표 5-1 신경근 차단제

분 류	약 물
경쟁적 차단제	d-투보쿠라린(tubocurarine), 아트라쿠리움(atracurium), 미바쿠리움(mivacurium), 판큐로늄(pancuronium), 로쿠로니움(rocuronium)
탈분극성 차단제	데카메토늄(decamethonium), 석시닐콜린(succinylcholine)

표 5-2 d-투보쿠라린과 데카메토늄의 비교

항 목	d-투보쿠라린	데카메토늄
쿠라레의 효과	상가작용	길항작용
데카메토늄의 효과	길항작용	상가작용, 타키필락시스
항콜린에스테라아제 차단	역전	길항작용 없음
운동종말판에 대한 효과	탈분극 없음	지속적 탈분극
초기 자극 효과	없음	일과적 속상 수축
근육의 경축성 자극에 대한 반응	지속적 수축 약함	지속적 수축이 잘 유지
근육의 신경 제거 효과	일과성 섬유성 연축	경축

2) 사용약물

(1) 쿠라레

① 약리작용

쿠라레(curare)는 남아메리카 지방에서 화살독으로 사용되던 식물 성분으로, 골격근 신경근접합부의 콜린수용체에 대하여 아세틸콜린과 경쟁적 길항작용(competitive antagonism)을 한다. 쿠라레의 작용시간은 비교적 짧은 10분 정도이며, 약 40분 정도면 정상으로 회복될 수 있어 골격근 이완작용 이외의 전신작용은 별로 문제가 되지 않는다. 그러나 쿠라레는 히스타민을 유리시키는 성질이 있어 저혈압을 일으킬 수 있다. 흡수된 쿠라레는 주로 소변으로 배설되며 경구투여하면 장관에서 대부분 대사되므로 대량섭취하지 않는 한 그다지 작용을 기대할 수 없다.

② 사용약제

d-투보쿠라린(tubocurarine)이 대표적인 약물이며 콜린성 니코틴수용체에 대한 경쟁적 길항작용에 의해 골격근 이완 작용을 나타내는 비탈분극성 근이완제이다. 그 밖에 판큐로늄(pancuronium), 갈라민(gallamine), 베쿠로니움(vecuronium), 아트라쿠리움(atracurium) 등이 있다.

(2) 석시닐콜린

① 약리작용

석시닐콜린(succinylcholine)은 신경근접합부의 콜린수용체에 작용하여 탈분극을 일으킨다. 이로 인하여 초기에 근육 운동단위(motor unit)의 전신적인 근섬유다발수축(fasciculation)을 유발할 수 있다. 그러나 석시닐콜린은 운동종말판에서 아세틸콜린에스테라아제에 가수분해되지 않으므로 탈분극이 유지되고 골격근 세포막의 활성이 억제되어 근육마비를 일으킨다. 따라서 석시닐콜린의 작용은 쿠라레의 작용을 길항한다. 그리고 석시닐콜린에 지속적으로 노출되면 초기 탈분극에 이어 재분극이 일어나지만 석시닐콜린이 존재하는 동안에는 세포막은 아세틸콜린에 반응하지 않는데 이를 탈감작차단(desensitization block)이라고 한다(그림 5-3).

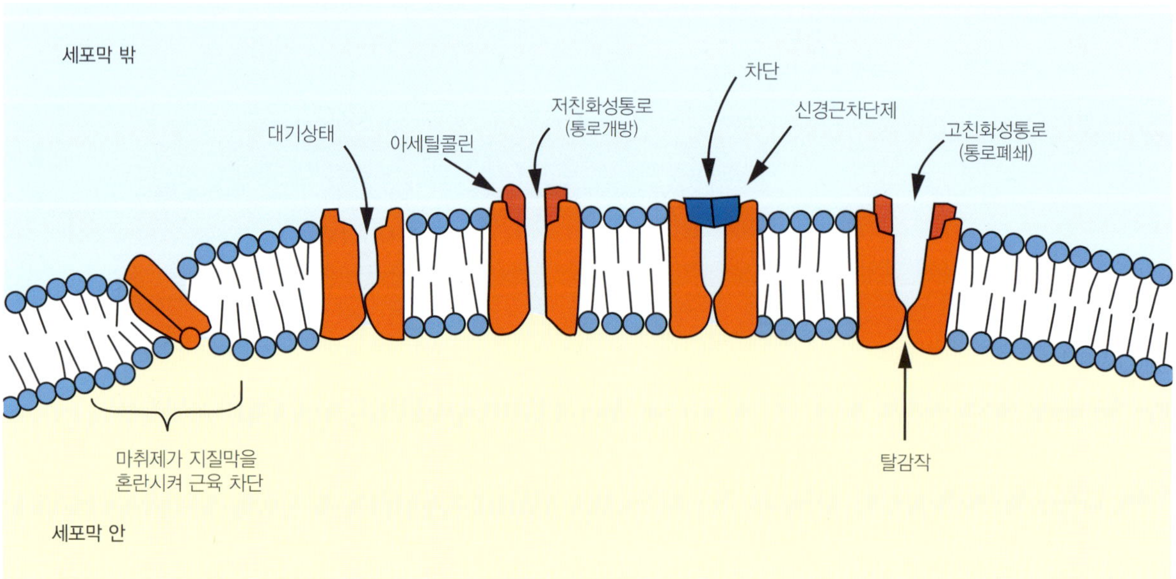

그림 5-3 신경근 차단제

석시닐콜린은 혈청 콜린에스테라아제에 가수분해되어 비활성화되므로 작용시간은 대단히 짧아 약 5분 정도에 지나지 않으며 10분 정도면 회복된다.

그 밖에 석시닐콜린은 부정맥, 고칼륨혈증(hyperkalemia), 안압증가, 위내압증가, 근육통 등을 유발할 수 있다. 또한 전신마취하에 석시닐콜린을 투여했을 때 근육에 유전적 이상이 있는 환자에게서 악성고열(malignant hyperthermia) 현상이 나타날 수 있는데, 이는 세포 내 칼슘이 과도하게 유리되어 고열과 함께 근육의 연축이 일어나는 현상으로 사전에 적절하게 대비하지 않으면 치명적이다. 따라서 이러한 유전적 소인이 있는 환자에게는 근세포질그물(sarcoplasmic reticulum)로부터 칼슘의 유리를 차단하는 단트롤렌(dantrolene)을 전처치함으로써 예방할 수 있다.

② 사용약물

신전 반사활동에 작용하는 약제로 디아제팜과 바클로펜, 프로가비드가 있으며 골격근 흥분과 수축에 직접 작용하는 단트롤렌(세포 내 칼슘이온 동원 방해) 등이 사용된다.

2 중추성 근이완제

근육연축(myospasm)은 근육이 허약해지면서 긴장성 폄 반사와 굽힘근의 경축이 증가되는 것이다. 흔히 갑작스럽게 근육이 펴지거나 굽혀져 유발되며 뇌성마비, 다발경화증, 뇌졸중 등에 동반될 수 있다. 골격근의 연축은 신전반사활(stretch reflex arc) 자체의 이상이라기보다 척수에서 알파 운동뉴런의 과흥분과 하행신경로의 손상과 같은 상부 운동신경계의 병변이 관련한다고 판단된다. (그림 5-4)는 신전 반사활에 관계하는 구조로, I는 억제 중간뉴런, E는 흥분성 시냅스의 종말, Ia는 방추 내 구심신경섬유이다.

1) 약리작용

중추성 근이완제는 반사활의 흥분과 억제 시냅스에 작용한다. 즉, 운동뉴런을 흥분시키는 Ia(구심신경섬유)의 활성을 억제하거나 억제개재뉴런(inhibitory interneuron)의 활성을 증강시킨다.

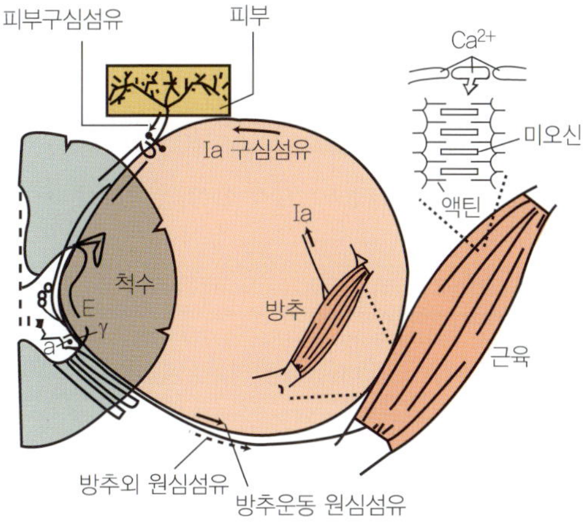

그림 5-4 근방추 반사활

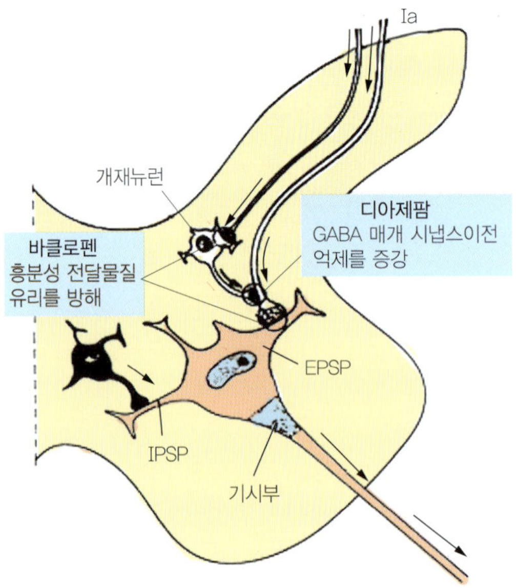

그림 5-5 디아제팜, 바클로펜의 작용

2) 사용약물

페노바르비탈(phenobarbital), 메페네신(mephenesin)은 척수의 다시냅스반사활(다연접반사궁, polysynaptic reflex arc) 억제제이다. 항불안제(antianxiety drug)로 이용되는 디아제팜(diazepam)은 GABA 수용체에 작용하여 척수의 억제개재뉴런에 작용함으로써 중추적으로 운동신경을 억제하여 골격근 이완작용을 일으킨다(그림 5-5). 이들은 다양한 질병 상태의 골격근 연축(spasm) 치료에 효과적이다. 따라서 정형외과적으로 골절, 탈골, 외상 등에 의한 골격근 연축 치료에 주로 이용된다.

그 밖에 바클로펜(baclofen)과 idrocilamide도 GABA 수용체 효능제로서 디아제팜과 유사한 효과가 있으며, 클로니딘(clonidine)과 유사한 아드레날린성 α_2-수용체 효능제인 티자니딘(tizanidine)도 골격근 연축에 대한 진경작용이 있다.

한편 단트롤렌(dantrolene)은 세포 내 칼슘이온 저장소에서의 칼슘이온 동원을 방해함으로써 골격근의 흥분-수축 연결기전을 차단하여 골격근 연축을 방지하는 약물이다.

시클로벤자프린(cyclobenzaprine)은 외상이나 긴장(스트레스)에 의한 근육의 일시적 국소 급성 연축에 이용한다. 화학구조는 삼환계 항우울제와 유사하며 뇌줄기에 작용하는 것으로 판단된다. 뇌성마비나 척수손상에 의한 근육 연축에는 효과가 없다. 부작용으로는 강력한 항무스카린 작용이 있어 진정, 혼란, 일과성 시각환각 등이 나타날 수 있다.

3 골다공증의 약물

1) 골다공증과 약리

조골세포에 의한 골조직형성과 파골세포에 의한 골흡수의 균형이 깨지고 뼈에서 주성분인 칼슘이 떨어져나와 골밀도가 감소하여 골조직이 느슨해져 병적골절을 일으키는 질환으로 병적골절(pathologic fracture)에는 척추의 압박골절 및 넘어져서 생기는 전완골이나 대퇴골의 골절이 많이 발생한다.

병적골절이 발생하기까지 대부분 자각증상은 없으며 골밀도 측정으로 발견할 수 있다. 또한 남성보다 여성에게 많이 나타나며 특히 폐경후의 여성에 많이 나타나는데, 이는 골흡수를 억제하고 골형성의 촉진작용을 하는 에스트로겐(여성호르몬)이 폐경으로 인해 감소하기 때문이다.

치료로는 하중운동을 통한 골밀도유지, 일광욕, 칼슘섭취 이외에 약물요법이 있다. 약물요법에는 골흡수억제제, 골형성촉진제, 골대사회전을 활성화시키는 약의 복용이 있으며 골대사표지자 측정으로 확정된 병태(고회전형, 저회전형)에 알맞은 약을 선택한다(그림 5-6).

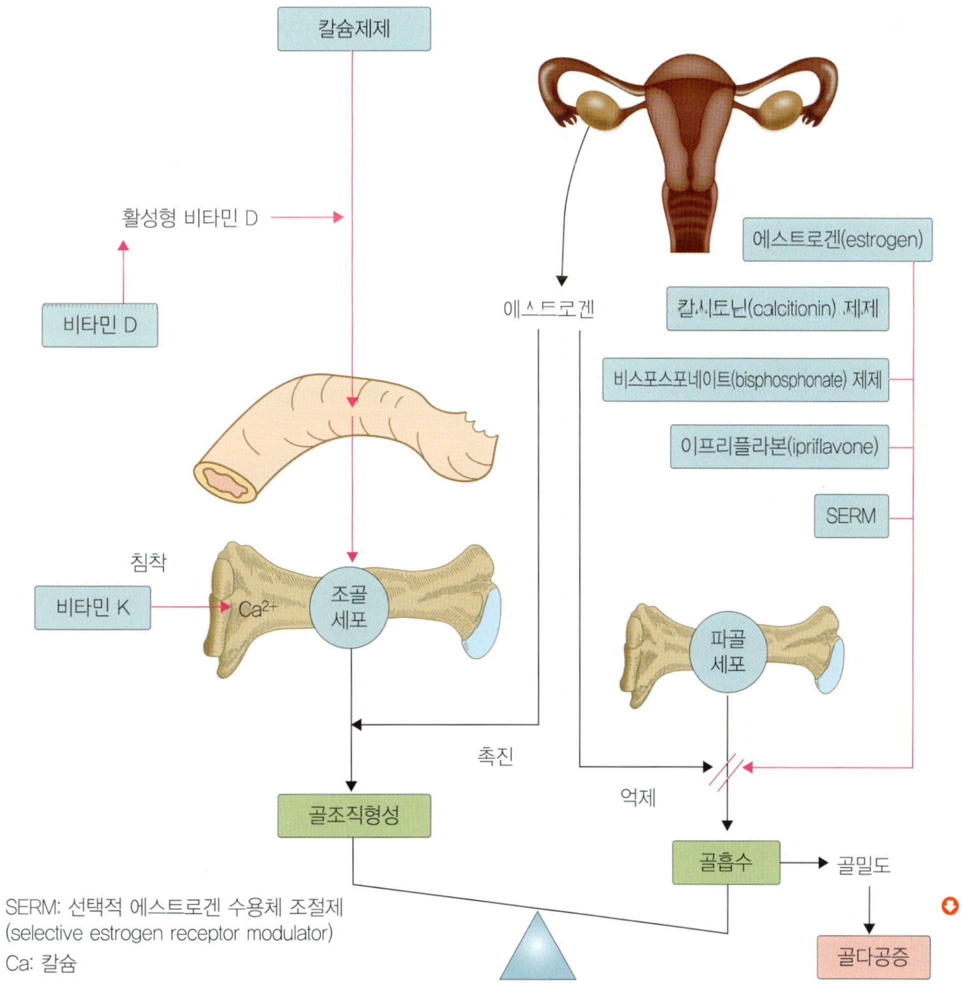

그림 5-6 골다공증과 약리

2) 사용약물

(1) 칼슘(calcium) 제제와 활성형비타민D

칼슘은 식사를 통해 섭취하는 것이 바람직하지만 폐경 후에는 골밀도가 급속하게 저하하기 때문에 칼슘섭취량이 적은 환자에게는 유산염(lactate) 등으로 보충하도록 하는 경우가 있다.

활성비타민인 알파칼시돌(alfacalcidol)은 소화관에서의 칼슘 흡수율을 높이기 위해 사용하는 약제로 많은 양을 섭취하면 골형성을 촉진하지만 반대로 고칼슘혈증(hypercalcemia)을 일으킬 수도 있기 때문에 주의한다.

(2) 에스트로겐(estrogen)

폐경 직후에 투여하여 골다공증에 의한 골절을 감소시킨다. 그러나 약물 부작용으로 유방암, 자궁내막암 등 호르몬의존성 종양의 위험이 높아지는 경향이 있다. 또한 생리가 지속되기 때문에 사전에 설명을 해야 한다.

(3) 칼시토닌(calcitonin) 제제

골흡수(bone resorption)를 억제할 뿐만 아니라 골다공증에 의한 통증완화에도 사용된다. 엘카토닌(elcatonin), 연어칼시토닌(salcatonin) 등이 있다.

(4) 비스포스포네이트(bisphosphonate) 제제

파골세포(뼈파괴세포, osteoclast)의 활성을 억제하면서 골흡수를 억제한다. 척추의 압박골절에 대한 예방효과도 있다. 약물의 부작용으로는 식도궤양(esophagus ulceration)이 나타날 수 있기 때문에 기상 시 180~200ml의 물과 함께 복용하여야 하며 그 후 30분간은 눕지 말고 음식도 먹지 않도록 주의가 필요하다. 에티드론산 디나트륨(etidronate disodium), 파미드론산나트륨(pamidronate disodium), 알렌드론산나트륨(alendronate sodium) 등이 있다.

4 류마티스의 약물

관절염은 원인 미상의 비화농성 전신성 염증 질환을 동반하는 류마티스 관절염(rheumatoid arthritis)과 급성 염증의 악화를 동반한 관절의 만성 퇴행성 질환인 퇴행성 관절염(degenerative arthritis)으로 나누어 볼 수 있다.

류마티스 관절염은 말단관절과 관절 외 조직을 침범하는 대칭성 다관절염으로 활액막에 만성적 비후현상과 염증반응이 나타나 관절연골과 그 주위조직을 파괴하는데, 초기에는 관절의 부종과 동통을 초래하며 점차 진행되면 특징적인 관절병변 및 강직이 유발되고 전신적으로 쇠약해진다. 이에 반해 퇴행성 관절염은 체중부하 관절에 주로 침범하여 관절연골의 퇴행성 변화와 관절면의 과잉 골 형성을 특징으로 하는 질환이다.

류마티스 관절염 치료에는 비스테로이드성 항염증제(NSAID), 지연성 항류마티스제, 부신피질스테로이드, 면역억제제(메토트렉세이트, 종양괴사인자 억제제 등)가 사용된다. 이들 약제는 효과가 강하지만 대개 약물 부작용 또한 강하기 때문에 치료 중에 주의 깊은 관찰이 필요하다.

1) 비스테로이드성 항염증제(nonsteroidal antiinflammatory drug, NSAID)

(1) 약리작용

류마티스 관절염의 관절증상을 치료하기 위하여 가장 널리 사용되는 약으로 관절의 부종을 가라앉히고 통증을 경감한다. 모든 비스테로이드성 항염증제는 활동성의 소화성 궤양(peptic ulcer) 환자에게는 투여가 제한된다.

(2) 사용약물

류마티스 관절염에 사용되는 비스테로이드성 항염증제의 대표 약물은 아스피린(aspirin)이다. 그러나 현재는 아스피린을 대신하여 ibuprofen, ketoprofen, piroxicam, naproxen, sulindac, choline subsalicylate, diflunisal, fenoprofen, indomethacin, meclofenamate, salsalate, tolmetin, magnesium salicylate 등의 비스테로이드성 항염증제가 자주 처방된다.

새로운 타입의 비스테로이드성 항염증제의 하나인 시클로옥시게나아제 억제제(cyclooxygenase 2 inhibitor)인 celecoxib는 위장장애를 일으킬 위험이 낮은 약으로 기대되었지만 장기투여에 따른 심근경색이나 뇌경색 등 심혈관계 사고의 위험이 높다는 사실이 밝혀졌으므로 신중한 사용이 필요하다.

(3) 소화관의 부작용의 경감 방법

제산제나 H_2차단제인 라니티딘(ranitidine), 파모티딘(famotidine), 시메티딘(cimetidine) 등과 함께 복용한다. 프로스타글란딘(prostaglandin) 유사체로서 미소프로스톨(misoprostol)이나 프로톤펌프억제제(proton pump inhibitor)도 병용하거나 식사 직후의 복용도 효과적이다.

2) 지연성 항류마티스제(slow-acting antirheumatic drug, SAARD)

금제제(金製劑)나 페니실라민(penicillamine)은 때때로 류마티스 관절염의 진행을 억제하는 효과가 있으나 효과가 나타날 때까지 수개월이 걸린다.

(1) 금제제(Gold compounds)

금치오사과산나트륨(gold sodium thiomalate), 오라노핀(auranofin) 등이 있다. 뼈의 변형 형성을 지연시키기 때문에 일시적으로 증상이 개선된다. 금제제에는 몇 개의 장기에 장애를 초래하는 약물 유해반응이 있기 때문에 치료개시 전과 치료 중에 혈액검사와 소변검사를 시행한다.

(2) 페니실라민(penicillamine)

D-페니실라민(D-penicillamine)이 있다. 금제제로 그다지 효과가 없는 경우나 환자가 약물 유해반응에 견디지 못하는 경우에 사용되며 증상의 개선이 확인될 때까지 투여량을 천천히 늘린다. 약물 유해반응으로 골억제, 신장장애, 근육질환, 발진, 미각장애 이외에 중증근무력증(myasthenia gravis)이나 전신홍반루푸스(systemic erythematosus lupus)를 일으키는 경우가 있는데 이런 증상이 발생하면 투여를 중지한다.

위와 같은 약물 유해반응이 있기 때문에 보통 페니실라민은 조기에 사용하지 않으며 치료하는 동안에는 2~4주간마다 혈액검사와 소변검사를 해야 한다.

3) 부신피질스테로이드(adrenocortical steroid)

(1) 약리작용

프레드니솔론(prednisolone) 등의 부신피질스테로이드는 신체 모든 부위의 염증을 억제시키는 가장 강력한 효과가 있는 약이다. 단기간 사용 시에는 효과적이지만 장기간 사용하면 효과는 줄어든다. 관절 내에 직접주사하면 속효성이 있지만 장기적으로는 관절에 손상을 주기 때문에 주의한다. 부신피질스테로이드에 의해 염증반응이 억제되면 생체가 가지는 감염 방어력도 동시에 저하하기 때문에 감염병이 있는 경우에는 사용 시 세심한 주의가 필요하다.

고혈압, 심부전, 당뇨병, 소화성 궤양, 신부전, 골다공증 등을 악화시키는 경우도 있기 때문에 이러한 질병이 있는 사람은 필요한 경우에만 사용하도록 제한한다. 특히 장기간에 걸쳐 고용량으로 정맥내주사나 내복약으로 사용하면 전신 대부분의 기관에 여러 가지 약물 유해반응을 일으키는데, 그렇다고 갑자기 중지하게 되면 부신피질스테로이드의 사용에 따라 부신피질에서의 코티솔(cortisol) 생성이 억제되어 그 생성이 회복하기까지 시간이 걸리므로 사용량을 서서히 줄여야 한다.

(2) 부작용

피부가 약해지고 주름이나 멍이 쉽게 들며 고혈압, 혈당치상승, 백내장, 달덩이 얼굴(moon face)을 초래한다. 복부에 지방이 쌓이는 반면 팔과 다리가 가늘어지고 일반적으로 상처가 잘 낫지 않게 되며 소아기의 발육장애가 보이기도 한다. 또한 뼈에서 칼슘감소(골다공증으로 발전)가 나타나는 경우도 있다. 이외에도 위출혈이 발생할 수 있고 공복감이나 체중이 증가하며 정신적인 증상이 나타나기도 한다.

4) 면역억제제(immunosuppressant)

류마티스 관절염의 진행을 지연시켜 관절에 인접하는 뼈의 손상을 경감하는 역할을 한다.

사용되는 약물에는 메토트렉세이트(methotrexate), 레프루노미드(leflunomide), 아자티오프린(azathioprine), 시클로포스파미드(cyclophosphamide), 시클로스포린(cyclosporine), 종양괴사 인자억제제인 인플릭시맵(infliximab)이 있다. 메토트렉세이트와 레프루노미드는 중증치료에 사용되기도 하며 인플릭시맵은 대부분의 환자에게서 빠르게 극적인 효과를 보인다.

MEMO

PHARMACOLOGY

06

소화기계 약리

위장관은 자율신경의 이중지배를 받는다. 부교감신경(parasympathetic nerve)은 소화효소의 분비, 꿈틀운동(peristalsis), 괄약근의 이완 등을 조절하며, 교감신경(sympathetic nerve)은 이러한 작용에 반대되는 작용을 한다. 따라서 부교감신경 자극 작용을 하는 콜린유사제제와 항콜린에스테라아제(anticholinesterase) 등은 산통(colic)을 초래하고 배변을 촉진하나, 부교감신경차단제는 위장관을 이완하여 변비를 일으킨다. 자율신경절을 차단하는 약물은 교감신경과 부교감신경을 동시에 차단하지만, 위장관에서는 부교감신경 차단작용이 우세하기 때문에 변비를 일으키며 베타니딘(bethanidine) 등과 같이 선택적으로 교감신경 말단을 차단하는 약물은 설사를 유발한다(그림 6-1).

한편 위장관에는 장신경계가 있어서 5-HT, NO, SP(substance P), NP(신경펩티드, neuropeptide) 등에 의한 자체적인 조절기전이 있다(그림 6-2).

위장관의 분비는 부교감신경 차단제로 억제되나 이것의 임상적인 이용은 제한되며, 위산 분비를 중개하는 양자성펌프(proton pump) 또는 히스타민(histamine)의 H_2-수용체에 대한 차단제가 위 · 십이지장궤양 치료에 시도되고 있다.

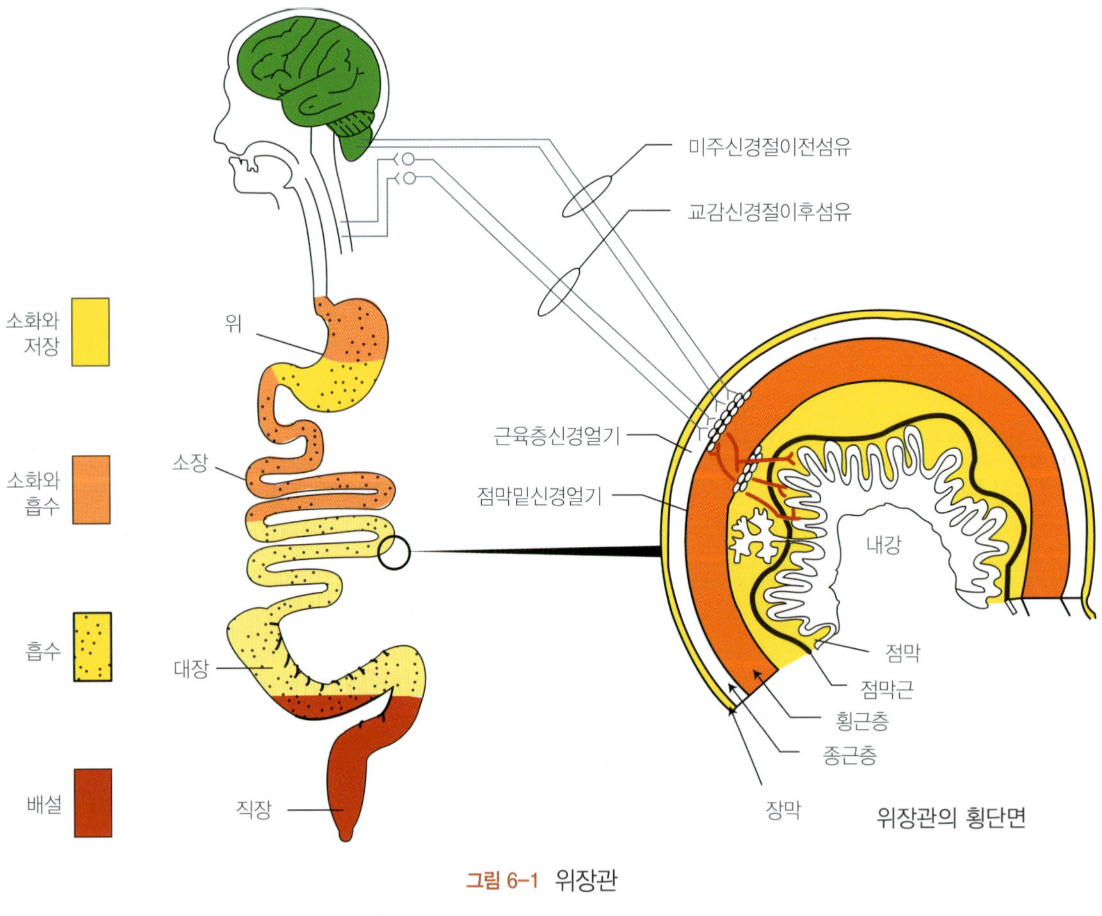

그림 6-1 위장관

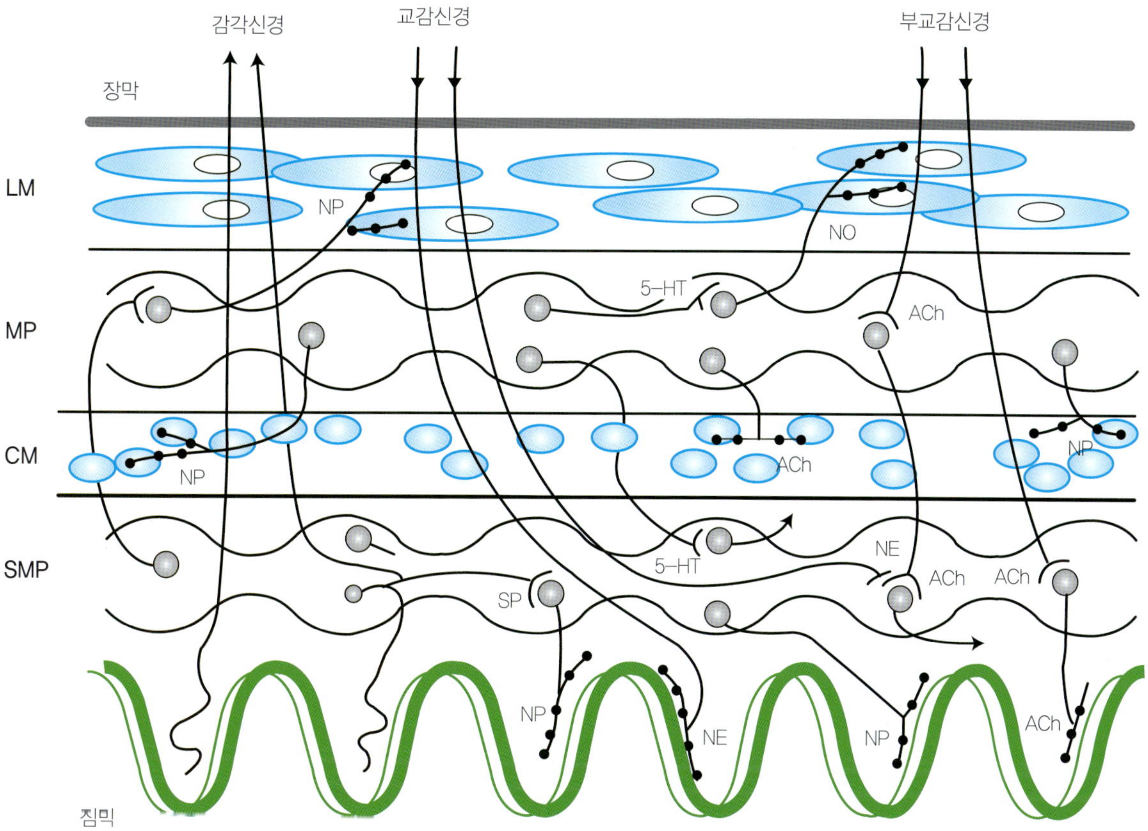

그림 6-2 장신경계

1 위·십이지장궤양의 약물

위·십이지장 질환으로는 식도역류, 졸링거-엘리슨증후군(Zollinger-Ellison syndrome), 위·십이지장궤양 등이 있다. 위·십이지장궤양의 병인으로는 위산과 펩신이 필수적인 것으로 알려져 있으나 위점막의 위산에 대한 저항성에 관여하는 점액과 중탄산의 분비도 중요하다. 한편 최근 위나선균(헬리코박터필로리, Helicobacter pylori)이 중요한 역할을 한다는 사실이 확인되었다.

1) 제산제

(1) 임상작용

제산제(antacid)는 약알칼리성 화합물로, 위산과 반응하여 염(salt)을 만듦으로써 위산을 중화시키는 작용을 한다. 그러나 여기서 생성된 염은 흡수되지 않는 것이 바람직하다. 만약 흡수되면 알칼리혈증(alkalemia)을 일으킬 수 있기 때문이다. 중탄산염나트륨(sodium bicarbonate)을 제산제로 잘 사용하지 않게 된 것도 이러한 이유에서이다.

제산제를 이용한 치료의 목표는 지속적으로 위액의 pH를 높여 주는 데에 있지만, 실제로 대단히 힘들다. 위액은 하루 약 1,500ml 가량 분비되는데, 이를 계속해서 pH 4.0으로 유지하려면 하루에 60g 이상의 중탄산염나트륨을 사용하여야 한다. 또한, 때로는 제산제에 의하여 갑자기 위액의 pH가 높아지면 오히려 위산 분비를 자극하여 산반동(acid rebound) 현상을 일으키는데, 이는 특히 칼슘염이나 중탄산염나트륨에 의하여 잘 발생된다.

현재 사용되는 모든 제산제는 1회 투여로 위산의 pH를 충분한 시간 동안 높게 유지하기 어렵다. 따라서 하루 여러 번에 나누어 투여하게 되는데, 식간에 투여하는 것이 가장 효과적이며 상용량으로 효과를 얻지 못하였을 때는 용량을 증가시키기보다는 투여 횟수를 늘리는 것이 바람직하다.

제산제는 위 · 십이지장궤양이나 식도염의 통증을 해소하는 데는 효과적이지만, 궤양 자체를 치유하는 데는 그다지 효과가 없다.

(2) 사용약물

① 중탄산염나트륨(sodium bicarbonate)

중탄산염나트륨은 효과가 빠른 제산제로, 다량투여하면 알칼리혈증과 알칼리성 소변을 초래한다. 특히 신장을 통한 칼슘 배설을 방해할 수 있으므로 다량의 우유나 칼슘이 함유된 음식물과 함께 섭취하면 신장석회증(renal calcinosis) 등의 우유알칼리증후군(milkalkali syndrome)을 일으킨다. 따라서 고혈압, 심부전, 신부전 환자에게 사용하여서는 안 된다.

② 탄산칼슘(calcium carbonate)

탄산칼슘 역시 신속하게 궤양통(ulcer pain)을 해소시키며 중탄산염나트륨보다 작용 지속시간이 길다. 또한 장내에서 지방질과 결합하여 칼슘비누를 형성하며, 자주 사용하면 변비를 일으킬 수 있다.

③ 수산화마그네슘(magnesium hydroxide)

수산화마그네슘은 수용성이기는 하나 흡수가 잘 되지 않으며 설사를 일으키는 작용이 있어서 일반적으로 칼슘 또는 알루미늄 제산제와 병용한다.

④ 삼규산마그네슘(magnesium trisilicate)

삼규산마그네슘은 위산과 반응하면 염화마그네슘과 규산(silicic acid)을 형성하는데, 규산은 젤라틴 성질과 흡착성을 가지고 있어 제산 효과를 증강시킨다.

⑤ 수산화알루미늄(aluminum hydroxide)

수산화알루미늄은 제산작용과 흡착작용을 가진 물질로 변비를 일으킬 수 있다(표 6-1).

표 6-1 제산제의 부작용

종 류	부작용
$NaHCO_3$	알칼리증, 수분 저류
$CaCO_3$	고칼륨혈증, 신석증, 우유알칼리증후군
$Al(OH)_3$	변비, 고인산혈증, 약물흡수방해
$Mg(OH)_2$	설사, 고마그네슘혈증

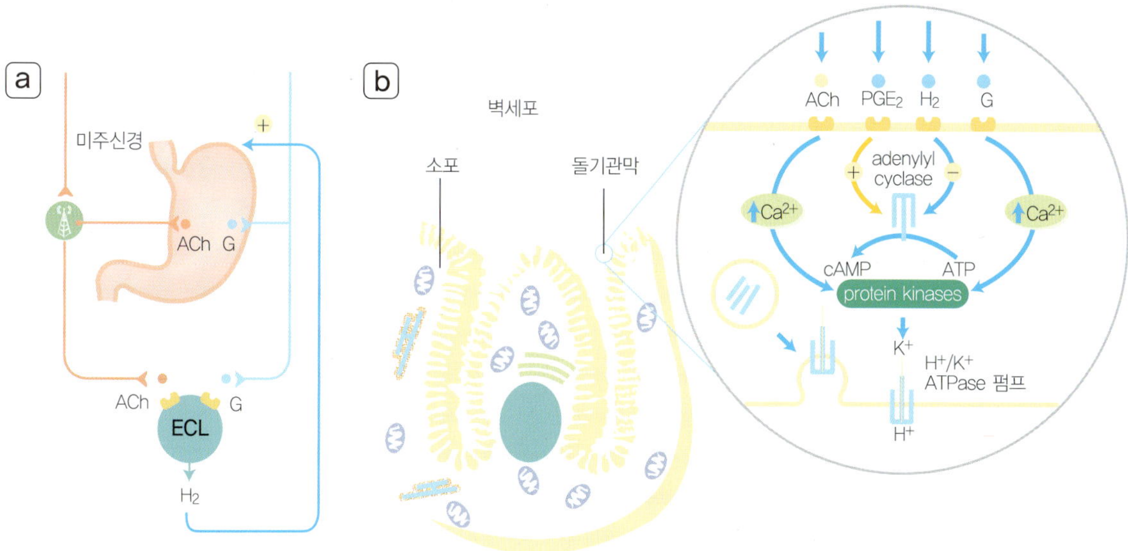

그림 6-3 위산분비

2) 위산분비 억제제

(1) 임상작용

위산분비 억제제에는 부교감신경 차단제, H_2-수용체 차단제, 양성자펌프 차단제 등이 있다. 위벽세포의 위산분비 기전을 간단히 살펴보면 아세틸콜린(acetylcholine), 히스타민(histamine), 가스트린(gastrin)이 각각의 수용체에 작용하면 세포 내의 칼슘이온 농도가 증가하고 벽세포막의 H^+, K^+-ATPase(양성자펌프)가 자극된다(그림 6-3).

(2) 사용약물

① 부교감신경 차단제

부교감신경 차단제는 위액의 분비를 감소시키지만, 공복 시 위액의 pH에는 별로 영향을 미치지 않아서 궤양통에는 효과가 좋지 않다. 또한 위장관의 운동을 억제하며 항경련작용(antispasmodic action)을 하므로 궤양에 의한 위장관 증세를 일부 해소시킬 수 있다.

흔히 사용되는 약물로 브롬화부틸스코폴라민(hyoscine butylbromide), 프로판텔린(propantheline), 폴딘(poldine) 등은 주로 궤양 치료 목적으로 이용되고, 디사이클로민(dicyclomine)은 아동의 유문협착 또는 산통(colic) 등에 이용된다.

② H_2 – 수용체 차단제

히스타민(histamine)은 강력한 위산분비 자극작용이 있는데, 이는 일반적인 항히스타민제(H_1-수용제 차단제)로는 억제되지 않는다. 또한 히스타민은 H_1-수용체와 H_2-수용체를 가지고 있으며 위산 분비는 H_2-수용체를 통하여 이루어진다.

H_2-수용체를 통한 히스타민의 위산분비작용은 가스트린 또는 미주신경의 자극으로 유발된다. 시메티딘(cimetidine), 라니티딘(ranitidine), 파모티딘(famotidine)은 H_2-수용체 차단제로, 졸링거-엘리슨증후군이나 전신비만세포증(systemic mastocytosis)과 같은 위산 과다분비상태에 대한 내과적 치료에도 중요하게 사용한다.

③ **양성자펌프 차단제**

오메프라졸(omeprazole), 란소프라졸(lansoprazole)은 위벽세포의 양성자펌프(proton pump)를 비가역적으로 억제한다. 위 · 십이지장궤양 및 심한 식도질환에 단기간 사용하며 다발성 내분비종양, 전신비만세포증, 졸링거-엘리슨증후군 등 병적 과다분비증후군에 이용한다.

3) 점막보호제

(1) 임상작용

위산과 펩신으로부터 위 및 십이지장의 점막을 보호하기 위해 궤양 부위에 보호층을 만들어 치료하는 약물을 말한다.

(2) 사용약물

① **수크랄페이트(sucralfate, aluminum sucrose sulfate)**

수크랄페이트는 괴사 · 궤양조직에 선택적으로 결합하여 산, 펩신 및 담즙에 대한 방어막을 형성한다.

② **콜로이드성 비스무스제(colloidal bismuth compound)**

수크랄페이트와 마찬가지로 점막을 보호하는 작용이 있다. 차살리실산비스무스(bismuth subsalicylate) 또는 tripotassium dicitratobismuth는 메트로니다졸(metronidazole)이나 테트라사이클린(tetracycline)과 같은 항생제와 병용하면 위궤양에 대한 치유 효과가 98%에 이른다고 한다(표 6-2).

③ **프로스타글란딘(prostaglandin)**

프로스타글란딘은 위산분비를 억제하지 않는 농도에서 궤양으로부터 세포를 보호하는 효과가 있다. 미소프로스톨(misoprostol)은 프로스타글란딘 E_1 유도체로서 NSAID 투여에 의한 궤양에 예방 효과가 있다.

④ **메토클로프라미드(metoclopramide)와 시사프라이드(cisapride)**

선택적 운동자극제로서 위의 운동부전(당뇨성 위무력증, 기타 위배출장애), 위식도역류에 효과가 있다(그림 6-4).

표 6-2 궤양 치료제의 특성

특 성
• 양성자펌프 차단제와 H_2 차단제는 대체로 부작용이 적다. • 시메티딘(cimetidine)과 오메프라졸(omeprazole)은 간효소 시토크롬 P450을 억제하지만, 라니티딘(ranitidine), 파모티딘(famotidine), 니자티딘(nizatidine)은 억제하지 않는다. 따라서 시메티딘과 오메프라졸은 와파린(wafarin), 테오필린(theophyline), 페니토인(phenytoin), 엑스터시(ecstasy) 등의 약물대사를 억제한다. • H_2 차단제는 드물게 여성형 유방을 유발한다. • 양성자펌프 차단제는 고가스트린혈증을 유발한다. • 양성자펌프 차단제는 45세 이상의 환자에게서 위나선균 감염위험률을 10배 높인다. • 수크랄페이트는 테트라사이클린, 시메티딘, 디곡신, 페니토인과 약물상호작용이 있다. • 비스무스는 흑색혀와 대변이 발생한다.

⑤ 아질산염(arginate)

아질산염은 위점막에 칸막이를 만들어 위식도역류를 억제한다(그림 6-5).

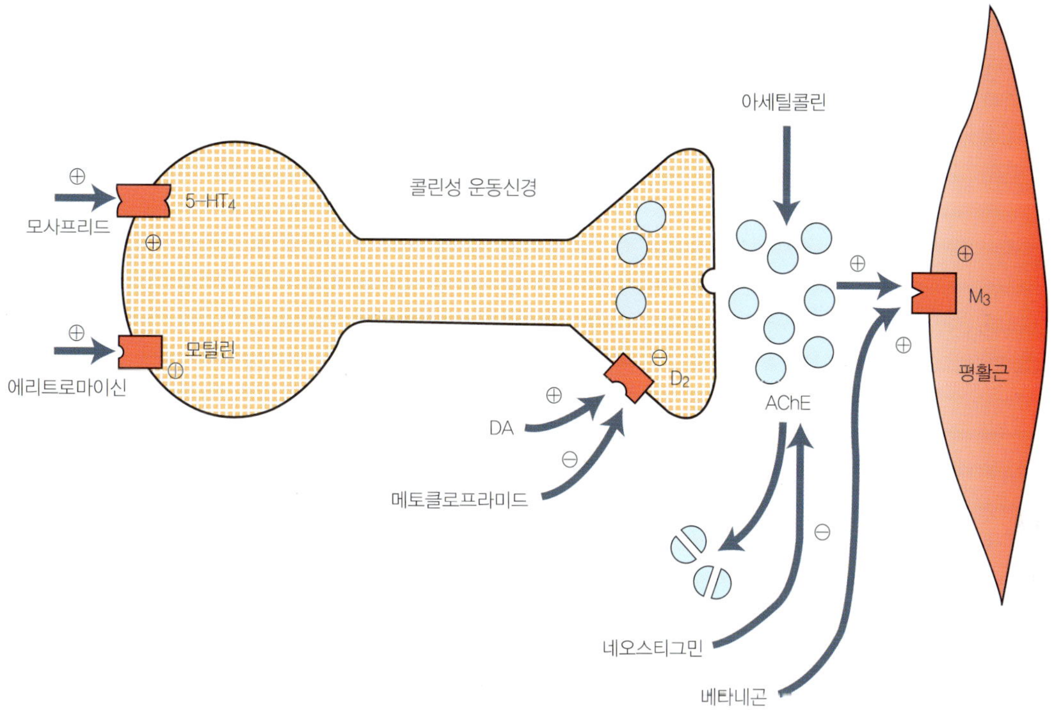

그림 6-4 장운동 촉진제

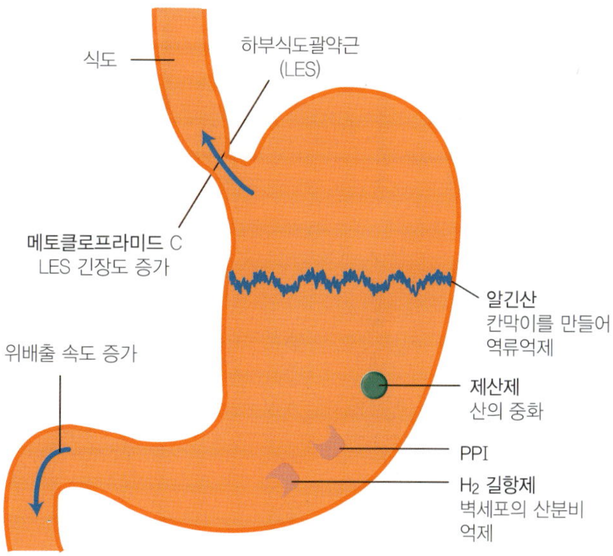

그림 6-5 위점막에 작용하는 약물

2 정장제

정장제(purgative)란 장 내용물을 쉽게 배출하기 위하여 사용되는 약물로, 흔히 변비 치료에 이용된다. 한편, 변비는 다음과 같은 여러 가지 원인으로 생길 수 있다. ① 가장 흔한 원인은 음식물 섭취와 관계가 있다. 즉 섬유질이 적은 음식이나 변을 단단하게 하는 음식(치즈 등)의 과다섭취 및 정신적·신체적 질병 시의 식욕결핍 등을 들 수 있다. ② 노인에게서는 대장근육의 이완으로 이완성 변비가 일어날 수 있고, ③ 신경과민 등의 경우에는 신경성 변비가 일어날 수 있

표 6-3 변비·설사 유발제

변비	설사
Al^{3+}염	Mg^{2+}염
항콜린제	에리트로마이신
항우울제	암피실린
Fe^{3+} 제제	장운동 촉진제
진경제	테오필린
아편 제제	인도메타신
Ca^{2+} 길항제	Fe^{3+} 제제
교감신경 유사제	레보도파
	프로프라놀롤
	부교감신경 유사제

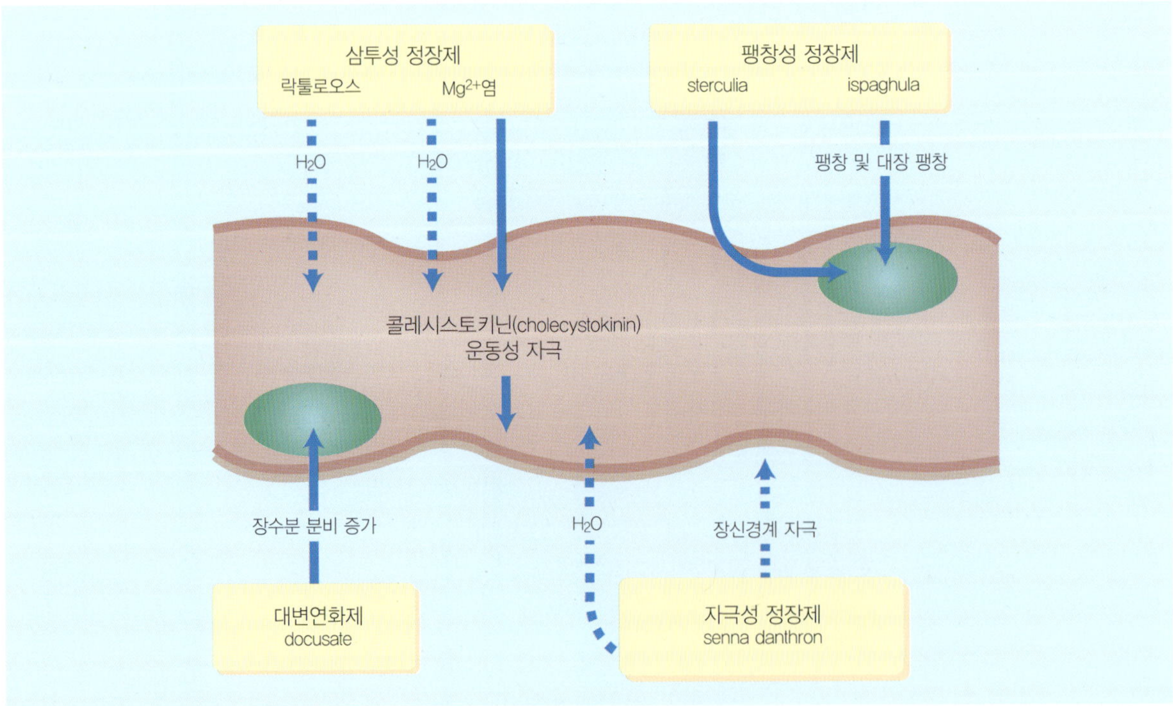

그림 6-6 정장제

으며, ④ 변의를 무리하게 자주 참거나 ⑤ 제산제, 아편 등의 약물에 의해서도 변비가 발생할 수 있다(표 6-3). 대부분 변비는 적당한 음식 섭취로 해소할 수 있다.

정장제, 설사제, 하제는 모두 장 내용물의 배출을 돕는 것으로 동일어라고 생각해도 된다. 일반적으로 그 작용 양식에 따라 분류한다(그림 6-6).

1) 윤활성 정장제

(1) 임상작용

윤활성 정장제(lubricant purgative)란 대장 또는 직장의 대변을 윤활하게 함으로써 배변 시 힘을 주지 않아도 쉽게 배변하도록 유도하는 약제이다.

(2) 사용약물

① 유동 파라핀(liquid paraffin)

대표적인 약물로 항문수술 시의 치유를 지연시키기는 하나, 치질수술 후나 항문열창(anal fissure)으로 인해 배변 시 통증이 심할 경우 도움이 된다. 장기간 사용하면 지용성 비타민(A와 D)의 흡수가 감소하게 되며 장간막 림프절의 파라핀종(paraffinoma)을 일으키고 항문 괄약근을 통하여 새어 나오기도 한다.

② 디옥틸슬포스크산나트륨(dioctyl sodium sulfosuccinate)

디옥틸슬포스크산나트륨은 새로운 합성물질로 표면장력을 낮추는 작용이 있다. 따라서 대변 속으로의 수분 침투를 용이하게 하여 변을 부드럽게 만드는 역할을 한다. 글리세린(glycerin)이나 무른 비누(soft soap)도 좌약 또는 관장약으로서 국소적인 윤활작용을 한다.

2) 자극성 정장제

(1) 임상작용

자극성 정장제(irritant purgative)는 위장관에 대한 자극작용을 통해 배변을 돕는 약물로, 그 자극 정도에 따라 때로는 심한 설사를 일으킬 수도 있다.

(2) 사용약물

① 카스카라(cascara), 센나(senna)

카스카라(cascara), 센나(senna) 등은 안트라센(anthracene) 유도체로서, 가수분해되어 트리히드록시메틸 안트라퀴논(trihydroxymethyl anthraquinone)을 발생시키는데 이는 장벽의 아우어바흐신경얼기(Auerbach plexus)를 자극한다. 이것이 흡수되면 소변이 적갈색으로 착색되며, 젖으로도 배설될 수 있다.

② 비사코딜(bisacodyl), 페놀프탈레인(phenolphthalein)

비사코딜, 페놀프탈레인은 대장 점막의 지각신경을 자극하며, 경구적으로 또는 좌약으로 사용된다. 대장의 평활근을 직접 자극하고 흡수된 후 담즙을 통해 배설되어 장간순환(enterohepatic circulation)을 거치므로 작용시간이 길어진다. 이 중 페놀프탈레인은 과민반응을 일으켜 피부발진을 발생시킬 수 있다.

3) 팽창성 정장제

(1) 임상작용

팽창성 정장제(bulk purgative)는 장 내용물의 용적을 증가시킴으로써 꿈틀운동과 배변을 돕는 작용을 한다.

(2) 사용약물

① 황산마그네슘(magnesium sulfate) 또는 황산나트륨(sodium sulfate)

삼투성 정장제(osmotic purgative)인 황산마그네슘 또는 황산나트륨 등은 위장관에서 흡수되지 않는 이온을 가지고 있어서 경구투여하면 장 내의 등장성을 유지하기 위하여 수분을 머물게 하므로 장 내에 수분량이 증가하게 된다.

② 메틸셀룰로스(methylcellulose), 우무(agar), 차전자(psyllium)

친수콜로이드(hydrophilic colloid)인 메틸셀룰로스, 우무, 차전자 등은 소화효소에 의하여 소화되지 않으며, 수분을 흡착하는 성질을 가진 콜로이드로서 장 내에서 팽창하여 대변의 양을 증가시키는 작용을 한다.

4) 약제사용 시 주의사항

정상인 사람은 정장제를 사용할 이유가 없으며, 변의 무르기나 배변 횟수 등은 정상인 사람에게서도 변화가 많다. 일반적으로 정장제를 사용하면 오히려 배변을 불규칙하게 만들기 때문에 정장제를 사용하여야 하는 경우는 다음과 같이 한정된다.

- 만성적인 변비를 수반하는 위장질환, 예를 들면 무신경절증(aganglionosis)을 수반하지 않은 거대결장(megacolon)
- 장내기생충 치료 시
- 대장 또는 직장 수술 시
- 직장경 검사 또는 방사선 검사 시행 전
- 치질, 항문열창 등 항문 또는 직장에 국소적 질병이 있을 때
- 독물(poison)을 먹었을 때
- 아편이나 진정제 등의 약물로 변비가 심해진 경우 등

대부분의 자극성 정장제는 작용이 느리게 나타나므로 취침 직전에 사용하며, 신속한 정장을 위해서는 삼투성 정장제를 사용하는 것이 좋다. 정장제는 여러 가지 부작용을 일으킬 수 있는데, 복부 산통이 흔히 나타나며 설사를 일으켜 탈수증, 전해질평형장애 등을 일으키기도 한다. 또한 정장제를 장기간 사용하면 설사로 인해 체중감소, 저칼륨증, 근무력증 등이 발생하고, 장벽의 근육층신경얼기(myenteric plexus)가 손상될 수 있다.

정장제는 진단이 확실하지 않은 복부 통증이 있는 환자에게는 절대로 사용하여서는 안 된다. 충수(vermiform appendix) 파열 등의 대단히 위험한 합병증을 유발할 수 있기 때문이다(표 6-4), (표 6-5).

표 6-4 설사와 변비의 처치

내 용
• 설사에는 수분공급이 가장 중요하다. • 아편 제제는 꿈틀운동을 억제하고 장의 긴장도를 전반적으로 증가시킨다. • 항생제는 콜레라와 같은 특이 감염병에 의한 설사에만 사용하여야 한다. • 완하제의 작용기전은 삼투효과, 확장, 자극, 장신경계 자극, 연화이다. • 팽창성 정장제와 삼투성 정장제의 작용은 하루만에 나타나지만, 자극성 정장제의 작용은 몇 시간 안에 나타난다.

표 6-5 정장제의 장기사용

내 용
• 자극성 정장제의 장기사용은 카타르성 대장을 일으킬 수 있다. • 배출 운동을 억제하고 장을 확장하며 원질환을 악화시킬 수 있다. • 장신경계에 손상을 일으킬 수 있다. • 전해질평형을 깨트릴 수 있다.

3 지사제(antidiarrheal)

1) 임상작용

설사(diarrhea)는 대단히 많은 원인으로 인해 일어날 수 있는데 ① 정신적, ② 외과적(미주신경절단, 위절제 등), ③ 내분비성(갑상샘항진, 부신피질부전 등), ④ 자극성인 것으로 기계적(이물, 종양 등), 화학적(독물, 하제 등), 세균성 및 기생충, ⑤ 삼투성(생리식염수 등), ⑥ 식이성(거친 음식), ⑦ 알레르기성, ⑧ 흡수장애(시방실사, 스프루), ⑨ 염증성(궤양성결장염 등)인 것 등 매우 다양하다.

설사의 대증요법으로는 흡수성 물질을 투여하여 자극성 물질을 흡착시키거나, 장의 긴장도 또는 운동성을 변화시키는 약물을 투여하는 방법이 있다. 그러나 무엇보다 중요한 사실은 설사의 원인을 가려서 근본적인 치료가 동시에 시행되어야 한다는 것이다.

2) 사용약물

(1) 숯(charcoal), 석쇠분말(chalk), 고령토(kaolin)

숯, 석쇠분말, 고령토 등이 흔히 사용되는 흡착제이며, 펙틴(pectin)도 효과가 좋다. 또한 고령토와 모르핀의 혼합제는 가장 흔히 이용되는 지사제이다.

(2) 아편 제제

아편 제제는 장관 평활근의 긴장도를 증가시키고 운동성을 억제함으로써 설사를 억제하는 효과를 나타낸다. 모르핀이나 코데인의 반합성 또는 합성 유도체는 장관에 대한 작용이 약하며, 코데인(codeine) 유도체인 디페녹시레이트(diphenoxylate)는 지사제에 흔히 포함된다. 모르핀(morphine)은 소량으로도 설사 억제 효과를 나타내므로 전신적인 작용은 그다지 발생되지 않는다.

(3) 부교감신경차단제

부교감신경차단제가 종종 지사제에 포함되기도 한다. 그러나 이는 합당하다고 볼 수 없는데, 설사는 장의 꿈틀운동이 증가하여 발생하지만은 않기 때문이다.

4 진토제 및 최토제

1) 진토제

(1) 임상작용

구역질과 구토는 임신, 멀미, 위장관 폐쇄, 위·십이지장궤양, 약물중독, 심근경색, 신부전, 간염, 항암화학요법 등 여러 원인으로 발생한다. 또한 숨뇌(연수, medulla oblongata)의 화학수용체 방아쇠영역(chemoreceptor trigger zone)에서 자극받는 구토중추(vomiting center)와 복부근육의 복잡한 운동기능 조화와 연관되어 있다. 화학수용체 방아쇠영역은 도파민 및 세로토닌 같은 신경전달물질 그리고 항암제 등의 화학물질에 의해 자극받는다.

(2) 사용약물

항히스타민제인 디펜히드라민(diphenhydramine), 히드록시진(hydroxyzine)은 뛰어난 진토 효과를 나타내며 항무스카린 작용(antimuscarinic action)과 진정 효과가 있다. 스코폴라민(scopolamine)과 같은 항콜린성 약물은 멀미 예방에 뛰어난 효과가 있다.

도파민 수용체에 대한 차단제인 페노티아진(phenothiazine), 프로메타진(promethazine)은 화학수용체 방아쇠영역의 도파민 수용체에 작용하여 진토 효과를 나타낸다. 메토클로프라미드(metoclopramide) 역시 도파민 길항제로서 구역질, 구토에 대해 예방과 치료 효과가 있다.

온단세트론(ondansetron)은 세로토닌 수용체(5-HT_3) 억제제로, 항암제 투여 후의 구역질, 구토에 효과가 있으며 마리화나 성분인 테트라히드로카나비놀(tetrahydrocannabinol, THC)은 다른 진토제가 효과 없는 상황에서 효과적인 진토제이다.

2) 최토제

최토제는 위 속의 독물이나 소화되지 않은 음식물들을 퇴출시키기 위해 사용하는 약물로 사용되고 있다. 숨뇌의 구토 중추를 자극하는 apomorphine과 위장의 점막을 자극하여 반사적으로 구토를 일으키는 토근말(Ipecacuanhae Radix) 등이 있다.

5 건위소화제

1) 임상작용

여러 가지 위장관이나 소화기계 질환으로 소화효소가 충분히 분비되지 않을 경우 또는 간의 담즙분비에 장애가 있을 경우, 이를 보충하기 위하여 소화효소(digestive enzyme) 또는 담즙분비 촉진제(choleretic)가 사용된다.

2) 사용약물

판크레아틴(pancreatin)은 돼지 췌장에서 추출되는 것으로 아밀라제, 트립신, 리파제가 함유되어 있다. 췌장질환으로 지방설사(steatorrhea)가 있을 때 사용되지만 위산에 파괴되므로 다량의 제산제를 같이 복용하거나 장용성 피막제를 사용하여야 한다.

6 담즙분비촉진제

1) 임상작용

담즙은 간장에서 분비되어 담낭에서 농축되며 구성성분은 주로 담즙산염과 담즙색소이다. 담즙산은 cholic acid와 chenodeoxycholic로 구성되며 장 내에서 음식물의 지방을 유화시켜 지방소화 및 흡수를 촉진한다.

2) 사용약물

(1) 데히드로콜린산(dehydrocholicacid)

담즙산염(bile salt)인 데히드로콜린산은 간에서의 담즙 생성을 증가시키지만, 담즙산염의 함량은 증가하지 않는다. 또 담즙 저류(biliary stasis)에 의한 가려움을 악화시킬 수 있다.

(2) 콜레스티라민(cholestyramine)

콜레스티라민은 이온교환수지(ion exchange resin)로서, 염소이온과의 교환에 의하여 담즙산이온을 제거하는 작용을 하여 폐쇄황달(obstructive jaundice) 또는 담관경화간(biliary cirrhotic liver)으로 인한 가려움을 악화시킨다. 또한 혈중 콜레스테롤을 저하시키나 이는 일시적이다.

담즙이 담즙산이나 인지질보다 콜레스테롤을 많이 함유하였을 경우 콜레스테롤 담석증을 일으킬 수 있는데, 케노데옥시콜산(chenodeoxycholic acid)은 이들 함량의 비율을 변화시킨다. 임상적으로도 형성된 콜레스테롤 담석을 용해시키고 재발을 방지할 수 있다고 알려졌다. 간에서 대사되며 그 대사산물인 리토콜린산(lithocholic acid)은 간에 독성을 나타낸다.

PHARMACOLOGY

07

자율신경계 약리

1. 자율신경계의 해부·생리
2. 자율신경계의 신경전달물질
3. 자율신경계 수용체
4. 부교감신경에 작용하는 약물
5. 교감신경에 작용하는 약물

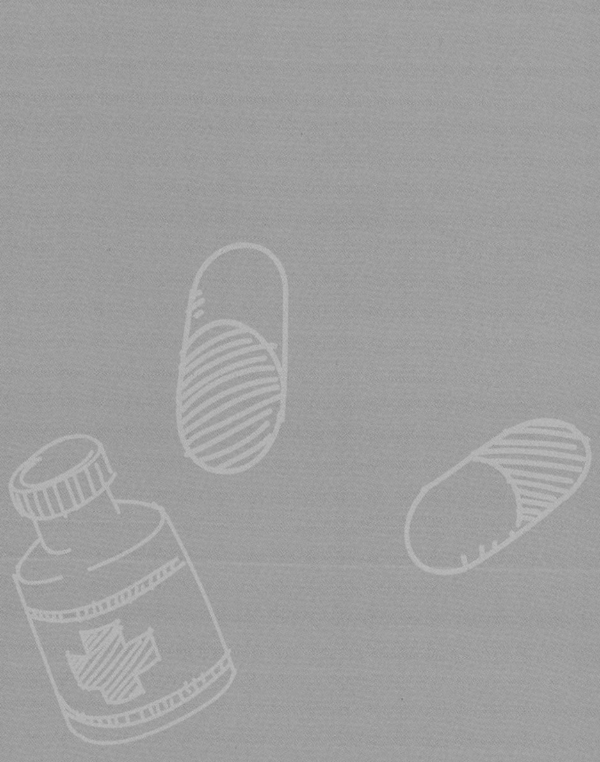

1 자율신경계의 해부·생리

자율신경계의 기본구성단위는 뉴런(신경세포, neuron)이며, 중추신경계를 떠나면 2개의 뉴런으로 나뉜다. 즉, 모든 자율신경계는 중추신경계를 떠나면 말초의 효과기관(effector organ)에 이르는 동안 2개의 뉴런 간 접합부를 가지게 되며, 이러한 뉴런 간 접합부를 신경절(ganglion)이라고 한다. 또한, 중추신경계에서부터 신경절에 이르는 섬유를 신경절이전섬유(preganglionic fiber)라고 하고, 신경절에서부터 효과기관에 이르는 섬유를 신경절이후섬유(postganglionic fiber)라고 하는데 신경절이후섬유는 효과기관에 이르러 신경–효과기관 접합(neuro–effector junction)을 이루게 된다(그림 7–1).

이러한 자율신경계는 교감신경계와 부교감신경계로 구분되는데, 대체로 교감신경계의 신경절은 중추신경 가까이에 있으며, 부교감신경계의 신경절은 효과기관 근처, 때로는 효과기관 내에 존재한다. 내장신경계는 위장관의 벽 내 신경얼기로 구성되고 교감신경계와 부교감신경계로부터 신호를 받으나 장관의 운동기능과 분비기능을 자체적으로 조절할 수 있다.

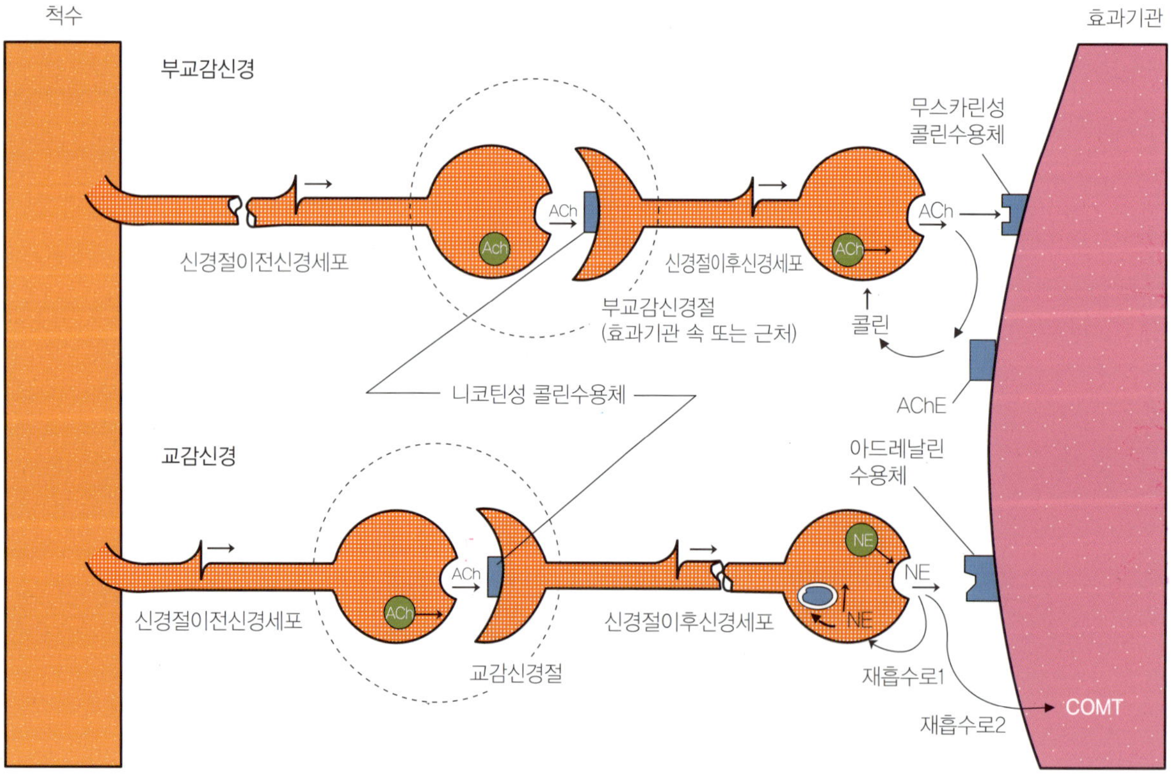

그림 7–1 자율신경계의 신호전달과정

자율신경계의 생리적 특성은 평활근(내장과 혈관), 외분비(그리고 일부 내분비), 심장의 박동속도와 수축력, 특정 대사과정(포도당 이용)을 조절하는 것으로 교감신경계와 부교감신경계는 대부분의 기능(심장박동속도, 위장관 평활근)에서는 서로 반대로 작용하나 일부 기능(침샘, 모양근)에서는 그렇지 않다. 교감신경의 활성은 스트레스(투쟁–도피반응) 상황에서 증가하고 부교감신경은 휴식기간이나 충족상황에서 주로 작동한다. 두 신경계는 정상상태에서 특정 장기의 생리학적 기능을 지속적으로 조절하며, 신체가 극한 상황에 처했을 때는 대처하는 기능을 한다.

자율신경계는 생체의 각 장기에 분포하여 불수의적(involuntary)으로 장기조직의 기능을 조절함으로써 생체의 항상성(homeostasis)을 유지하는 기능을 하는데, 일반적으로 장기는 교감신경과 부교감신경의 이중지배를 받는다. 보통 부교감신경은 정상상태의 생체기능조절에 주역할을 하며, 교감신경은 위기에 대처하는 기능을 한다(**그림 7–2**).

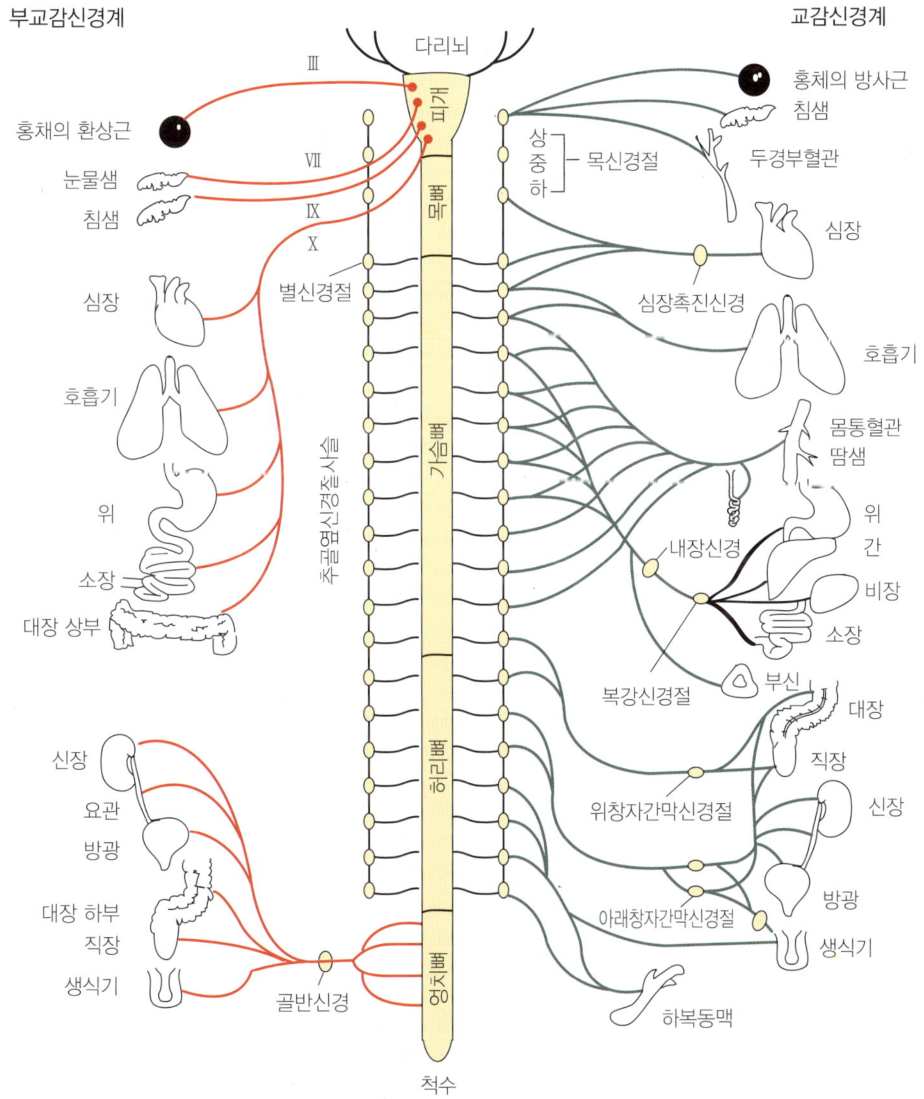

그림 7–2 자율신경계

2 자율신경계의 신경전달물질

신경의 자극전달은 신경섬유에서는 전기적 전도(conduction)에 의하여 이루어진다. 그러나 신경 간 접합부 또는 효과기관－신경 접합부에서의 자극 전파는 화학물질 즉, 신경전달물질(neurotransmitter)에 의하여 이루어진다.

자율신경계의 신경전달물질은 노르에피네프린과 아세틸콜린이며, 노르에피네프린에 의한 자극전달을 아드레날린성 전달(adrenergic transmission)이라고 하고 아세틸콜린에 의한 자극전달을 콜린성 전달(cholinergic transmission)이라고 한다.

1) 콜린성 전달

자극이 전달되는 부위는 ① 자율신경절, ② 부교감신경의 효과기관－신경접합부, ③ 골격근의 신경근접합부, ④ 중추신경 내의 일부 신경접합부 등이다.

2) 아드레날린성 전달

아드레날린성 전달에 의하여 자극이 전달되는 부위는 ① 교감신경의 효과기관－신경접합부, ② 중추신경 내의 일부 신경접합부이다(그림 7-3).

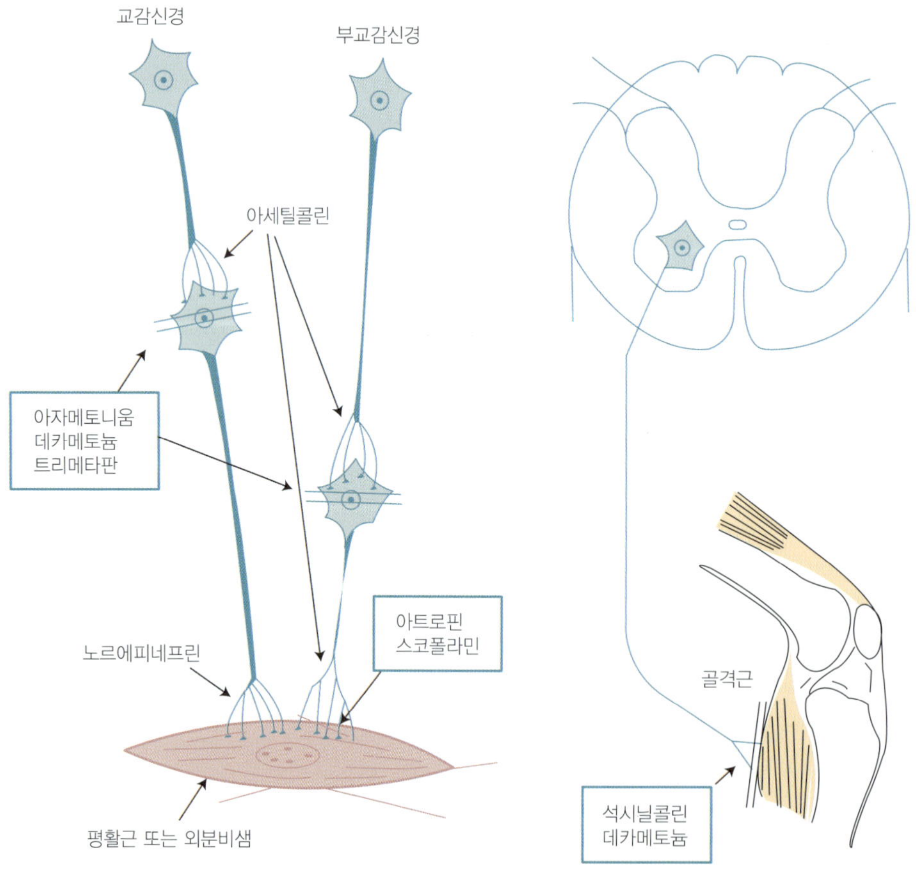

그림 7-3 자율신경계의 지배와 차단제

3 자율신경계 수용체

자율신경계의 자극전달은 신경전달물질과 수용체의 상호작용으로 이루어진다. 따라서 콜린성 전달에는 콜린수용체(cholinergic receptor)가 있고, 아드레날린성 전달에는 아드레날린수용체(adrenergic receptor)가 있게 마련이다. 이들은 각각의 수용체에 대해 자극 효과를 나타내는 효능제(작용제, agonist)와 효능제의 작용을 억제하는 길항제(대항제, antagonist)에 대한 반응에 따라 나뉘게 된다(표 7-1).

표 7-1 자율신경계 수용체

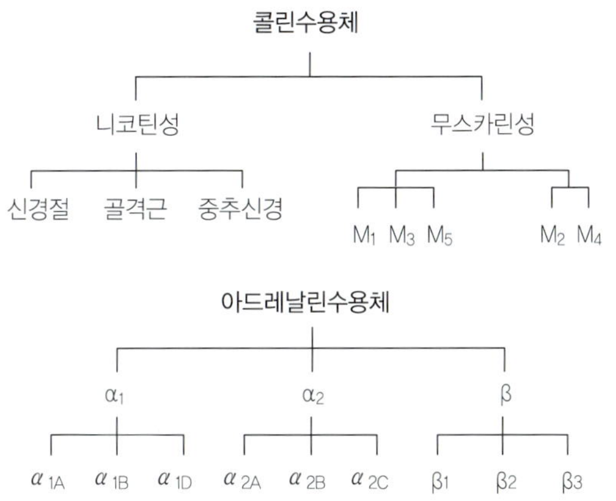

1) 콜린수용체

콜린수용체는 아세틸콜린에 반응하는 수용체로 크게 2가지로 나뉜다.

(1) 무스카린수용체

무스카린(muscarine)을 특이적 효능제로 하며 이 효능제의 효과가 아트로핀(atropine)에 의해 특이적으로 차단되는 수용체로, 말초 장기에 존재한다. 무스카린수용체(muscarinicreceptor)는 다시 M_1, M_2, M_3, M_4, M_5로 세분화된다.

(2) 니코틴수용체

니코틴(nicotine)을 특이적 효능제로 하는 수용체로 2가지 형이 있다. 골격근 니코틴수용체(nicotinic receptor)는 운동신경과 골격근 사이의 신경근접합부에 존재하는 것으로, 니코틴 효과가 d-쿠라린(curarine) 및 데카메토늄(C10)에 의하여 특이적으로 차단된다.

자율신경절 니코틴수용체는 자율신경절에 존재하는 것으로, 헥사메토늄(hexamethonium, C6)에 의하여 차단된다(그림 7-4, 그림 7-5).

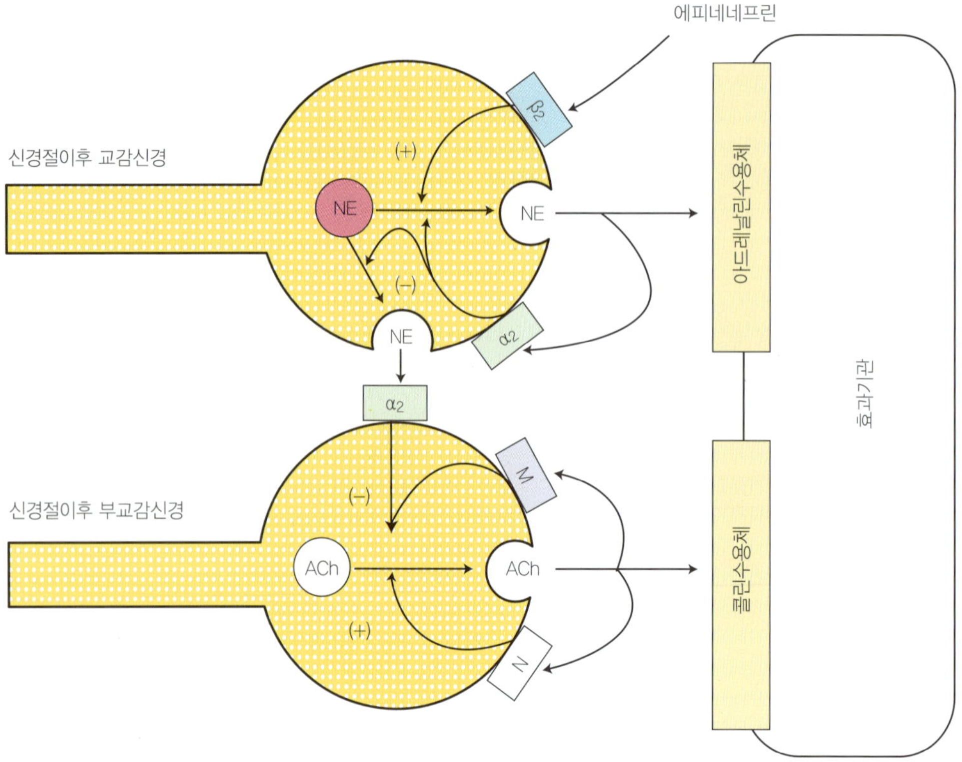

그림 7-4 자율신경계의 되먹임

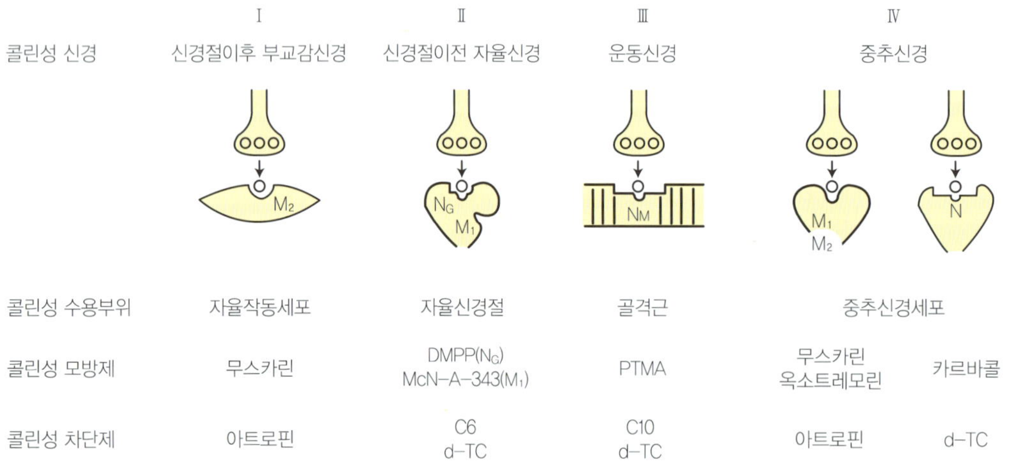

그림 7-5 콜린수용체

2) 아드레날린수용체

아드레날린수용체는 노르에피네프린에 반응하는 수용체로 몇 가지로 세분된다.

(1) α-아드레날린수용체

이 수용체에 대해 효능제 중에서 노르에피네프린이나 에피네프린은 효력이 크나 이소프로테레놀(isoproterenol)은 거의 영향을 미치지 못하며, 이들 효능제의 효과는 특이적으로 펜톨라민(phentolamine) 또는 페녹시벤자민(phenoxybenzamine)에 의해 차단된다. α-아드레날린수용체는 다시 2가지로 나뉜다(표 7-1).

① α_1-아드레날린수용체는 주로 혈관과 위장의 평활근 등에 존재하며, 효능제의 효력은 이소프로테레놀 = 에피네프린 ≫ 노르에피네프린의 순이다.

② α_2-아드레날린수용체는 시냅스이전섬유(presynapticfiber)에 존재하며, 자극되면 시냅스이전섬유로부터 노르에피네프린의 유리가 억제된다. 이 수용체는 이소프로테레놀에 반응하지 않는다.

(2) β-아드레날린수용체

이 수용체에 대한 효능제의 효력은 이소프로테레놀 〉 에피네프린 〉 노르에피네프린의 순이고, 특이적인 차단제(길항제)는 프로프라놀롤(propranolol)이다. 이는 다시 다음의 3가지로 세분된다.

① β_1-아드레날린수용체는 주로 심장과 위장관에 존재하며, 효능제의 효력은 이소프로테레놀 > 에피네프린 = 노르에피네프린의 순이다.

② β_2-아드레날린수용체는 주로 기관지와 혈관의 평활근에 존재하며, 효능제의 효력은 이소프로테레놀 = 에피네프린 ≫ 노르에피네프린의 순이다.

③ β_3-아드레날린수용체는 지방조직에 분포하며 효능제의 효력은 이소프로테레놀 = 노르에피네프린 〉 에피네프린의 순이다.

한편 자율신경계의 효과기관에 대한 효과는 되먹임(feedback)에 의해 영향을 받는다. 예를 들어, 에피네프린은 β_2-수용체에 작용하여 교감신경 말단에서 노르에피네프린(NE)을 유리하고, 유리된 NE은 효과기관에 작용하는 한편 α_2-수용체에 대한 되먹임으로 에피네프린의 작용을 억제하며 또 부교감신경의 α_2-수용체를 통하여 부교감신경의 활성을 억제한다(그림 7-4, 그림 7-5).

4 부교감신경계에 작용하는 약물

말초의 부교감신경계에 작용하는 약물에는 콜린성 전달을 모방하거나 증강시키는 약물과 콜린성 전달을 억제하는 약물이 있다(표 5-2). 아세틸콜린에 의하여 자극이 전달되는 콜린성 전달과정은 ① 아세틸콜린의 합성, ② 합성된 신경전달물질 저장, ③ 자극에 부응하는 신경전달물질 유리, ④ 유리된 전달물질 수용체와 상호작용, ⑤ 전달물질의 제거[콜린성 전달과정의 경우 아세틸콜린에스테라제(acetylcholinesterase)에 의해 가수분해]로 요약할 수 있다(그림 7-6).

말초의 부교감신경, 즉 부교감신경과 효과기관 간 접합부에서의 아세틸콜린 작용은 무스카린 작용(muscarinic action)이라고 한다. 무스카린(muscarine)은 버섯 종류에 함유된 알칼로이드로, 부교감신경 말초에서 아세틸콜린과 비슷한 작용을 나타내는데 그 효과를 간추려 보면 다음과 같다. 순환기계에서는 혈관을 확장시키고 심장박동을 느리게 하여 혈압을 강하시킨다. 위장관에서는 평활근을 자극하여 운동과 긴장도를 증가시키며, 다량의 아세틸콜린으로 위장관의 연축(spasm)과 뒤무직(tenesmus)을 일으킨다. 또한, 담낭과 담도의 긴장도와 운동을 증가시킨다. 외분비샘에서는 일반적으로 땀샘, 침샘, 위액샘, 이자샘 등의 모든 외분비샘을 자극하므로 분비가 증가한다. 비뇨기와 호흡기에서는 기관지, 요도, 방광 등의 평활근이 자극되어 기관지 수축, 배뇨곤란 등이 일어난다. 눈에서는 동공이 축소되고 원근조절능력을 잃게 되며 안압이 일시 상승하였다가 하강하게 된다.

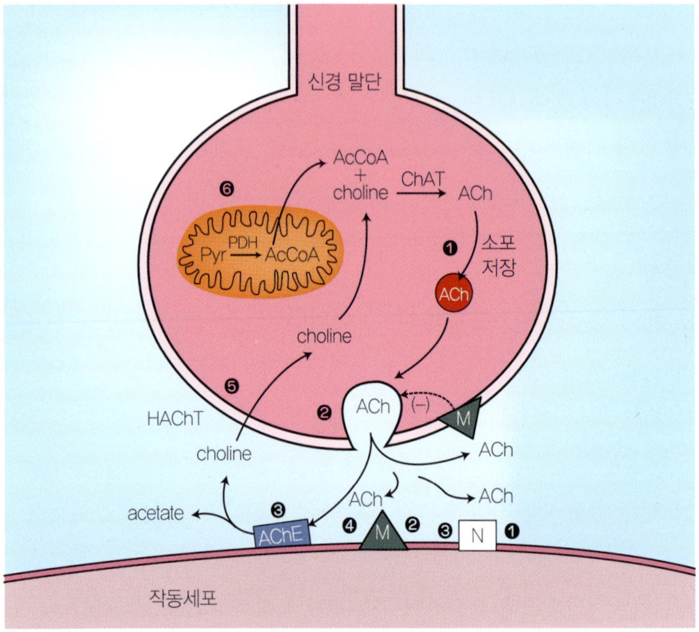

그림 7-6 콜린성 전달과정

표 7-2 부교감신경에 작용하는 약물

작 용	종류(약물의 예)
콜린성 전달을 모방하거나 증강시키는 약물	니코틴성 효능제(nicotine)
	무스카린성 효능제(pilocarpine)
	콜린에스테라아제 억제제(physostigmine)
콜린성 전달을 억제하는 약물	저장 소포 억제제(vesamicol)
	유리 억제제(botulinus toxin)
	니코틴성 길항제(trimethaphan)
	무스카린성 길항제(atropine)
	콜린 수송 억제제(hemicholinium)
	피루브산탈카르복시효소 억제제(bromopyruvate)

1) 콜린유사제제

콜린성 자극제에는 아세틸콜린 유도체인 콜린에스테르와 콜린 유사 알칼로이드, 그리고 콜린에스테라아제를 억제함으로써 간접적으로 콜린성 자극작용을 나타내는 약물이 있다(표 7-3). 콜린유사제제(cholinomimetic)란 아세틸콜린의 작용과 비슷한 작용을 나타내는 약물로, 다음과 같은 것이 있다.

표 7-3 콜린성 자극제

분류		약물
콜린에스테르		아세틸콜린(acetylcholine), 메타콜린(methacholine), 카르바콜(carbachol), 베타네콜(bethanechol)
콜린 유사 알칼로이드		필로카르핀(pilocarpine), 무스카린(muscarine), 아레콜린(arecoline), McNA-343
콜린에스테라아제 억제제	가역적 콜린에스테라아제 억제제	피소스티그민(physostigmine), 네오스티그민(neostigmine), 피리도스티그민(pyridostigmine), 에드로포늄(edrophonium), 더메카륨(demecarium), 암베노늄(ambenonium)
	비가역적 콜린에스테라아제 억제제	isoflurophate(DFP), echothiopate, 사린(sarin), 타분(tabun), 소만(soman), 파라티온(parathion), 말라티온(malathion), 파라옥손(paraoxon)

(1) 아세틸콜린 유도체

메타콜린(methacholine), 카르바콜(carbachol), 베타네콜(bethanechol)이 있으며, 이들은 모두 아세틸콜린과 같은 4급 암모늄 유도체이다. 아세틸콜린은 콜린에스테라아제에 의하여 빠른 속도로 가수분해되므로 실제 임상적으로 사용하기는 불편하나, 이 유도체는 콜린에스테라아제에 대한 가수분해가 느리고 장기에 대한 선택성을 가진다(표 7-5).

(2) 콜린 유사 알칼로이드

자연계 식물에서 얻어지는 콜린수용체 작용 알칼로이드에는 필로카르핀(pilocarpine), 무스카린(muscarine), 아레콜린(arecoline)이 있다. 이들은 장기에 대한 선택성이 없고 대단히 효력이 크므로 임상적으로는 전신에 투여하기는 어렵고 필로카르핀(pilocarpine)이 안과에서의 점안제로 사용될 뿐이다.

2) 콜린에스테라아제 억제제

아세틸콜린에스테라아제는 아세틸콜린을 가수분해하는 효소이며, 콜린에스테라아제 억제제(cholinesterase inhibitor)는 아세틸콜린에스테라아제의 작용을 저해함으로써 아세틸콜린의 가수분해를 억제한다. 따라서 콜린수용체에 아세틸콜린을 축적시켜 부교감신경의 흥분을 초래한다. 콜린에스테라아제 억제제에는 가수분해속도가 매우 느리기는 하나 콜린에스테라아제에 의해 가수분해됨으로써 그 작용이 가역적인 피소스티그민(physostigmine), 네오스티그민(neostigmine), 피리도스티그민(pyridostigmine) 등이 있는데, 이 중 에드로포늄(edrophonium)은 콜린에스테라아제에 대한 결합력이 약하므로 그 작용시간이 매우 짧다. 콜린에스테라아제에 의하여 가수분해되지 않으므로 그 작용이 비가역적인 유기인산염(organophosphate) 제제에는 isoflurophate, echothiopate, 파라티온(parathion), 말라티온(malathion), 소만(soman) 등이 있다. 소만, 사린(sarin) 등은 독성이 매우 강하여 살상 무기로 사용되며, 파라티온, 말라티온은 살충제로 널리 사용된다.

표 7-4 콜린성 흥분제의 효과

장 기		반 응
눈	홍채의 괄약(조임)근	• 수축
	모양체근	• 근시에 대한 수축
심장	동(굴)방결절	• 속도 감소(심방박동수 감소)
	심방	• 수축 강도 감소(수축력 감소) • 불응기 감소
	방실결절	• 전도 속도 감소(변전도성 감소) • 불응기 연장
	심실	• 수축 강도 약간 감소
혈압	세동맥	• 확장(EDRF 경유) • 수축(고용량의 직접 효과)
	정맥	• 확장(EDRF 경유) • 수축(고용량의 직접 효과)
폐	기관지 근육	• 수축(기관지 수축)
	기관지 분비샘	• 흥분
위장관	운동	• 증가
	괄약(조임)근	• 이완
	분비	• 흥분
방광	배뇨관	• 수축
	삼각과 괄약(조임)근	• 이완
샘	땀, 타액(침), 눈물, 코인두	• 분비

표 7-5 콜린에스테르의 비교

콜린에스테르	콜린에스테라아제 감수성	무스카린 작용	니코틴 작용
아세틸콜린(acetylcholine)	++++	+++	+++
메타콜린(methacholine)	+	++++	없음
카르바콜(carbachol)	미약	++	+++
베타네콜(bethanechol)	미약	++	없음

3) 콜린성 자극제의 임상적 이용

(1) 임상적용

녹내장(glaucoma) 환자의 눈에 콜린유사제제를 국소적으로 점안하면 방수(aqueous humor)의 배출을 원활하게 하여 안압을 감소시킨다. 무스카린수용체에 대한 직접적 효능제로는 메타콜린(methacholine), 카르바콜(carbachol), 필로카르핀(pilocarpine)이 이용되며, 콜린에스테라아제 억제제로는 피소스티그민, isoflurophate, echothiophate가 이용되고 있으나 가장 흔히 사용되는 것은 필로카르핀이다(표 7-6).

평활근의 활성 저하로 인한 마비성장폐색증(paralytic ileus) 또는 방광무긴장증(bladderatony)에는 베타네콜(bethanechol)이 흔히 사용되며, 때로는 네오스티그민이 이용된다. 또한 골격근의 수축력 감퇴를 주요 증상으로 하는 중증근무력증(myasthenia gravis)에는 네오스티그민과 피리도스티그민이 매우 유용하게 사용되며 에드로포늄은 진단적 가치가 매우 높다(표 7-7).

표 7-6 콜린성 자극제의 임상적 이용

임상적 이용	약 물
녹내장	필로카르핀, 카르바콜
무력성장폐색(수술 후)	베타네콜
소변 저류	베타네콜
침샘 자극	필로카르핀

표 7-7 콜린에스테라아제의 임상적 이용

임상적 이용	
• 마비성장폐색증, 방광무긴장증 • 중증근무력증 • 알츠하이머병	• 녹내장 • 항콜린제중독

(2) 부작용

콜린유사제제의 부작용은 주로 과량투여로 나타날 수 있으며 부교감신경의 활성이 높아짐으로써 질병이 악화될 수 있는 경우에는 사용하여서는 안 된다(표 7-8). 그리고 콜린에스테라아제 억제제, 특히 유기인산염 제제는 심각한 급성중독을 야기할 수 있어 사용에 각별한 주의가 필요하다(표 7-9). 유기인산염 제제, 콜린에스테라아제 억제제 중독 시에는 프랄리독심(pralidoxime, PAM)이 콜린에스테라아제 부활제(reactivator)로 사용될 수 있다.

표 7-8 콜린유사제제의 부작용

부작용	내용
과도한 부교감신경 활성	혈압저하, 기관지수축, 타액 분비, 발한, 축동, 위장관 불쾌
사용 금기	천식, 만성폐쇄폐질환(COPD), 위 · 십이지장궤양, 요로 또는 위장관 폐쇄

표 7-9 콜린에스테라아제 억제제의 급성중독

종 류	증 상
안과적 증상	축동, 안구통, 결막충혈, 시력감퇴, 모양체 연축, 이마통증
위장관 및 요로 증상	식욕감퇴, 구토, 복부경련, 설사, 타액분비, 불수의적 배변과 배뇨, 발한, 눈물, 음경발기, 서맥과 저혈압
중추신경계 증상	혼란, 운동실조, 언어실조, 반사소실, 체인-스토크스호흡(Cheyne-Stokes respiration), 경련, 혼수, 호흡마비

4) 무스카린수용체 차단제

콜린수용체를 차단하는 약물은 수용체에 대한 특이성이 매우 높다. 부교감신경의 무스카린수용체에서 아세틸콜린에 대하여 억제작용을 하는 약물은 니코틴수용체에 대한 차단작용이 없으며 그 반대도 마찬가지이다.

말초에서 부교감신경을 차단하는 약물은 효과기관에 따라 그 감수성이 다르다. 가장 감수성이 높은 곳은 침샘, 기관지분비샘, 땀샘 등으로 이곳에서는 소량으로도 분비가 억제된다. 또한 다량에서는 동공이 산대되고 원근조절에 마비를 일으키며, 더욱 많은 양에서는 방광과 위장관 평활근의 억제가 나타난다. 그러나 위액 분비는 부교감신경 차단제로 잘 억제되지 않는다.

대부분의 차단제는 콜린수용체에서 아세틸콜린에 대하여 경쟁적 억제작용(competitive inhibition)을 나타낸다. 다시 말해 이들 차단제의 효과는 콜린성 효능제 또는 전달물질(acetylcholine)의 농도를 증가시키면 반전될 수 있다. 따라서 콜린에스테라아제 억제제를 투여하면 수용체에서의 아세틸콜린 분해가 억제되어 신경전달물질의 농도가 증가하므로 차단제의 효과를 반전시킬 수 있다.

(1) 아트로핀과 히오신의 효능

벨라도나(Belladonna)라는 식물에서 얻어지는 알칼로이드로서 아트로핀(atropine)과 스코폴라민(scopolamine)은 수천 년 동안 독약이나 의약으로 사용되어 왔다.

각 장기에 대한 효과를 간추리면 다음과 같다. 눈에서는 동공을 산대시키고 모양체근을 마비시키므로 원근조절에 마비가 일어난다. 따라서 광선에 대한 동공반사가 소실되고 원시(far vision)로 고정된다. 또 동공산대는 방수의 흐름을 방해하여 녹내장 환자의 안압을 상승시킨다. 순환기계에 대한 아트로핀의 주요 작용은 심장박동에 대한 것으로 소량에서는 심장박동속도를 감소시킬 수 있는데, 이는 아트로핀에 의한 일시적인 부교감신경 자극에 따른다. 그러나 용량이 증가하면 심장박동이 빨라진다(빈맥, tachycardia). 위장관에서는 침샘의 분비를 억제하므로 입과 인후가 마르게 되어 언어와 삼키는 일에 장애가 발생한다. 또한 위장관의 운동도 억제되며, 소변의 저류도 나타난다. 호흡기계에서는 코, 입, 인후, 기관지 등의 분비를 억제하여 호흡기 기도가 마르고, 이는 기도의 저항을 증가시키므로 폐의 잔류용적이 증가하게 된다. 중추신경계에서는 아트로핀과 히오신이 서로 다르게 작용한다. 아트로핀은 중추신경계를 자극하므로 흥분, 불안, 환각, 환상, 호흡 증가 등을 나타내며, 결국에는 숨뇌마비를 일으켜 사망에 이르게 한다. 이에 반해 히오신은 중추신경을 억제하여 현기증, 이상행복감(euphoria) 등을 일으키는데, 이는 평형기를 억제하므로 멀미 치료에 유효하며, 또 떨림(진전, tremor)을 억제하는 작용이 있어 파킨슨병 치료에도 이용된다. 아트로핀의 용량 의존적 효과를 (표 7-10)에 정리하였다.

표 7-10 아트로핀의 효과

용 량	효 과
0.5mg	약간의 심장억제, 가끔 구강건조 증상, 발한억제
1.0mg	구강건조, 갈증, 심장억제에 이은 촉진, 경한 동공확대
2.0mg	빠른 심장박동, 심계항진, 현저한 구강건조, 동공확대, 근거리 시야의 혼탁
5.0mg	상기 제반 증상의 심화, 언어장애, 연하곤란, 불안 및 피로, 두통, 피부건조 및 온열감, 배뇨곤란, 장연동운동의 감퇴
10.0mg	상기 제반 증상의 심화, 맥의 속도가 변칙적, 홍채소실, 시력장애, 피부홍조 및 건조, 온열감, 피부 창백, 운동실조, 흥분, 환각, 섬망, 혼수상태

표 7-11 안과에서 사용하는 항무스카린제

약 물	효과기간(일)	통상농도(%)
아트로핀	7~10	0.5~1
스코폴라민	3~7	0.25
호마트로핀	1~3	2~5
사이클로펜톨레이트	1	0.5~2
트로픽아미드	0.25	0.5~1

(2) 아트로핀 유사작용 약물

위장관계에 주로 사용하는 약물에는 프로판텔린(propantheline), 아트로핀(atropine methonitrate), 글리코피롤레이트(glycopyrrolate), 피렌제핀(pirenzepine), 디사이클로민(dicyclomine), 메탄텔린(methantheline), 옥시펜사이클리민(oxyphencyclimine) 등이 있다.

산동제로 주로 사용하는 약물에는 트로픽아미드(tropicamide), 호마트로핀(homatropine), 사이클로펜톨레이트(cyclopentolate), 스코폴라민(scopolamine) 등이 있다(표 7-11).

(3) 임상적 적응증

① 중추신경계 이상

콜린성 무스카린수용체 차단제는 파킨슨병 치료에 이용되어 왔으나 레보도파의 등장 이후에는 별로 사용되지 않고 있다. 그러나 아직도 보조제로는 이용되기도 한다. 또한 콜린성 차단제는 멀미 예방에 대단히 효과적인데 주로 스코폴라민이 이용된다.

② 안과적 이용

정확한 시력검사를 위해서는 동공산대와 모양체근의 마비가 필요한데, 이때 국소적으로 사용된다.

③ 위장관계 이상

주로 위·십이지장궤양 치료에 이용되나 위산 분비는 효과적으로 억제하지 못한다.

④ 심장질환

심근경색이 있는 경우에는 때로 부교감신경의 활성이 항진하여 동방결절 또는 방실결절이 과도하게 억제되므로 심박출량에 장애를 일으킬 수 있다. 이러한 경우 아트로핀의 비경구적 투여가 효과적이다.

⑤ 호흡기계 이상

기관지천식에서 기관지 평활근의 확장을 목적으로 이용될 수 있다. 이프라트로퓸(ipratropium)은 흡입제로 사용되는 아스트로핀 유사화합물이다(표 7-12).

표 7-12 아트로핀의 임상적 이용

임상적 이용
• 소화궤양 처치 • 증가된 위장관 긴장도 및 운동성 처치 • 산동 및 모양체근마비 • 분비억제(침샘 및 기관지 분비) • 기관지 확장 • 심근경색의 동성서맥 처치 • 파킨슨병 치료 • 멀미 처치 • 진정 • 신성산통 • 항콜린에스테라아제중독 및 버섯중독 처치

5 교감신경계에 작용하는 약물

교감신경 말단에는 형광현미경하에서 형광을 발하는 과립(granule)이 존재한다. 이 과립은 노르에피네프린을 함유하며, 노르에피네프린의 합성과정은 (그림 7-7)과 같다.

그림에서 나타낸 바와 같이 노르에피네프린 합성의 각 단계는 특유 효소에 의하여 조절되고 있으나 각 단계의 모든 효소가 노르에피네프린 합성에만 특유한 것은 아니다. 즉, L-방향족아미노산 탈탄산효소(aromatic aminoacid decarboxylase)는 5-히드록시부타민 이나 히스타민(histamine) 합성에도 관여한다.

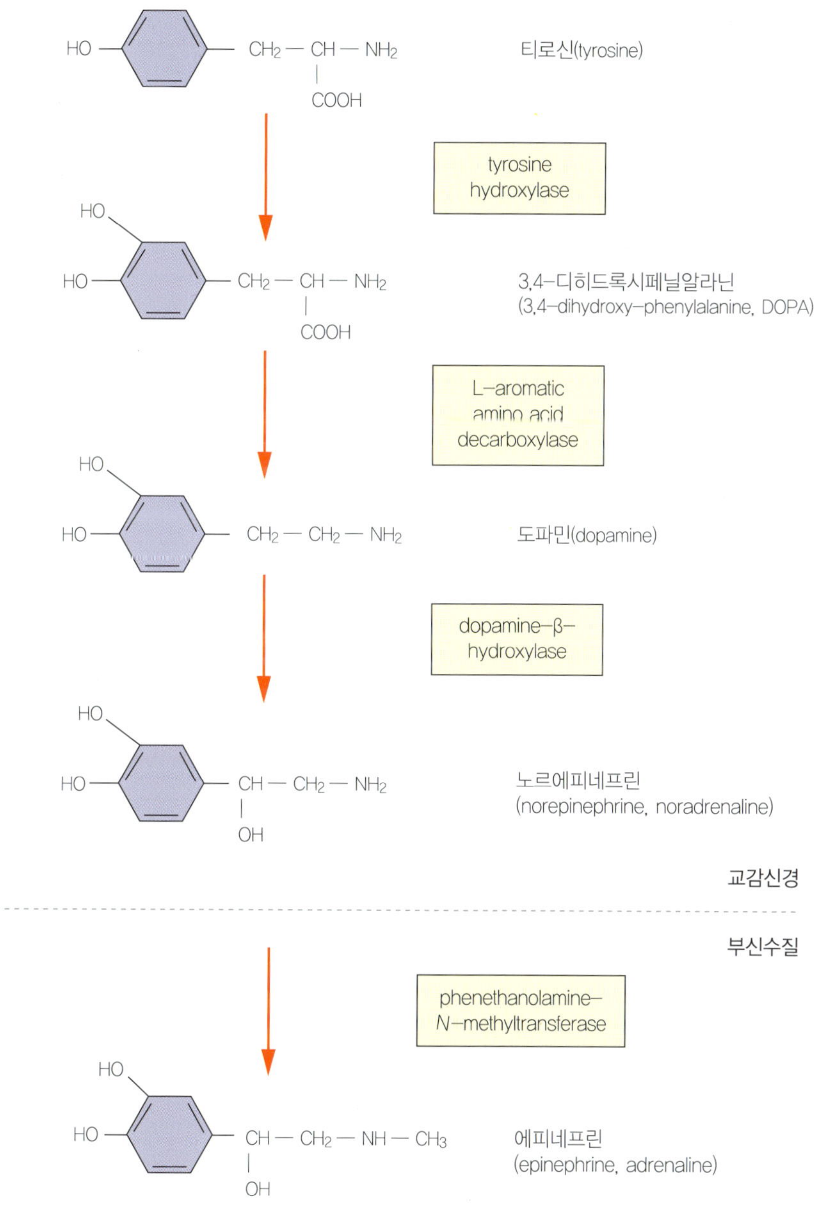

그림 7-7 에피네프린의 합성과정

합성된 노르에피네프린은 교감신경의 말단에 저장되는데 약 40%는 세포질 내에, 약 60%는 과립에 저장되며, 이들은 확산에 의하여 과립과 세포질 사이를 왕래한다. 세포질 내의 노르에피네프린 일부에서는 교감신경 말단의 세포막을 통한 확산이 일어날 수도 있다. 그러나 세포 밖으로 나온 노르에피네프린이 다시 세포 안으로 들어가는 것은 특유의 능동적 이동기전에 따른다.

노르에피네프린의 능동적 이동기전인 신경 말단에서의 흡입은 신경자극에 의하여 유리된 노르에피네프린의 작용을 종식시키는 데 있어 대단히 중요한 역할을 한다. 즉, 신경 말단에서 유리되어 작용세포 수용체에 작용하고 난 다음 그 작용이 종식되는 것은 주로 신경 말단에서의 능동적 흡입과 과립 내 저장을 통해 이루어지며, 효소에 의한 분해는 큰 역할을 하지 못한다(그림 7-8).

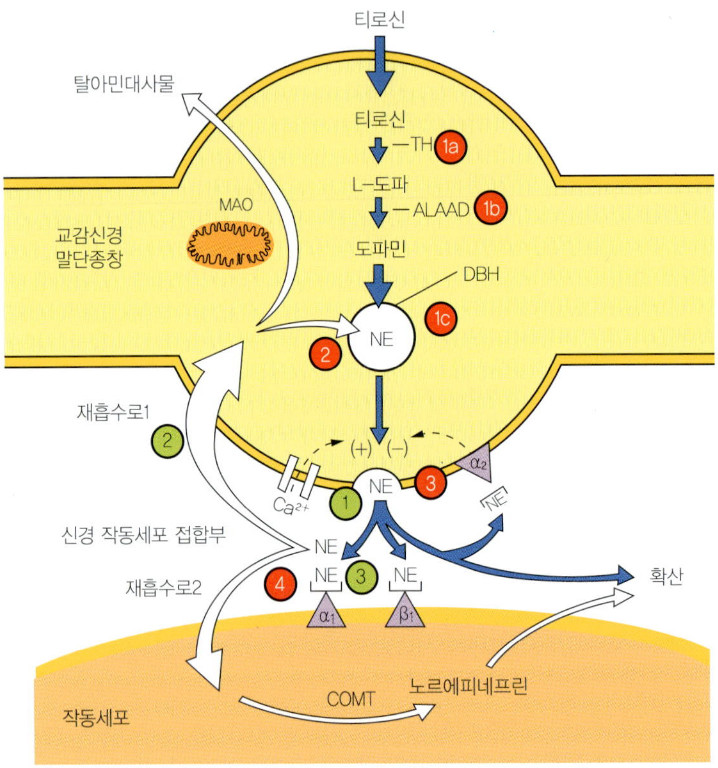

그림 7-8 아드레날린성 신호전달

1) 교감신경작용제

교감신경작용제(sympathomimetic)는 아민(amine)으로, 이들은 교감신경이 자극되었을 때의 효과와 비슷한 작용을 하며, 그 작용기전에 따라 크게 3가지로 나눌 수 있다.

(1) 직접작용 아민

① 임상작용

노르에피네프린이 작용하는 작용세포의 수용체에 직접 작용하여 교감신경을 자극한 것과 같은 효과를 나타내는 약물이다. 따라서 이들은 교감신경을 절단하거나 약리학적으로 교감신경 말단의 노르에피네프린 저장을 완전히 고갈시킨 상태에서도 그 작용을 나타낸다.

교감신경 말단의 노르에피네프린 저장을 고갈시키거나 교감신경을 절단한 후에는 직접작용 아민의 효과가 훨씬 증강되어 나타나는데, 이러한 현상을 탈신경초민감성(denervation supersensitivity)이라고 한다. 이 현상에 대해서는 여러 가설이 제시되었으나 비교적 많은 호응을 얻은 것은 정상적인 흡입기전이 결여된 상태이므로 수용체 부위의 아민 농도가 높아지기 때문이라는 설명이다.

② 사용약물

대부분의 직접작용 아민은 카테콜 유도체이므로 이를 카테콜아민(catecholamine)이라고 하며 대표적으로 에피네프린, 노르에피네프린, 이소프로테레놀, 도파민 등이 있는데, 페닐에프린(phenylephrine)은 직접작용 아민이기는 하나 카테콜아민은 아니다.

(2) 간접작용 아민

① 임상작용

이들 대부분은 카테콜아민이 아니며 교감신경 말단에서 흡입되어 저장된 노르에피네프린을 유리시킴으로써 작용을 나타낸다. 따라서 이들 작용은 교감신경을 절단하거나 교감신경 말단의 노르에피네프린 저장을 고갈시킨 상태에서는 작용이 소실된다.

② 사용약물

대표적인 약물에는 티라민, 암페타민(amphetamine), 펜메트라진(phenmetrazine) 등이 있다(그림 7-9).

전처치	효과기관의 반응	
	직접교감신경작용제 (예: 에피네프린)	간접교감신경작용제 (예: 티라민)
1. 신경절제	증가	감소
2. 레세르핀	약간 증가	감소
3. 코카인	증가	감소

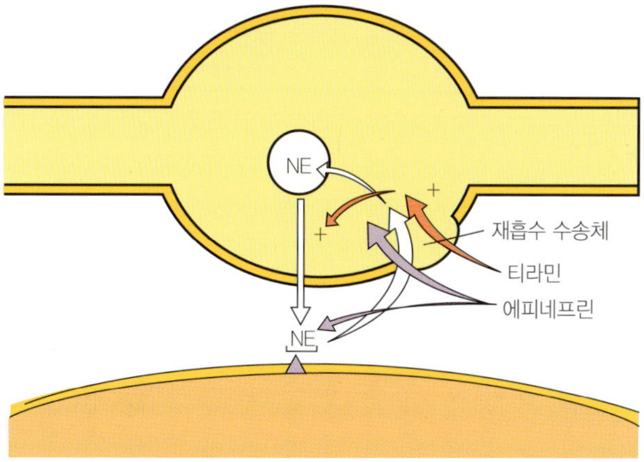

그림 7-9 직접·간접 교감신경작용제

(3) 혼합작용 아민

에피네프린이나 메톡사민(methoxamine)과 같은 일부 아민 유도체는 직접작용과 간접작용을 모두 가진다. 그러나 이들은 장기조직이나 동물의 종류에 따라 여러 가지 형태의 작용을 나타내게 된다.

2) 아드레날린수용체 효능제

분자생물학적인 측면에서 보면 신경전달물질인 노르에피네프린이나 아세틸콜린 등은 1개의 화학분자이다. 그리고 이들이 효과를 나타내는 데는 효과기관의 세포에 이들 신경전달물질 분자와 상호작용하는 특유의 분자가 관여하게 되는데 이를 수용체라고 한다.

1948년 Ahlquist는 말초의 교감신경에는 에피네프린 효과를 나타내는 2가지 수용체가 있다고 하였다. 즉, α-수용체는 신경 자극 시 흥분적으로 작용하는 수용체이고, β-수용체는 억제적으로 작용하는 수용체라는 것이다. 그러나 앞서 설명한 바와 같이 수용체에 대한 여러 효능제 또는 길항제에 대한 반응 차이에 따라 α-수용체를 $\alpha_1 \cdot \alpha_2$-수용체로, 그리고 β-수용체를 $\beta_1 \cdot \beta_2$-수용체로 세분하게 되었다. 여기에 최근 β_3-수용체가 밝혀졌다.

(1) 아드레날린수용체의 작용

아드레날린수용체는 G단백 연관 수용체로 G단백을 경유하여 효과기관의 세포막에 있는 아데닐사이클라아제(adenyl cyclase) 또는 포스포리파아제(phospholipase) C의 활성을 조절한다. 즉, 노르에피네프린이 세포막의 아데닐사이클라아제를 활성화하면 아데닐사이클라아제에 의하여 ATP에서 cAMP가 형성되고, 이 cAMP에 의하여 여러 가지 생리적 작용이 나타나게 된다. cAMP는 포스포디에스테라아제(phosphodiesterase)라는 효소에 의하여 5′-AMP로 변함으로써 작용이 소실된다(그림 7-10).

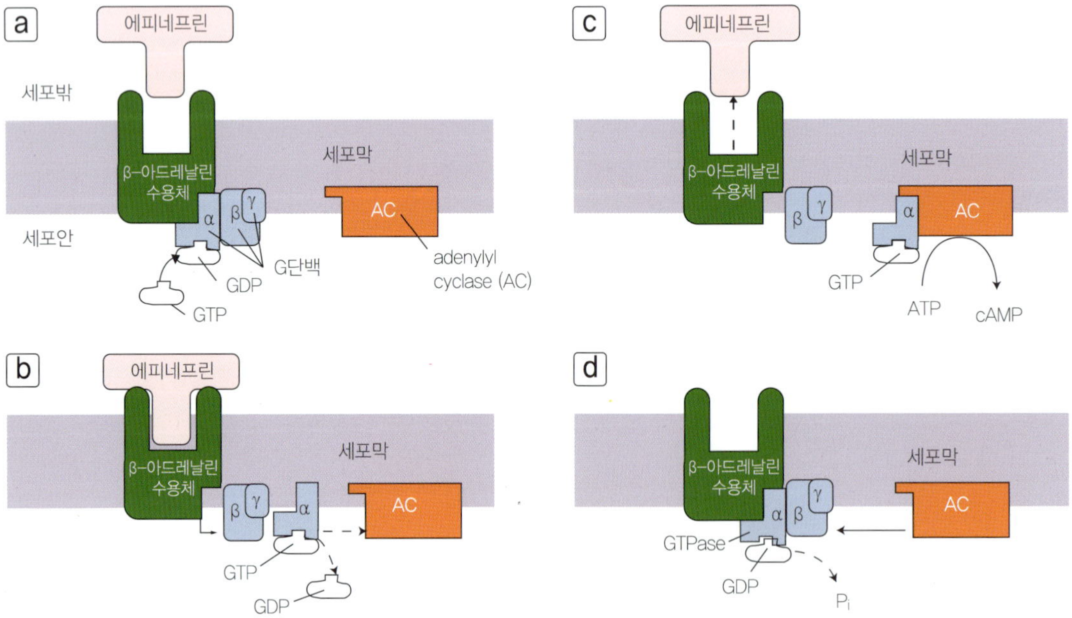

그림 7-10 G단백의 작용

(2) 사용약제

① α-수용체 효능제

노르에피네프린은 카테콜아민의 일종으로 아드레날린성 뉴런, 즉 교감신경의 말초에서 유리된 뒤 주로 α-수용체와 상호작용하여 자극 효과를 나타내게 된다. 그러나 β-수용체에 대한 자극작용도 가지는 것으로 알려졌는데, 이는 α-수용체가 차단되었을 때 분명해진다.

노르에피네프린은 피부와 내장 점막의 혈관을 수축시킴으로써 수축기혈압 및 이완기혈압을 상승시킨다. 이러한 혈압상승을 보상하기 위한 반사반응으로 심장박동속도가 느려지게 되며(reflex bradycardia), 혈관수축으로 인하여 말초혈관저항이 상승하여 신장 및 내장, 뇌, 간 등의 혈류량이 감소하게 된다.

노르에피네프린은 임상적으로 심한 저혈압 상태에서 조직의 혈액관류가 필요할 때 사용된다. 독성 효과는 주로 혈압상승에서 기인하는 것으로, 두통, 눈부심(수명, photophobia), 구토 등을 일으키며 심한 혈압상승이 일어나면 뇌출혈, 폐부종 등이 발생할 수 있다.

페닐에프린(phenylephrine)은 강력한 α-수용체 자극 작용을 가지나, β-수용체에는 거의 작용하지 않는다. 이것의 심맥관계에 대한 작용은 노르에피네프린과 같이 α-수용체 자극으로 광범위한 혈관수축을 일으켜 혈압을 상승시키며, 피부와 신장의 혈류를 저하시킨다. 그러나 위장관에서는 잘 흡수되지 않는다. 페닐에프린 자체만으로는 동공산대작용이 확실하지 않은 편이나 신경절제 후에는 동공산대작용이 증강된다. 임상적으로는 비점막 충혈 억제제로 사용된다.

메톡사민(methoxamine)은 주로 α_1-수용체에 직접 작용하는 효능제로 그 약리학적 작용은 페닐에프린과 유사하다. 미도드린(midodrine)은 메톡사민의 N-아세트아미드(acetamide) 유도체로 기립성저혈압 치료에 사용하며 기실로메타졸린(xylometazoline)과 옥시메타졸린(oxymetazoline)도 α-수용체 효능제로 비점막 충혈 완화제로서 국소적으로 사용한다.

② β-수용체 효능제

이소프로테레놀(isoproterenol)은 카테콜아민의 하나로 강력한 β-수용체 효능제이다. α-수용체 자극 작용도 있기는 하나, 이는 β-수용체가 차단된 상태에서만 일부 장기에 나타난다. 일반적으로 β-수용체 효능제는 $\beta_1 \cdot \beta_2$-수용체에 대한 선택성은 없는 것으로 보인다.

심맥관계에 대한 작용은 심장의 수축력을 증가시키고(수축촉진작용, inotropic action) 심장박동속도를 높여(심박수변동작용, chronotropic action) 심박출량을 증가시킨다. 또 관상동맥과 골격근동맥을 이완시키나 신장, 피부, 장막의 혈관에 대한 작용은 현저하지 않다. 따라서 이완기혈압은 하강하나 평균혈압은 심박출량의 증가로 인하여 하강하지 않는다.

호흡기에서는 호흡중추를 자극하여 호흡을 빠르고 깊게하고, 기관지 평활근을 이완하여 기관지를 확장시키므로 임상적으로는 기관지천식 치료에 널리 이용된다. 기타 평활근에서는 위장관 및 자궁의 긴장도와 운동을 억제한다.

한편, 중추신경을 자극하는 작용도 있어서 불안, 초조, 구토 등의 증상을 일으키고, 기관지천식 환자에게 장기간 투여할 경우 정신적 의존성이 발생할 수 있다. 또 이소프로테레놀은 떨림을 일으키거나 근육의 반사적 수축속도를 증가시키기도 한다.

이소프로테레놀은 설하투여 또는 분무에 의해서는 잘 흡수되나, 위장관에서는 별로 흡수되지 못한다. 부작용으로는 두근거림, 심장박동 증가, 부정맥, 협심통 등을 일으킬 수 있고, 동물실험에서는 장기간의 사용으로 심근 경색을 일으키기도 하였다.

살부타몰(salbutamol)은 주로 β_2-수용체를 모두 자극하여 기관지와 골격근 세동맥의 확장을 일으키며, 다량투여하면 심장 자극 효과와 떨림 등을 일으킨다. 임상적으로는 기관지천식을 치료할 목적으로 분무 또는 정제로 널리 이용된다.

이소에타린(isoetharine), 알부테롤(albuterol), 테르부탈린(terbutaline)도 살부타몰과 비슷한 성질을 가진 β_2-수용체 효능제이다.

③ 에피네프린

에피네프린(epinephrine, adrenalin)은 카테콜아민의 일종으로, 주로 부신수질에서 생성되며 그 밖에 생체의 크롬친화성 조직에서도 생성된다. 과거에 이를 교감신경의 신경전달물질로 보았던 데서 연유되어 교감신경을 아드레날린성 신경이라고 한다.

에피네프린은 생체의 α-수용체와 β-수용체를 모두 자극하며 그 효과는 생체 각 부위의 수용체 분포 상태에 따라 다르게 나타난다.

심맥관계에서 에피네프린은 심장의 β-수용체를 직접 자극함으로써 심장의 수축력과 박동속도를 증가시키고 관상동맥을 이완시킨다. 또한 α-수용체를 가지는 피부 점막과 신장의 세동맥은 수축시키며 β-수용체를 가진 골격근의 세동맥은 확장시킨다. 따라서 수축기혈압이 상승하나 노르에피네프린에서와 같은 반사성 서맥(reflex bradycardia)은 나타나지 않는데, 이는 에피네프린에 의해 심장의 β-수용체에 직접 자극하기 때문이다. 또한 골격근 세동맥의 확장으로 이완기혈압은 떨어진다(그림 7-11).

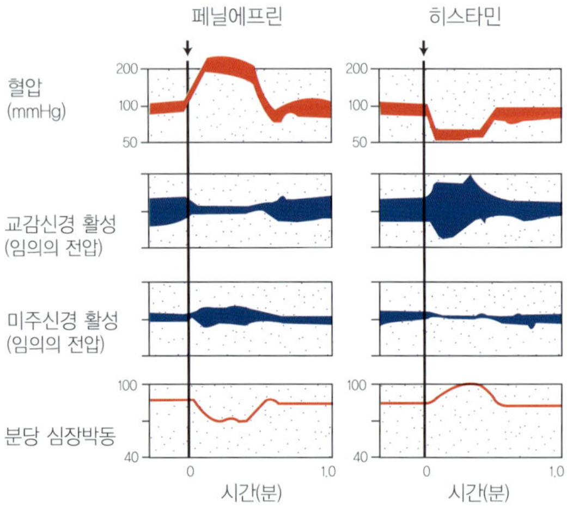

그림 7-11 혈압을 변화시키는 약물

위장관에서는 일반적으로 유문괄약근과 회맹괄약근을 수축시키고 위장관의 긴장도를 저하시키나, 그 효과는 원래의 운동성과 긴장도에 따라 다르게 나타난다.

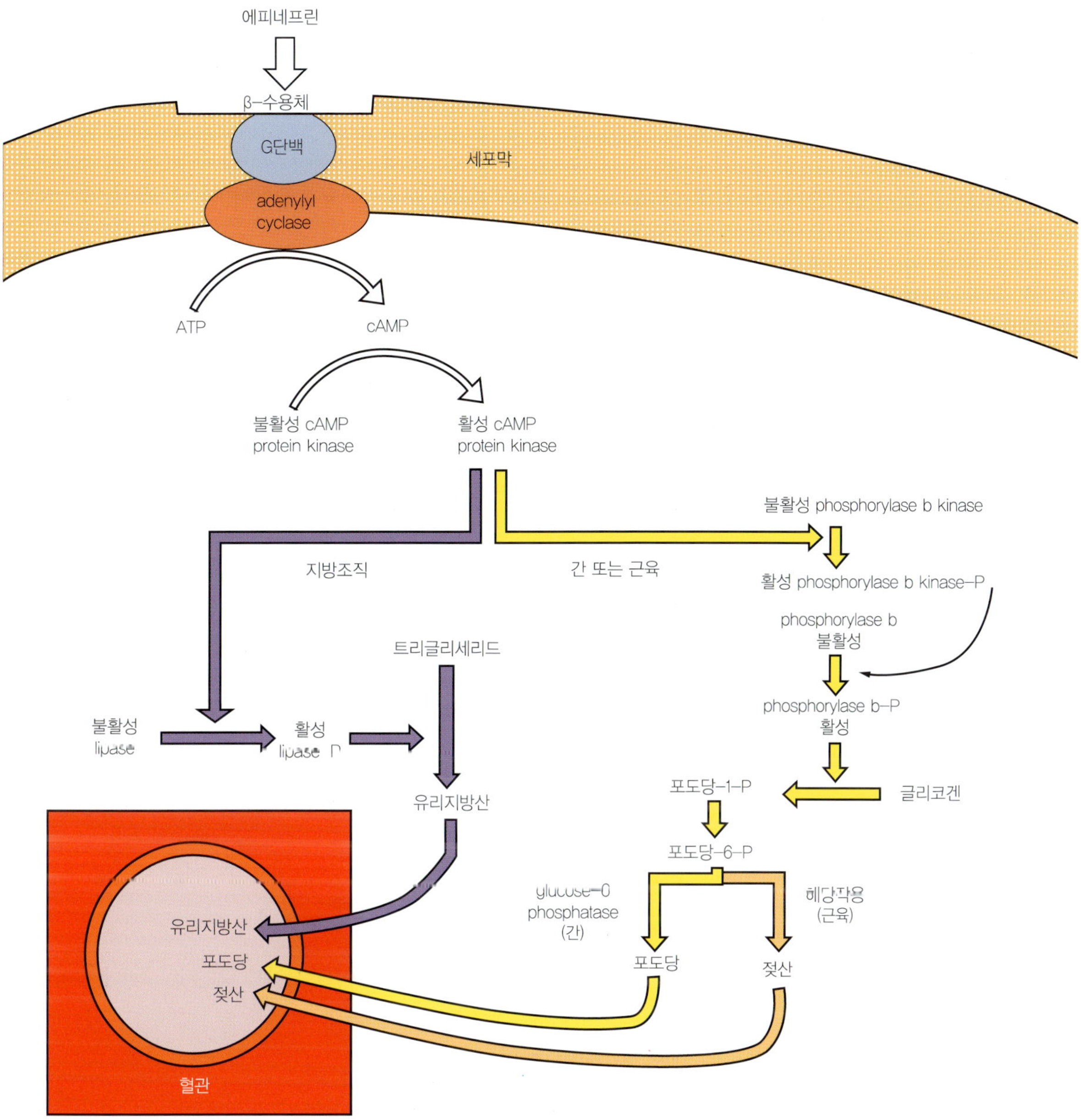

그림 7-12 에피네프린의 대사작용

호흡기계에서 에피네프린은 일시적인 호흡중추 자극 작용이 있어서 임상적으로 유용하지는 않다. 기관지 평활근의 이완으로 현저한 기관지 확장을 일으키며, 이는 특히 천식과 같이 기관지 평활근이 수축되었을 때 더욱 현저하게 나타난다. 또한 기관지 점막의 혈관을 수축시켜 충혈을 억제한다.

눈의 경우 직접 에피네프린을 투여하였을 때 동공의 현저한 변화는 나타나지 않으나 눈의 교감신경을 절제하거나 구아네티딘(guanethidine)을 국소적용하고 난 다음 투여하면 현저한 산동 효과를 나타내며, 또한 정상인이나 녹내장 환자의 안압을 저하시킨다. 에피네프린은 위장관에서 쉽게 분해되므로 주사 또는 흡입으로 투여하여야 한다. 임상적으로는 기관지천식, 심정지, 두드러기, 신경혈관성 부종, 혈청병 등에 사용되며, 국소마취 시 마취제와 섞어서 사용하면 국소 혈관을 수축시켜 마취제의 작용시간을 연장하고 전신 독작용을 방지할 수 있다. 에피네프린의 주요 독작용은 급성 고혈압에 수반되는 폐부종과 같은 합병증상이다. 또 클로로포름(chloroform)이나 할로탄(halothane) 등의 염화탄화수소(chlorinated hydrocarbon)에 의한 전신마취 시에 사용하면 심장부정맥이 나타날 수 있다.

에피네프린은 해당작용과 지방분해작용으로 말초 혈류의 포도당과 유리지방산을 증가시킨다(그림 7-12).

④ 도파민

도파민(dopamine)은 노르에피네프린의 전구물질로, 여러 혈관의 D_1-수용체에 작용하여 혈관을 확장시킨다. 특히 신장혈류량에 미치는 영향은 임상적으로 의미가 크다. 이보파민(ibopamine)은 도파민과 유사한 약리작용을 가지며 경구적으로도 효과가 있다. 도부타민(dobutamine)은 상대적으로 β_1-수용체 선택성이 있는 카테콜아민이다.

⑤ 에페드린

에페드린(ephedrine)은 여러 식물에서 얻을 수 있는 혼합작용 아민으로 작용시간이 길고 경구투여하였을 때 생체이용률이 높다. 또한 저장 카테콜아민의 유리를 촉진하고 아드레날린수용체에는 비선택적으로 작용하며 그 약리학적 성질은 에피네프린과 같다. 혈액뇌장벽을 쉽게 통과하므로 중추신경계에 작용하여 중추신경 흥분작용을 나타낸다.

⑥ 암페타민

암페타민(amphetamine)은 간접작용 아민으로 중추신경 흥분작용이 있어 기분(mood)과 감정의 변화를 나타내고 식욕감퇴작용이 있다. 따라서 습관성 남용의 우려가 큰 약물이다. 메타암페타민(methamphetamine)과 펜메트라진(phenmetrazine)은 암페타민 유사작용이 있는 유도체이고, 메칠페니데이트(methylphenidate), 페몰린, 페닐프로판올아민(phenylpropanolamine)도 암페타민 유사작용이 있는 약물이다.

3) 아드레날린수용체 차단제

아드레날린성 뉴런 차단에 의한 효과는 아드레날린수용체의 종류에 따른 차이를 보이지 않는다. 그러나 수용체 차단제(receptor blocker)는 그들이 작용하는 특유의 수용체에 따라 α-수용체 또는 β-수용체를 선택적으로 차단함으로써 노르에피네프린이나 간접작용 아민의 효과를 차단하게 된다.

(1) α-수용체 차단제

① 페녹시벤자민과 디베나민

이들은 화학적으로 질소머스타드(nitrogen mustard)와 비슷한 성질을 가진 알킬화제이다. 따라서 이들의 반응성은 대단히 크고 비가역적이므로 경쟁적 길항제인 펜톨라민(phentolamine)과 달리 용량반응곡선이 평행으로 이동하지 않는다. 그리고 α-수용체뿐만 아니라 히스타민, 세로토닌 등의 수용체도 차단하게 된다. 소량투여하면 진정 효과를 나타내나 다량투여하면 중추신경이 흥분하여 구역질, 구토, 호흡증가, 경련 등이 일어난다.

치료용량에서는 주로 심맥관계에 대한 효과를 나타내어 혈압이 하강하며, 따라서 반사성 심박이 증가한다. 혈장량이 감소되었거나 고혈압 상태에서는 현저한 혈압하강을 나타내며, 기립상태에서 투여할 경우 그 효과가 더 현저하다. 약리작용은 3~4일간 지속되며 경구나 주사로 투여할 수 있다.

② 톨라졸린과 펜톨라민

톨라졸린(tolazoline)은 α-수용체에 대한 경쟁적 길항작용을 나타내며, 세로토닌에 대해서도 길항한다. 또한, 평활근에 대한 직접적인 이완작용과 심장에 대한 내인성 자극작용을 가진다. 이 약물은 위장관에서는 콜린 효능을 나타내는데, 이는 아트로핀으로 억제된다. 또 히스타민과 같은 작용을 가지고 있어 위액 분비를 자극한다. 이처럼 톨라졸린의 작용은 대단히 복잡하며, 부작용으로는 안면홍조, 빈맥, 부정맥, 협심통, 구역질, 구토, 설사, 위궤양 악화 등이 나타날 수 있다.

펜톨라민(phentolamine)은 그 약리작용에 있어 톨라졸린과 매우 비슷한 약물로, 특히 평활근 이완작용이 강력하고 내인성 교감신경 자극작용을 가진다. 그러나 내인성 교감신경 자극작용으로 정맥주사 시 가슴이 두근거리고 맥박이 빨리지는 등의 좋지 못한 증상이 흔하게 나타나며 기타 부작용으로는 비충혈, 구역질, 구토, 설사 등이 있다.

③ 프라조신

프라조신(prazosin)은 고혈압 치료에 매우 효과적인 약물로, 아드레날린 α_1-수용체 선택성 차단작용으로 동맥 및 정맥 평활근을 이완시킨다. 테라조신(terazosin)과 독사조신(doxazosin)도 프라조신과 마찬가지로 α_1-수용체에 대한 선택적 길항작용이 있어 고혈압 치료에 이용되며, 특히 독사조신은 전립샘비대의 대증요법에 효과적이다(그림 7-13).

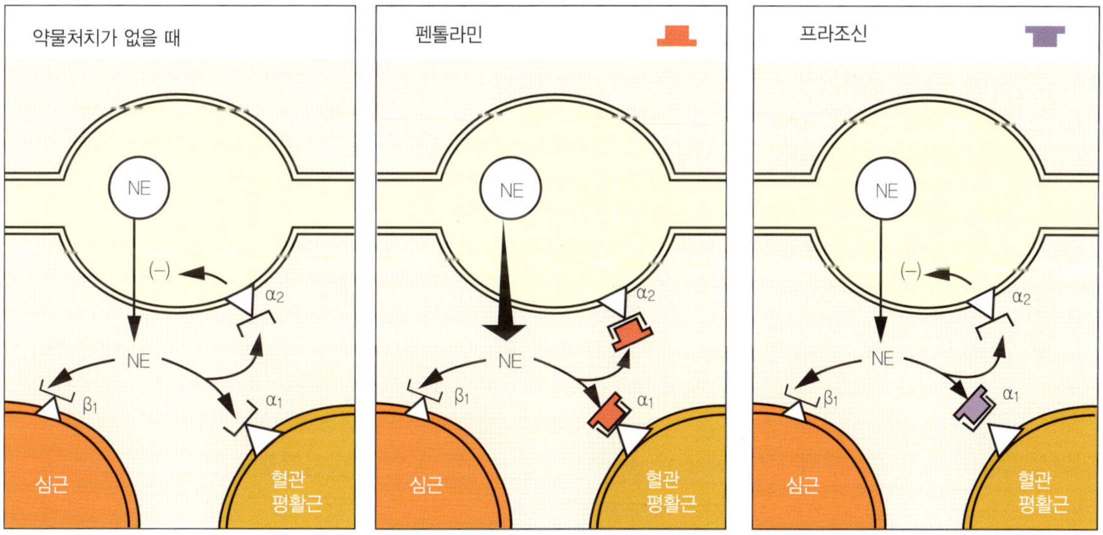

그림 7-13 프라조신의 선택성

④ 맥각

맥각(ergot)에는 에르고타민(ergotamine), 에르고톡신(ergotoxine), 에르고노빈(ergonovine) 등 여러 가지 알칼로이드가 함유되어 있으며, 1906년 데일(Dale)에 의하여 최초로 아드레날린성 차단제임이 밝혀졌다. 그러나 이들 알칼로이드의 약리학적 또는 임상적 작용은 아드레날린성 차단작용 이외의 성질에 따르며 아직도 그 본태가 분명히 밝혀지지 않고 있다. 맥각 알칼로이드는 평활근에 직접적인 자극작용을 가지며, 혈압을 상승시키고 관상동맥을 수축시키므로 관상동맥 질환이 있는 환자에게서 심한 심근허혈(myocardial ischemia)을 일으킬 수 있다. 또한 장기간 사용하면 혈행장애를 일으켜 팔다리에 괴저(gangrene)를 일으킬 수도 있다.

(2) α-수용체 차단제의 임상적 적응증

α-수용체 차단제는 여러 가지 증상에 대하여 비교적 광범위하게 이용되고 있으나 확실한 근거를 토대로 사용되는 경우는 매우 드물다.

① 크롬친화세포종(pheochromocytoma)

: 부신수질의 에피네프린 분비세포를 증식시키는 질병으로 α-수용체 차단제는 이 질병의 수술 전 또는 후에 수술적 자극으로 인한 돌발성 고혈압을 방지하기 위하여 사용되는데, 이 중 페녹시벤자민(phenoxybenzamine)이 가장 흔히 사용되며 수술 전 또는 수술 중에 정맥주사로 투여된다.

② 본태고혈압(essential hypertension)

: α-수용체 차단제는 다양한 부작용을 나타낼 수 있어 고혈압 치료제로는 별로 이용되지 못하였다. 그러나 파라조신, 인도라민(indoramine)은 혈압하강에 따른 반사성빈맥이 나타나지 않으며 고혈압 치료제로 그 효과가 인정되고 있다.

③ 쇼크(shock)

: 노르에피네프린과 같은 승압작용 아민은 신장이나 내장의 혈류를 감소시키기는 하나 심맥관계 쇼크 때는 혈압을 상승시키기 위하여 사용되는 대표적인 약물이다. 그러나 때로 위험을 수반하는데, 특히 출혈, 외상, 감염병 등으로 인한 혈량저하증(hypovolemia)이 있을 때 혈관수축제의 사용은 대단히 위험하다. 따라서 이러한 경우에는 α-수용체를 차단하거나 직접 혈관 평활근을 이완시키는 약물로 교감신경성 혈관수축을 억제하여 혈관을 확장시키는 것이 더 현명한 방법이다. 또한 경우에 따라 신장혈류량에 크게 영향을 미치지 않는 도파민을 이용할 수도 있다.

④ 기타

: 페녹시벤자민, 톨라졸린(tolazoline), 티목사민(timoxamine) 등은 말초혈관질환에 널리 사용되나 임상효과는 크게 기대할 것이 못 되며 조금 더 연구가 이루어져야 한다.

(3) β-수용체 차단제

일반적으로 β-수용체 차단제는 화학구조가 β-수용체 효능제와 비슷하다. 차단제로 가장 먼저 소개된 약물은 DCI(dichloroisoproterenol)로, 이는 교감신경 자극 또는 에피네프린 투여 시에 나타나는 효과 중 β-수용체에 관계되는 효과를 차단하며, DCI 자체는 내인성 자극작용도 있다. 따라서 임상적으로는 별로 이용되지 않는다.

① 프로네탈롤

프로네탈롤(pronethalol)은 DCI보다 내인성 자극작용이 훨씬 적은 약물로, 임상적으로 적당하다고 판단되어 왔으나 동물실험 결과 장기간 투여 시 암을 유발하는 관계로 사용이 금지되고 있다.

② 프로프라놀롤

프로프라놀롤(propranolol)은 내인성 자극작용을 거의 나타내지 않으며, β-수용체에 대한 에피네프린 또는 교감신경 유사제의 효과를 경쟁적으로 길항하는 강력한 차단제이다.

프로프라놀롤의 심맥관계에 대한 효과는 심장의 수축속도를 느리게 하고, 심박출량과 수축기동맥압을 저하시키므로 좌심방의 부담을 덜어 주며, 따라서 심방용적이 커진다. 이러한 효과는 기립상태에서 현저하며 운동 시 그 효과가 더욱 커진다. 다량의 프로프라놀롤은 심근에 대하여 세포막 안정 효과 또는 퀴니딘(quinidine) 유사작용을 나타낸다.

호흡기계에서 프로프라놀롤은 기관지 평활근의 β-수용체를 차단하므로 기도저항이 상승하는데, 이러한 효과는 기관지천식, 만성기관지염, 기타 호흡장애를 일으키는 질병이 있는 환자에게는 대단히 위험하다.

신경계에서 프로프라놀롤은 이소프로테레놀 또는 에피네프린에 의한 직접적인 근육떨림작용을 억제한다.

프로프라놀롤은 국소마취 작용도 있다. 또 경구로 투여할 수 있으나 주로 정맥주사로 이용되므로 심부전 환자에게서는 주의를 요한다. 나돌롤(nadolol)과 티몰롤(timolol)도 프로프라놀롤과 마찬가지로 비선택적 β-수용체 차단제이다.

그 밖에 프로프라놀롤과는 여러 가지 면에서 다른 성질을 가진 β-수용체 차단제가 임상적으로 이용된다. 소탈롤(sotalol)은 프로프라놀롤과 마찬가지로 내인성 교감신경 자극작용이 없으나, 심근에 대한 직접적인 퀴니딘 유사작용도 없다. 알프레놀롤(alprenolol), 옥스프레놀롤(oxprenolol), 핀돌롤(pindolol) 등은 β-수용체 차단작용을 가진 약물로 정도의 차이는 있지만 내인성 교감신경 자극작용을 가진다.

(4) β_1-수용체 선택적 차단제

프락톨롤(practolol)은 다른 β-수용체 차단제와는 달리 기관지 평활근의 β-수용체를 차단하지 않는 용량에서 우선적으로 심장에 대한 이소프레테레놀과 에피네프린의 작용을 차단하므로 β_1-수용체의 선택적 차단제로 간주되고 있다. 이는 또한 내인성 교감신경 자극작용도 가진다. 그러나 프락톨롤은 건선형 발진, 전신홍반루푸스, 경화성 복막염 등의 발생원인이 되는 것으로 알려졌으며, 안구를 건조시켜 심한 눈질환을 일으키기도 한다.

메토프롤롤(metoprolol), 아세부톨롤(acebutolol), 아테놀롤(atenolol), 에스몰롤(esmolol) 등은 최근에 소개된 약물로, 심장에 선택적으로 작용하는 β_1-수용체 선택적 차단제이다.

(5) β-수용체 차단제의 임상적 적응증

① 크롬친화세포종(pheochromocytoma)

: α-수용체가 페녹시벤자민에 의하여 차단된 상태에서도 크롬친화세포종에서 유리되는 카테콜아민은 β-수용체를 자극하므로 심장박동속도를 증가시키고 부정맥을 발생시킬 수 있다. 이러한 현상은 β-수용체 차단제로 방지할 수 있어서 이 종양의 수술적 제거를 시행할 때 수술 전처치로서 또는 수술 중에 α-수용체 차단제와 함께 프로프라놀롤을 투여할 수 있다.

② 협심증(angina)

: 관상동맥의 확장은 β-수용체의 자극에 따른다. 따라서 β-수용체의 차단은 관상동맥의 혈류를 감소시킬 수 있으나 β-수용체가 차단되면 심장의 운동이 억제되므로 협심증 증상이 호전될 수 있다.

③ 심장부정맥(dysrhythmia)

: β-수용체 차단제는 카테콜아민에 의한 부정맥을 소멸시킬 뿐만 아니라 디기탈리스에 의하여 발생된 부정맥도 소실시킨다.

④ **고혈압**

: β-수용체는 현저한 고혈압 치료 효과를 나타내므로 단독으로 또는 다른 강압제나 이뇨제와 병용할 수 있다. 작용기전은 주로 심박출량을 감소시키는 것에 의한다고 판단되며, 말초저항 감소도 일부 관여할 것으로 본다.

⑤ **대동맥판협착증(aortic stenosis)**

: 비후성 대동맥판협착증이 있는 경우, 감정적 흥분이나 운동 등으로 교감신경의 활성이 증가하여 심장수축력이 증가되면 혈행장애가 증대된다. β-수용체 차단제는 이러한 심장에 대한 교감신경의 활성을 차단하므로 대동맥판협착증으로 인하여 발생할 수 있는 협심성 발작이나 호흡곤란 등을 방지할 수 있다.

⑥ **갑상샘항진증(hyperthyroidism)**

: 갑상샘항진증의 여러 증상은 β-수용체 자극 효과에 따르므로 β-수용체 차단제는 그 증상을 호전시킬 수 있다. 그러나 내인성교감신경 자극작용을 가진 차단제로는 별로 효과를 볼 수 없고, 프로프라놀롤이나 소탈롤 등이 효과적이다.

⑦ **떨림(진전, tremor)**

: β-수용체 차단제는 생리적 또는 원발성 진전을 억제하는 작용이 있는데, 이는 $β_2$-수용체 차단에 따른다고 판단된다. 일반적으로 β-수용체 차단제를 심장질환에 사용할 경우, 특히 기관지천식의 병력이 있을 경우에는 심장에 선택적으로 프로프라놀롤, 톨라몰롤(tolamolol), 아세부톨롤(acebutolol) 등을 사용하여야 한다. 그러나 β-수용체 차단제는 심장의 교감신경활동을 차단하여 심부전을 유발할 수 있으므로 주의하여야 한다.

4) 아드레날린성 뉴런 차단제

(1) 아드레날린성 뉴런 차단제의 효과

말초 교감신경의 신경절이후섬유를 마비시키는 약물을 뉴런 차단제(neuron blockade)라고 하며, 이러한 뉴런 차단 효과는 다음의 3가지 경우에 일어난다.

① 신경자극에 의한 노르에피네프린의 유리가 방지될 때
② 노르에피네프린의 저장이 고갈되어 신경자극에 의한 노르에피네프린의 유리가 일어나지 못할 때
③ 노르에피네프린의 합성이 저해되거나 가성 신경전달물질이 형성될 때

(2) 구아네티딘

구아네티딘(guanethidine)은 다음의 2가지 기전(표 7-13)으로 아드레날린성 뉴런의 활성을 선택적으로 차단한다.

① 구아네티딘 투여 시에는 신경절차단제를 투여하였을 때와 마찬가지로 말초혈관이 확장하여 혈액저류가 일어나고 정맥환류량이 감소하며, 따라서 심박출량이 감소함에 따라 혈압하강을 나타낸다. 그러므로 구아네티딘을 항고혈압제로 사용할 때는 체위저혈압(postural hypotension)을 방지하기 위하여 환자의 체위를 갑자기 움직이지 않도록 하여야 하며, 기립 상태에서 약물을 투여하는 것이 좋다.

② 구아네티딘은 생체 내 반감기가 길고 작용이 서서히 나타난다. 따라서 용량을 서서히 증량시키고 4~7일 간격으로 투여하여야 한다. 흔히 볼 수 있는 부작용은 설사, 비충혈 (nasal congestion), 근무력증, 수분저류, 사정장애 등이며 때로는 우울증을 일으킬 수 있다.

표 7-13 구아네티딘(guanethidine)의 기전

<table>
<tr><td rowspan="2">구아네티딘
(guanethidine)</td><td>• 구아네티딘은 교감신경 자극에 따른 노르에피네프린의 유리를 방해한다.
• 교감신경 말단에 노르에피네프린의 저장이 충분할 때도 효과는 같다.
• 이 기전은 구아네티딘의 임상적인 항고혈압 효과와 밀접한 관계가 있다.</td></tr>
<tr><td>• 고농도의 구아네티딘을 정맥주사하면 노르에피네프린의 유리를 유발하여 노르에피네프린의 저장을 고갈시킨다.
• 결과적으로 혈압하강에 앞서 혈압상승작용을 나타낸다.</td></tr>
</table>

(3) 베타니딘

베타니딘(bethanidine)은 구아네티딘과 비슷한 약리기전을 통하여 항고혈압 효과를 나타내는 약물로, 배설이 빨라서 작용지속시간도 짧다. 따라서 1일 용량을 보통 6~8시간 간격으로 나누어 투여하게 된다. 부작용으로는 구아네티딘과 마찬가지로 체위저혈압 등이 일어나며, 사정장애가 심할 경우에는 필요에 따라 약물투여를 중단해야 할 때도 있다.

(4) 데브리소퀸

데브리소퀸(debrisoquine) 역시 구아네티딘과 같아서 상용량을 경구투여하면 노르에피네프린의 고갈을 일으키지 않고 아드레날린성 뉴런을 효과적으로 차단하지만, 정맥주사하면 급격한 혈압상승을 일으킨다. 이는 뉴런에서의 노르에피네프린 유리에 따른 것으로 판단된다. 부작용 역시 구아네티딘과 같다.

(5) 레세르핀

① 작용과 효과

레세르핀(reserpine)은 인도사목(Rauwolfia serpentina)이라는 덩굴식물의 뿌리에서 얻어지는 알칼로이드의 일종으로, 조직에서 노르에피네프린, 세로토닌, 도파민을 고갈시키는 작용을 한다. 이 약물의 중추 정온작용(central tranquilizing action)은 중추신경계 내 상기 아민의 고갈작용에서 기인하는 것으로 판단되며, 항고혈압작용은 말초 교감신경에서의 노르에피네프린 고갈작용에 기인하는 것으로 판단된다. 이러한 말초작용은 혈관확장, 정맥 환류량 감소, 심박출량 감소, 서맥을 유발한다.

② 부작용

레세르핀으로 인한 가장 심한 부작용은 우울증이며, 치료 도중에 자살을 기도하는 환자도 있다. 다량투여하면 파킨슨병 증상을 나타내는데, 이는 중추신경계 및 바닥핵 내의 도파민 고갈현상에서 기인한다. 그 밖에 설사, 비충혈, 수분저류, 심부전 등을 일으킬 수 있으며, 내분비장애로 월경불순, 유방증대증, 성기능장애 등이 나타나기도 한다. 레세르핀을 투여한 여성에게서는 유방암 발생률이 증가한다고 알려져 있으며, 이 약물은 또한 위산 분비를 증가시키는 작용이 있으므로 위·십이지장궤양, 위장출혈 또는 천공 등을 일으킬 수 있다.

(6) α-메틸도파

① 작용과 효과

α-메틸도파(methyldopa)의 작용기전은 아직 분명하지 않으나, 노르에피네프린 합성과정에 작용하여 가성 신경전달물질을 형성함으로써 노르에피네프린 합성을 저해하여 교감신경의 활성을 약화시킨다고 보고 있다. 그러나 α-메틸노르에피네프린도 사람에게서 노르에피네프린과 비슷한 승압작용을 나타낸다고 한다. 즉, α-메틸노르에피네프린이 가성 신경전달물질로 작용하리라는 근거는 대단히 희박하다.

α-메틸도파의 항고혈압작용은 일부 중추신경계에 대한 작용에서 기인할 것으로 판단된다. 구아네티딘, 베타니딘(bethanidine) 등은 기립 상태에서 투여할 경우 항고혈압작용이 더 현저한 반면, α-메틸도파는 똑같이 체위저혈압을 부작용으로 하기는 하나 기립 상태에서 투여하든 누운 상태에서 투여하든 항고혈압작용은 차이가 없다.

② 부작용

흔히 나타나는 α-메틸도파의 부작용은 중추신경계 노르에피네프린의 고갈작용에서 기인하는 진정작용이다. 계속 투여하면 이러한 부작용은 보통 없어지나, 장기투여 후에 약물을 중단하면 흥분상태에서 불안, 불면 등을 일으킨다. 또한 다른 뉴런 차단제와 마찬가지로 시맥, 코막힘, 사정장애, 수분저류, 부종, 심부전 등을 일으킬 수 있다. 쿰즈검사(Coombs' test)에서 양성을 나타내기도 하나 임상적으로 문제가 되는 경우는 아주 드물다.

MEMO

PHARMACOLOGY

08

내분비계에 작용하는 약물

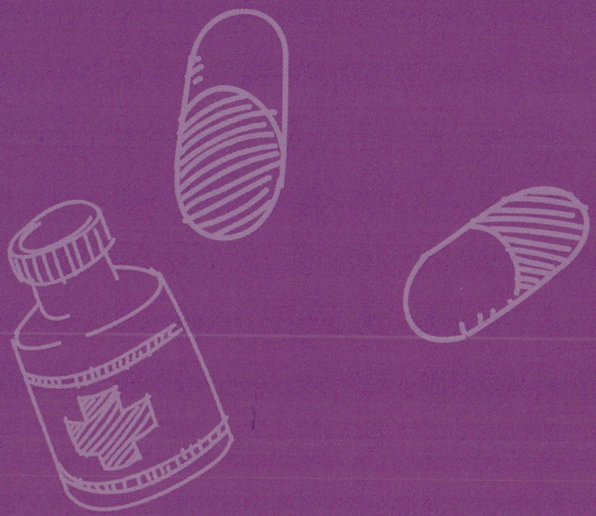

1 내분비(호르몬)

생체 기능을 조절하는 내인성 조절물질은 분비세포에 작용하는 자가분비(autocrine)와 분비세포에서 분비된 물질이 확산을 통해 주변세포에 작용하는 주변분비(paracrine), 그리고 분비세포에서 분비된 물질이 혈류를 따라 원격부위의 세포에 작용하는 내분비(incretory)가 있다. 내분비에 의하여 작용하는 물질을 호르몬(hormone)이라고 한다(그림 8-1).

호르몬은 표적세포의 수용체를 통해 작용을 나타내는데, 수용체(receptor)는 호르몬에 따라 여러 종류가 있다(표 8-1).

한편, 호르몬수용체는 일반적으로 동종수용체를 통하여 작용을 나타내지만, 일부는 이종수용체를 통하여 다른 신경전달물질 작용에 영향을 미치기도 한다(그림 8-2). 그리고 호르몬이 수용체에 결합하면 세포함입(cellular

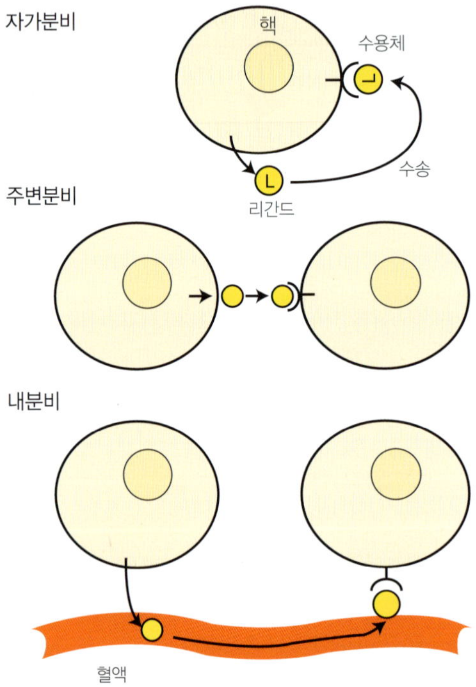

그림 8-1 자가분비, 주변분비, 내분비

표 8-1 호르몬수용체

종 류
G단백 연관 수용체
티로신키나아제(티로신인산화효소, tyrosine kinase)
구아닐산시클라아제(구아닐산고리화효소, guanylate cyclase)
세린-트레오닌키나아제(세린트레오닌인산화효소, serine-threoninekinase)
성장호르몬(growth hormone), 프로락틴(prolactin), 인터페론(interferon), 시토카인(cytokine) 수용체
스테로이드(steroid) 수용체 등

invagination)으로 세포 내로 들어가 소포에 포함되고, 소포 내 수용체-호르몬 복합체에서 수용체와 호르몬이 해리되며, 수용체는 재생되어 세포막으로 되돌아간다(그림 8-3).

2 시상하부와 뇌하수체

뇌하수체(hypophysis)는 여러 가지 중요한 호르몬 분비와 밀접한 관계가 있는 기관으로, 그 기능은 시상하부(hypothalamus)의 영향을 받는다. 뇌하수체는 크게 전엽과 후엽으로 구분되는데 뇌하수체 후엽(posterior pituitary)은 태생학적으로 뇌에서 유래하며 시상하부와는 신경섬유로 연결되어있다(그림 8-4). 시상하부에서 만들어진 뇌하수체 후엽 호르몬은 이 신경섬유로 이루어진 신경로(nerve track)를 통하여 뇌하수체에 도달하고 말초로부터 자극을 받아 유리된다. 뇌하수체 전엽(anterior pituitary)은 태생학적으로 앞창자(foregut)에서 유래하여 뇌와 직접적인 신경 연결은 되어 있지 않으나 정맥의 일종인 문맥혈관이 시상하부와 전엽 사이를 교통하고 있어서 시상하부에서 생성된 여러 뇌하수체 전엽 호르몬 방출인자(releasing factor)를 뇌하수체 전엽에 전달하게 하는 역할을 한다. 이러한 방출인자에 의하여 여러 가지 전엽 호르몬이 유리되는 것이다(그림 8-5, 그림 8-6).

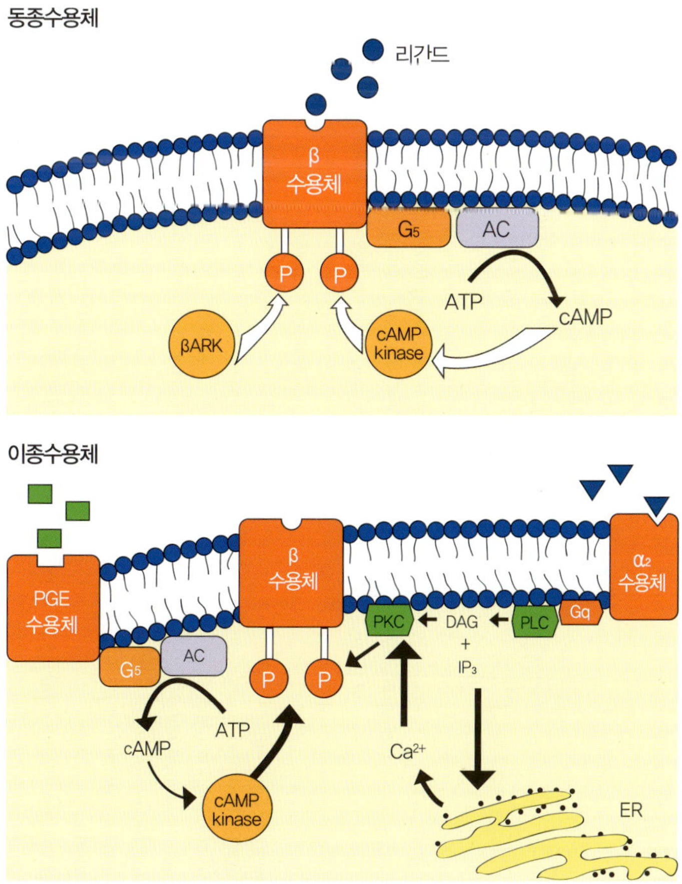

그림 8-2 동종·이종수용체

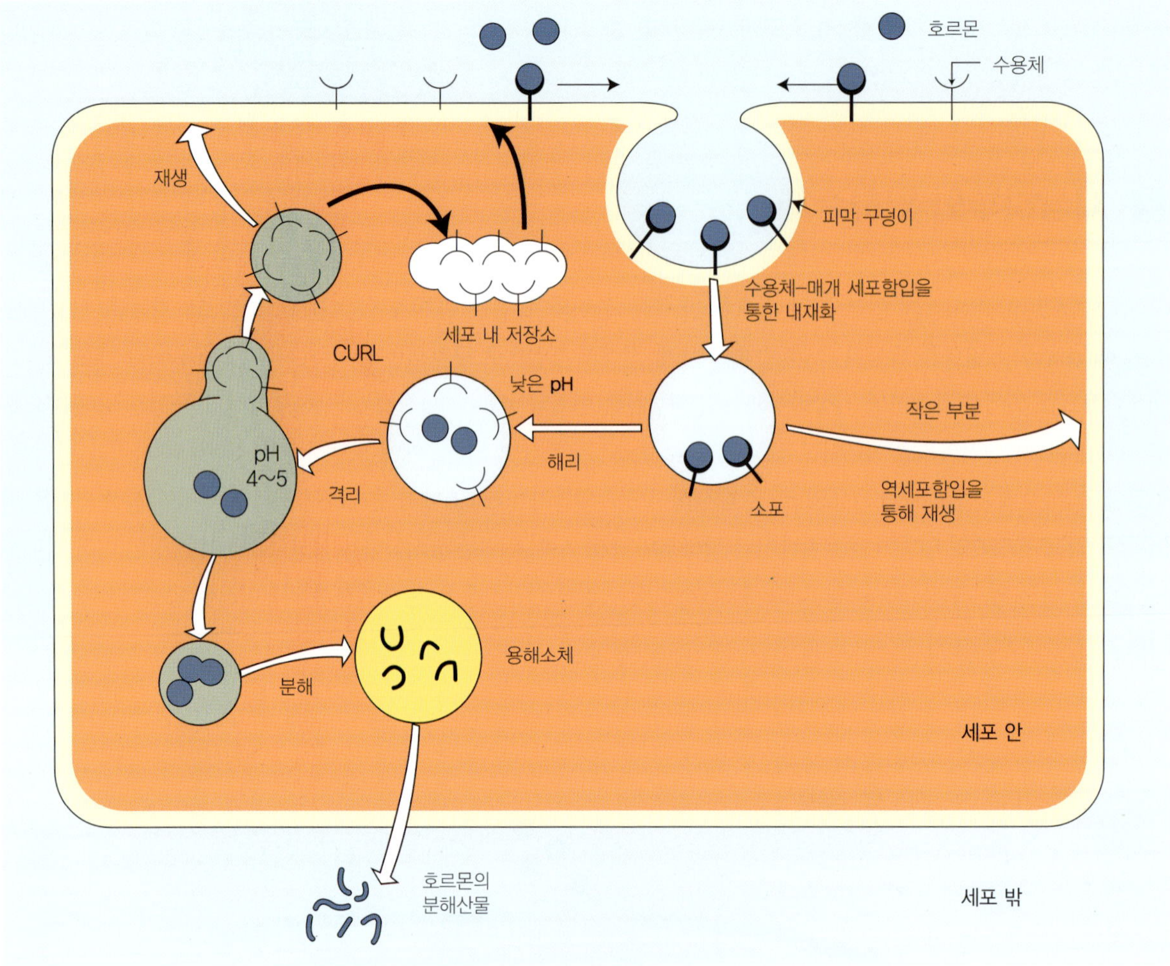

그림 8-3 성장인자의 신호변화과정

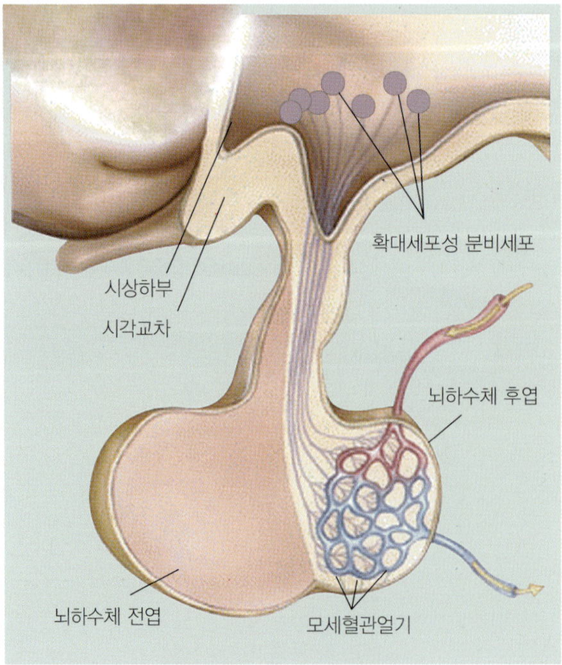

그림 8-4 뇌하수체 분포

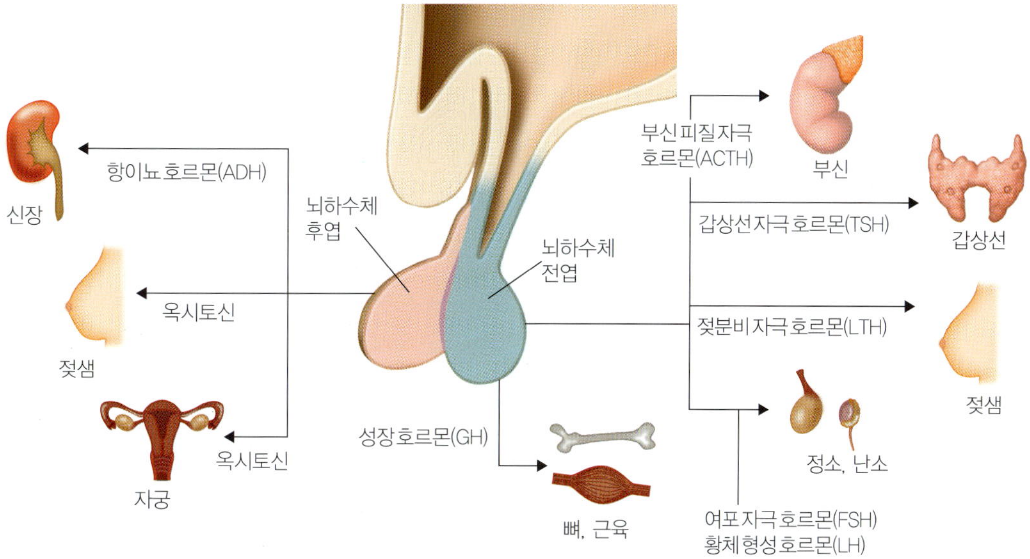

그림 8-5 뇌하수체 전엽 호르몬 방출인자

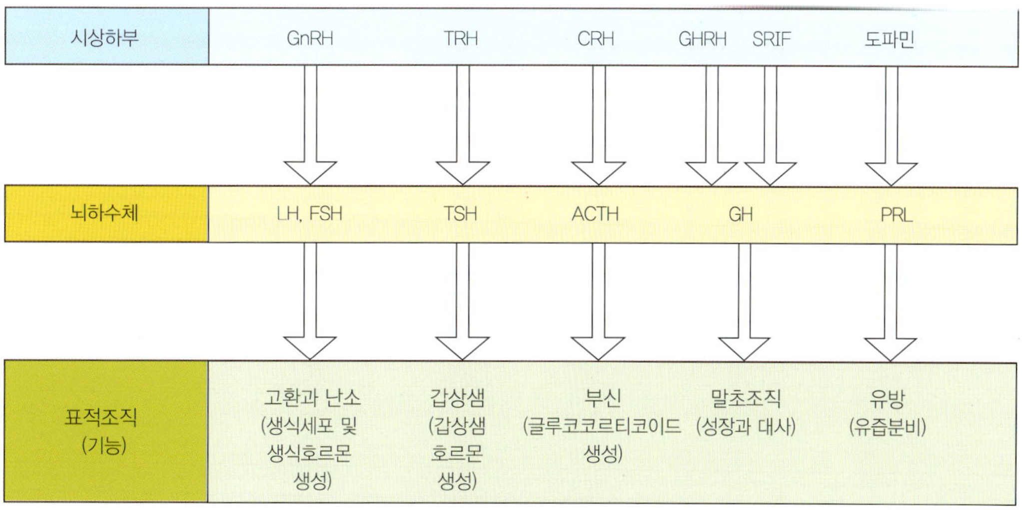

그림 8-6 뇌하수체 호르몬

3 뇌하수체 호르몬

1) 뇌하수체 전엽 호르몬

(1) 성장호르몬

성장호르몬(growth hormone)은 생리적으로 뼈의 길이와 내장 및 연부조직의 성장과 성숙에 관여하며, 항인슐린작용에 의해 혈중 포도당을 상승시키고 단백 합성을 자극하며 지방분해를 촉진한다. 성장호르몬의 뼈 성장에 대한 효과는 혈중 성호르몬(sex hormone)에 영향을 받는다(그림 8-7). 즉, 성장호르몬은 뼈를 자라게만 하고, 성호르몬이 뼈의 성숙과 뼈끝(epiphysis)의 융합(fusion)에 작용한다. 따라서 아동에게서 성호르몬의 농도는 정상이지만 성장호르몬이 과도하게 분비되면 거인증(거대증, gigantism)이 생기고, 어른에게서 성장호르몬이 과도하게 분비되면 말단비대증(acromegaly)의 임상증상을 보인다. 또한 성장호르몬이 결핍된 아동은 체구가 작고 사춘기가 늦게 시작되므로 이러한 경우에는 성장호르몬을 보충하는 치료를 빨리 시작할수록 좋다.

성장호르몬은 188개의 아미노산으로 구성된 폴리펩티드(polypeptide)로 사람이나 원숭이에서 얻은 성장호르몬 외에 다른 동물에서 얻은 호르몬은 치료 효과가 없다. 따라서 공급이 매우 제한되므로 치료의 적합 여부 검사가 철저하게 시행된 때에만 사용할 수 있다. 최근 유전공학적 방법으로 합성되고 있으나 값이 매우 비싸다.

또 최근 그 구조가 밝혀진 성장호르몬분비억제인자(somatotropin release inhibiting factor)는 뇌하수체에서 성장호르몬 분비를 조절하는 물질로, 임상적인 이용이 검토되고 있다.

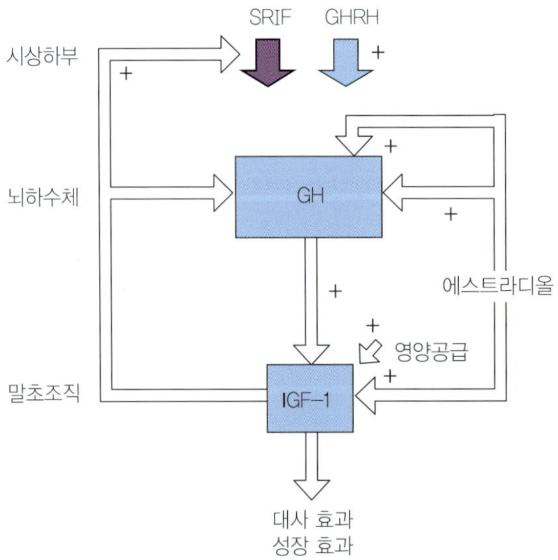

그림 8-7 성장호르몬

(2) 프로락틴

여러 가지 원인으로 젖분비과다(galactorrhea)가 생길 수 있는데, 그 원인이 되는 약물에는 페노티아진(phenothiazine), 레세르핀(reserpine), 이미프라민(imipramine), 할로페리돌(haloperidol), α-메틸도파(α-methyldopa), 경구피임제(oral contraceptive) 등이 있다. 젖분비과다 환자는 순환 프로락틴량이 증가해 있음을 관찰할 수 있다. 뇌하수체에서의 프로락틴 분비는 시상하부의 프로락틴억제인자(prolactin inhibiting factor)인 도파민(dopamine)에 의해 억제되고, 도파민작용제(dopamine agonist)인 브로모크립틴(bromocryptine)은 혈청 프로락틴량을 감소시킨다. 따라서 젖분비과다는 시상하부의 억제인자 분비가 억제된 결과에 따르는 것으로 판단된다. 따라서 브로모크립틴(bromocriptine)은 젖분비과다, 생식샘저하증(hypogonadism) 치료에 이용되며, 중추신경계의 도파민수용체를 자극하는 작용이 있으므로 파킨슨병 치료에도 이용될 수 있다.

(3) 생식샘자극호르몬

① 약리작용

뇌하수체 생식샘자극호르몬(pituitary gonadotropin) 결핍증이 있을 때 사용되지만, 동물에서 얻은 것은 항체가 조속히 만들어지므로 인체에서 얻어 이용해야 한다. 생식샘자극호르몬(gonadotropin)은 뇌하수체에서 분비되지만, 다른 재료를 통해서도 분리하여 사용할 수 있다. 즉, 폐경기 여성의 소변에는 난포자극호르몬(follicle stimulating hormone, FSH)이 다량함유되어 있으므로 이를 이용할 수도 있다. 또 임신부의 소변에는 황체형성호르몬(luteinizing hormone, LH)과 비슷한 작용을 하는 융모생식샘자극호르몬(human chorionic gonadotropin, HCG)이 함유되어 있어 이를 분리하여 이용하기도 한다.

생식샘자극호르몬이 결핍되면 아동에게서는 사춘기를 지연시키고, 어른에게서는 불임증(infertility)을, 여성에게서는 불임증을 수반하는 월경감소 또는 무월경을 일으킨다. 따라서 배란을 촉진시키기 위해 FSH를 투여하기도 한다.

남성에게서 HCG는 사이질세포자극호르몬(interstitial cell-stimulating hormone, ICSH)과 비슷한 작용을 하는데, ICSH는 남성의 고환에서 테스토스테론(testosterone)생성을 자극하는 호르몬으로, 이차성징(secondary sexual character)의 발달에 관여하므로 테스토스테론 결핍으로 인한 사춘기 지연 시에 사용한다. 또한, 정자의 발생은 FSH에 의하여 자극되며 ICSH를 보조제로 사용하기도 한다.

② 사용약물

클로미펜(clomiphene)은 생식샘자극호르몬을 분비시키는 약물이다. 이는 시상하부에 직접 작용하며, 불임증이나 생식샘저하증의 진단에 사용된다. 또한 여성의 생식샘기능저하성 또는 생식샘정상기능성 불임증 시에 배란을 유도하기 위해 사용될 수도 있다.

(4) 갑상샘자극호르몬

갑상샘자극호르몬(thyroid stimulating hormone, TSH)은 갑상샘에서 요오드의 이용을 자극하고, 티록신(thyroxin)과 삼요드티로닌(triiodothyronine)의 분비를 촉진하는 작용을 한다. 또 갑상샘저하증에서 그 원인이 갑상샘질환에 따른 것인지 뇌하수체-시상하부 이상에 따른 것인지를 감별 진단하기 위해 이용된다. TSH는 소에서 얻은 것을 사용하고 있으나 알레르기 반응을 일으킬 수 있다. 갑상샘자극호르몬방출인자(thyrotropin releasing factor, TRF)도 그 구조가 밝혀졌으며, 원발성 갑상샘저하증과 이차적 뇌하수체질환을 구별하는 데 사용된다.

(5) 부신피질자극호르몬

① 약리작용

부신피질자극호르몬(부신겉질자극호르몬, adrenocortico tropic hormone, ACTH)은 시상하부의 ACTH 방출인자에 영향을 받아 뇌하수체 전엽에서 유리되는 물질로, 부신피질에서 히드로코르티손(hydrocortisone) 등의 부신피질호르몬 분비를 자극한다.

② 사용약물

ACTH는 근육주사 또는 정맥주사로 사용되며, 경구투여하면 위장관 내에서 쉽게 파괴된다. 젤라틴 용액 또는 수산화아연(zinc hydroxide)에 흡착시킨 장시간작용 제제도 있어서 하루 한 번씩 근육에 주사한다.

테트라코삭트린(tetracosactrin)은 자연적으로 얻은 ACTH를 부분적으로 합성한 것으로, 자연산 ACTH에 과민반응(hypersensitivity reaction)을 보이는 환자에게 이용되며 흡입 시 코점막을 통해 흡수된다. 부신피질자극호르몬은 부신피질 자체에는 원인이 없는, 부신피질호르몬을 투여할 필요가 있는 질병에 사용되기도 한다. 그러나 이때는 장기간 치료가 필요하므로 보통 부신피질호르몬의 경구요법을 이용한다. 한편, 아동에게도 부신피질자극호르몬을 이용할 수 있는데, 그 이유는 부신피질호르몬보다 성장장애를 덜 일으키기 때문이다. 또 부신피질자극호르몬을 투여하면 부신피질호르몬 투여 때와 같은 억제가 일어나지 않는다.

③ 부작용

부작용으로는 고혈압증, 색소침착, 다모증 등이 나타나는데, 이는 부신피질자극호르몬이 안드로겐(androgen)의 분비를 자극하기 때문이다. 소화불량, 줄무늬(선조, striate)형성, 골연화증(halisteresis), 근육병변 등은 별로 나타나지 않는다.

2) 뇌하수체 후엽 호르몬

(1) 바소프레신

① 약리작용

항이뇨호르몬(antidiuretic hormone)이라고도 하는 바소프레신(vasopressin)은 앞에서 말한 바와 같이 시상하부에서 만들어져 시각교차위뇌하수체로(supraopticohypophyyseal tract)를 통해 뇌하수체에 도달, 분비되며 생리적으로 신장의 원위세관(distal tubule)과 집합관(collecting duct)에 작용하여 물의 투과성을 높여주는 역할을 한다. 따라서 이에 따라 수분이 보존된다. 이 호르몬이 없으면 계속해서 묽은 소변을 만들어 내기 때문에 요붕증(diabetes insipidus)을 일으켜 소변량이 굉장히 증가하게 되는데, 시상하부의 시각교차 상부에 병변이 있을 때 이러한 현상이 생길 수 있다. 뇌하수체 후엽의 병변은 바소프레신 분비에 일시적인 지장을 초래할 뿐이다. 바소프레신을 다량투여하면 말초혈관이 수축하여 혈압이 상승하고, 관상동맥이 수축하여 협심증(angina pectoris)을 일으키며, 복부 통증 등을 일으킬 수 있다. 임상적으로는 요붕증 치료에 이용된다.

② 사용약물

합성 제제인 리신바소프레신(lysine vasopressin)은 비점막 분무제로, 주사제보다는 사용하기 편리하다. 그러나 비점막이 충혈되거나 궤양을 일으킬 수 있으며, 작용시간도 짧아 하루 6회 정도 투여하여야 하므로 심한 요붕증 치료에는 적당하지 않다.

DDAVP(1-desamino-8-D-arginine)는 작용시간이 길어서 하루 2회 비강 내에 분무하면 조절할 수 있으며, 하루 1회 근육에 주사할 수도 있다. 수용성 바소프레신은 식도정맥류(esophageal varix) 출혈 치료에 이용된다. 바소프레신은 내장 혈관의 수축으로 문맥혈압이 저하되므로 정맥류 출혈을 저하시키며, 또 장관 내 응고혈액의 배출을 촉진하므로 장관 내 혈액 소화로 인한 간성혼수(hepatic coma)를 억제할 수 있다.

(2) 옥시토신

옥시토신(oxytocin)은 자궁 평활근을 수축시키는 호르몬이다. 옥시토신에 대한 자궁 평활근의 감수성은 임신 중에 점차 증가하여 분만 직전에 최대에 달한다. 생리적인 정상분만과정과의 관계는 분명하지 않지만, 옥시토신을 정맥에 주사하면 분만을 유도할 수 있다. 임상적으로도 분만유도제로써 흔히 사용되고 있으나 과량투여하면 강력한 자궁수축을 일으키므로 위험하다. 임상적으로 사용되는 것은 대부분 합성 제제이나 포유동물의 뇌하수체에서 얻은 생물학적 제제도 있다.

(3) 자궁수축제

① 맥각 알칼로이드

맥각 알칼로이드(ergot alkaloid)는 호밀에 기생하는 곰팡이(Claviceps peurpurea)에서 생성되는 것이며 에르고노빈(ergonovine), 에르고메트린(ergometrine), 에르고타민(ergotamine) 및 그 유도체 등 수많은 알칼로이드가 있어 맥각(麥角)은 알칼로이드의 보고(寶庫)라고도 한다. 이는 자궁 평활근에 직접 작용하여 자궁을 수축시키므로 분만유도 또는 분만 후 출혈을 방지할 목적으로 널리 이용된다. 그러나 강력한 혈관수축작용이 있어서 말초혈관에 장애가 있는 환자에게 사용하여서는 안 된다. 또한, 교감신경 α-수용체 차단작용도 있다. 주로 문제가 되는 독성은 난산(dystocia)과 괴저(gangrene)이다.

반합성 맥각 알칼로이드인 브로모크립틴(bromocriptine)은 혈청 프로락틴양을 감소시킨다. 따라서 유루증(epiphora), 생식샘저하증(hypogonadism) 치료에 이용되며, 중추신경계의 도파민 수용체를 자극하는 작용이 있어서 파킨슨병(Parkinson's disease) 치료에도 이용될 수 있다.

② 프로스타글란딘

프로스타글란딘(prostaglandin)은 다중불포화지방산의 산화물로 동물에서 널리 발견되며 여러 식물에도 전구물질(precursor)이 분포한다. 여러 프로스타글란딘 가운데 E와 F에 속하는 것이 자궁근을 자극하는데 이는 사람의 정액, 월경혈, 양수(amniotic fluid) 등에 함유되어 있다.

프로스타글란딘 E_2와 $F_{2}a$는 경구투여 또는 정맥주사로 분만을 유도할 수 있다. 이 중 프로스타글란딘 $F_{2}a$가 부작용을 더 잘 일으키는데, 부작용 증상으로는 구역질, 구토, 설사 등이 있다. 프로스타글란딘 E_2와 $F_{2}a$는 또 강력한 자궁수축작용이 있어서 치료적 유산(therapeutic abortion)을 목적으로 정맥주사 또는 질 내에 투여하기도 한다.

4 갑상샘호르몬

갑상샘호르몬(thyroid hormone)의 분비는 갑상샘-뇌하수체 되먹임기전(feedback mechanism)에 의하여 조절된다(그림 8-8). 즉, 시상하부에서 분비되는 갑상샘자극호르몬분비호르몬(thyrotropin releasing hormone, TRH)에 의하여 뇌하수체에서 갑상샘자극호르몬(thyroid stimulating hormone, TSH)이 분비되고, 이는 갑상샘을 자극하여 갑상샘호르몬을 합성·분리한다. 한편, 갑상샘에서 분비된 갑상샘호르몬은 시상하부 및 뇌하수체에 되먹임되어 TRH 및 TSH의 분비를 억제한다. 갑상샘은 티록신(thyroxine; T_4)과 삼요드티로닌(triiodothyronine; T_3)의 혼합물(50:1)을 분비하는데, 이는 갑상샘에서 티로신(tyrosine)이 요오드화하여 형성된다. 갑상샘 내에서 T_3과 T_4는 갑상샘글로불린(thyroglobulin)과 결합하고, 단백질분해효소(proteolytic enzyme)의 작용으로 T_3과 T_4가 분리되어 순환혈에 도달한다(그림 8-9, 표 8-2).

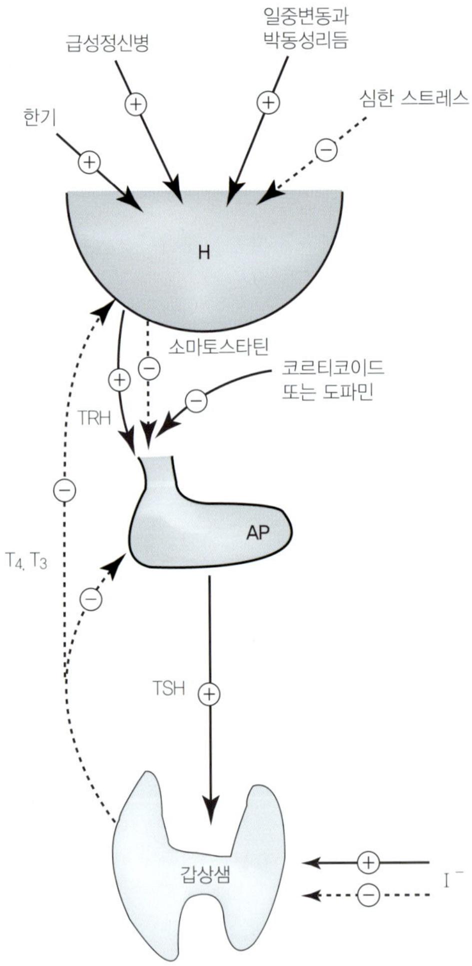

그림 8-8 갑상샘의 조절

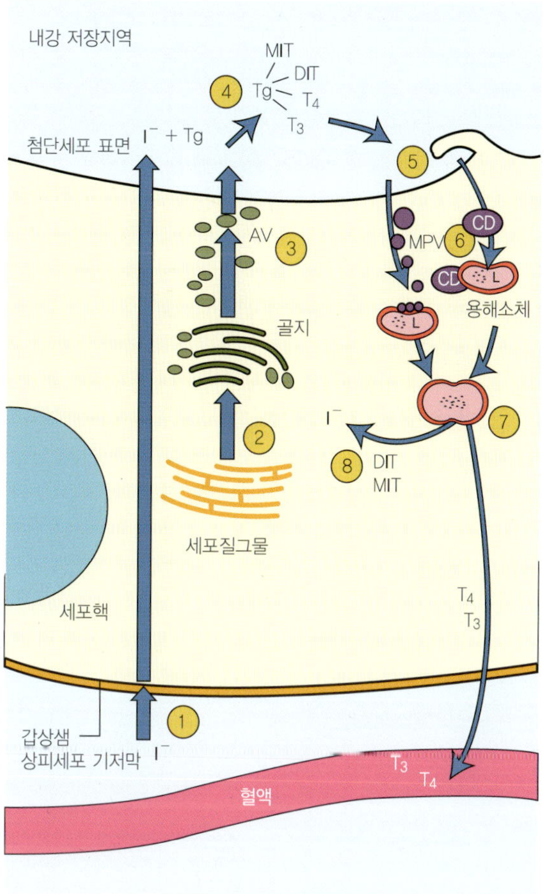

그림 8-9 갑상샘호르몬의 대사

표 8-2 갑상샘호르몬의 합성과정

합성 과정
① 요오드 포집
② 갑상샘글로불린(thyroglobulin, Tg) 합성
③ Tg를 첨단소포(AV)로 수송
④ Tg의 요오드화 및 요오드화 Tg를 내강에 저장
⑤ 작은 소포(MPV) 또는 콜로이드소적(CD)에 의해 Tg 회수
⑥ 용해소체(L)가 CD 및 MPV와 융합, Tg의 단백분해, T_3와 T_4 유리
⑦ T_3 및 T_4 혈류로 유입
⑧ DIT 및 MIT의 탈요오드화

1) 갑상샘저하증

(1) 약리작용

갑상샘저하증(hypothyroidism) 치료에는 주로 T_4를 대치요법(replacement therapy)으로 이용하며 T_3을 이용하는 경우는 드물다(표 8-3). 소 또는 돼지의 갑상샘 추출물은 2가지 호르몬을 모두 포함하지만, 이러한 제제는 표준화가 힘들어서 제제마다 효과가 다르다. T_4가 합성되고 정확한 효력 검정이 가능해진 이후로 갑상샘 추출물은 별로 이용하지 않게 되었다.

표 8-3 강상샘약(항갑상샘제)

질 환	치 료
갑상샘저하증	• T_3 또는 T_4 투여
갑상샘항진증	• 수술요법
	• 방사성요오드제
	약물요법 • thioureylenes • β-아드레날린차단제(β-adrenergic blocking agent) • 코르티코스테로이드제(corticosteroid) • 요오드제(iodine)

(2) 사용약물

합성 T_4에는 레보티록신(levothyroxine)이 있고, T_3 제제에는 리오티로닌(liothyronine)이 있다. T_3의 나트륨염인 리오티로닌은 단백결합이 T_4보다 적기 때문에 효과가 빨리 나타나며 1회 투여하여 48시간 정도 지나면 효과가 최고에 달한다. 또 2가지 경우에만 T_4 대신 이용되는데, 점액부종(myxedema) 시의 혼수 치료와 갑상샘암의 수술적 치료 후 경과 확인을 위한 스캔검사 시행 시, 때로 치료를 중단할 필요가 있을 때 등이다. 점액부종 혼수 치료 시에는 T_3 10~20μg을 히드로코르티손(hydrocortisone)과 병용하는데, 최대한 빨리 T_4 치료로 바꾸어야 한다. 히드로코르티손을 투여하는 이유는 장기간 갑상샘저하증에 노출되면 대개 부신피질의 기능 저하를 가져오기 때문이다.

2) 갑상샘항진증

(1) 약리작용

갑상샘항진증(hyperthyroidism)은 갑상샘호르몬의 합성이나 분비를 저하시켜 치료한다. 과염소산칼륨(potassium perchlorate)은 갑상샘에서 요오드 섭취(iodine uptake)를 차단하는 약물이지만 이러한 차단작용은 기침약에 들어 있는 정도로, 약간의 요오드 섭취로도 역전될 수 있다.

(2) 사용약물

이미다졸(imidazole)계 약물에는 카르비마졸(carbimazole)이 있다. 이는 갑상샘의 과산화효소(peroxidase)를 저해하여 요오드 섭취를 억제하고, 티로신이 요오드화하는데 필요한 효소도 저해하여 갑상샘호르몬의 합성을 억제한다. 메티마졸(methimazole)도 비슷한 효과가 있는 약물이다.

티오우라실(thiouracil)계 약물에는 프로필티오우라실(propylthiouracil)과 메틸티오우라실(methylthiouracil)이 있으며, 이는 이미다졸과 비슷한 작용을 하므로 이미다졸을 이용할 수 없는 환자에게 사용한다.

요오드(iodine)와 요오드화칼륨(potassium iodide)은 치료용량(치료선량, therapeutic dose)으로 갑상샘에서의 T_3과 T_4의 분비를 억제한다. 이들은 갑상샘의 혈관성을 감소시키는 작용이 있으므로 갑상샘절제술 시 수술 전처치로서 이용하나 효과는 일시적이다.

(3) 부작용

요오드는 과염소산칼륨(potassium perchlorate)을 사용한 직후에는 절대로 사용하여서는 안 되는데, 갑자기 갑상샘호르몬을 분비하여 갑상샘 중독발작(thyroid crisis)을 일으킬 수 있기 때문이다. 또한 임신 중에 요오드를 사용하면 태아에게 갑상샘종(goiter)을 일으킬 수 있다(표 8-4).

갑상샘항진증일 때에는 안구돌출증(exophthalmos)이 나타나기도 하는데, 때로 눈에 치명적일 수 있다. 불행히도 갑상샘항진증 치료제로 갑상샘의 기능은 정상을 유지하게 되어도 안구돌출증은 회복되지 않는다. 심할 때는 수술적으로 또는 부신피질호르몬을 이용한 처치가 필요하다. 눈꺼풀이 치켜 올라가는 증상에는 구아네티딘(guanethidine), 메틸셀룰로스(methylcellulose) 등을 이용할 수 있으나 효과를 기대할 만큼은 아니다.

표 8-4 항갑상샘제의 부작용

종 류	부작용
요오드제(iodinc)	혈관부종, 출혈, 치통 및 잇몸통증, 유루증, 갑상샘종(goiter), 점액부종(myxedema) 유발
티오우라실제(thioureylenes)	무과립구증(agranulocytosis), 과립구감소증(granulopenia), 피부발진
갑상샘 제제(thyroid preparation)	와파린(wafarin) 및 콜레스티라민(cholestyramine)과의 약물상호작용

5 성호르몬

1) 안드로겐

(1) 임상작용

안드로겐(남성호르몬, androgen)에는 2가지 작용이 있다. 즉, 남성의 이차성징 발달과 성기의 성장, 그리고 동화작용(anabolism)이다. 동화작용으로는 질소 저류, 체단백 합성, 근육과 뼈의 발육, 뼈끝 융합 등을 들 수 있다. 제제에 따라서는 이들 2가지 작용을 서로 분리하여 나타나게 할 수 있다.

테스토스테론(testosterone)은 뇌하수체의 ICSH에 영향을 받아 고환과 부신피질에서 분비되는 가장 중요한 안드로겐의 하나로 표적세포(target cell)에서 활성대사물인 5-α-디히드로테스토스테론(dihydrotestosterone)이 된다. 이 호르몬이 어린 시절부터 결핍되면 유사고자증(eunuchoidism)이 나타나며, 사춘기 이후에 결핍되면 이차성징이 퇴행하고 성욕이 감퇴하며 불임증이 나타난다.

테스토스테론은 생식샘저하증의 대치요법으로 이용되며, 아동의 성장장애 시 뼈끝 융합을 자극하여 성장을 억제할 수 있다.

(2) 사용약물

프로피온산 테스토스테론(testosterone propionate)은 설하투여제이고, 프로피온산염(propionate) 수용액 또는 에난트산(enanthate) 유액은 근육주사제이며, 테스토스테론 펠릿은 피하이식용이다. 또 합성 테스토스테론인 플루메스테론(flumesterone)은 경구제이며, 메틸테스토스테론(methyltestosterone)은 설하제이나 흡수가 좋지 않고 담즙정체황달(cholestatic jaundice)을 일으키기도 한다. 임상적으로는 다음과 같은 작용도 있다.

① 생식샘저하증 대치요법

: 테스토스테론은 사춘기 지연 때 성적 발육을 유도할 수 있으며, 성인에게서는 안드로겐 결핍으로 인한 불임증과 성욕 감퇴를 회복시킨다. 그러나 결핍증이 뇌하수체질환에 의한 이차적인 경우에는 HCG가 사춘기 유도에 더 효과적이다. 불임증은 고환의 정세관(seminiferous tubule)이 기능을 하는 때에만 회복될 수 있으며, 이는 생식샘자극호르몬을 투여하면 자극된다.

② 성장장애

: 지나치게 키가 자라는 아동의 성장은 뼈끝 융합을 자극하여 억제할 수 있다.

그 밖에 난드롤론(nandrolone), 메티놀론(methenolone), 메타드로스테놀론(methandrostenolone), 노르에탄드롤론(norethandrolone) 등은 모두 동화작용을 가진 스테로이드이며, 이들은 만성 질환자에게서 단백동화작용을 증진한다.

(3) 안드로겐억제제

초산류프롤리드(leuprolide acetate)는 생식샘 기능을 억제하여 전립샘암 치료에 이용된다. 고세렐린(goserelin), 나파렐린(nafarelin), 부세렐린(buserelin)도 유사한 약물이다. 피나스테리드(finasteride)는 5-α-환원효소(reductase)를 억제하여 디히드로테스토스테론(dihydrotestosterone)의 농도를 저하시킨다. 시프로테론(cyproterone)은 표적장기에서 안드로겐의 효과를 저해하는 약물로, 여성의 발모증 치료에 이용된다. 플루타미드(flutamide)도 안드로겐수용체(androgen receptor) 길항제로, 전립샘암 치료에 이용된다. 스피로놀락톤(spironolactone)은 알도스테론 길항제이나 안드로겐수용체에도 길항작용이 있어서 여성의 발모증 치료에 이용될 수 있다.

2) 에스트로겐

(1) 임상작용

에스트로겐(estrogen)은 주로 난소와 태반에서 만들어지며(그림 8-10), 소량이 부신피질과 고환에서 생성된다. 중요한 에스트로겐에는 에스트론(estrone), 에스트라디올(estradiol), 에스트리올(estriol)이 있는데 에스트리올은 생리적으로 활성을 가진 에스트라디올의 대사산물로, 다량이 태반에서 생성되며 주로 자궁목(cervix)과 질 표피에 작용하고, 에스트라디올은 자궁내막의 발육에 영향을 미친다.

임상적으로는 월경과다(menorrhagia), 폐경기 증상, 무월경(amenorrhea), 자궁내막증(endometriosis) 치료에 이용한다. 그리고 수유를 원하지 않는 경우 젖분비(lactation)를 억제할 수 있다. 때로 전립샘암이 에스트로겐 투여에 극적으로 반응을 보이는 수가 있으나 여성화(feminization) 또는 혈전색전증(thromboembolism)을 일으킬 수 있다. 한때 절박유산(threatened abortion)을 스틸베스트롤로 치료하였으나, 이를 사용한 모체의 딸에게서 질의 샘암종(adenocarcinoma)이 발생되어 사용하지 않게 되었다.

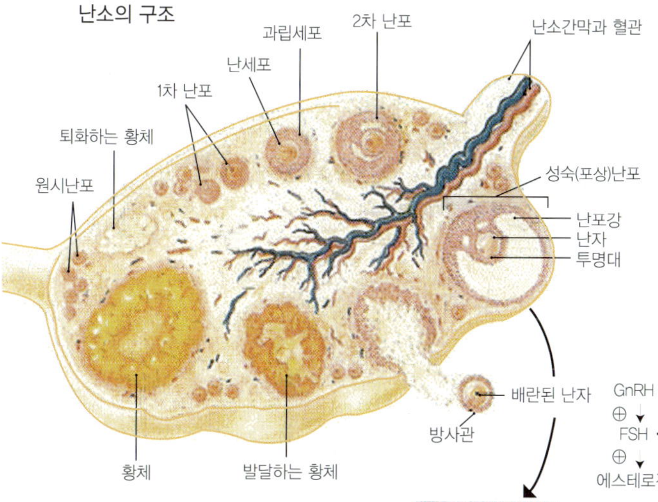

한국인의 난소 크기	
길 이	2.5cm ~ 4.0cm
폭	1.0cm ~ 2.0cm
두 께	0.5cm ~ 1.0cm

- 태생기에 발생한 원시난포 : 40만 개
- 일생 동안 완전히 성숙하여 배란되는 난포수 : 400개

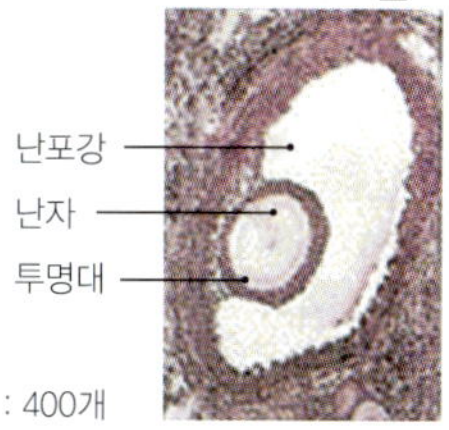

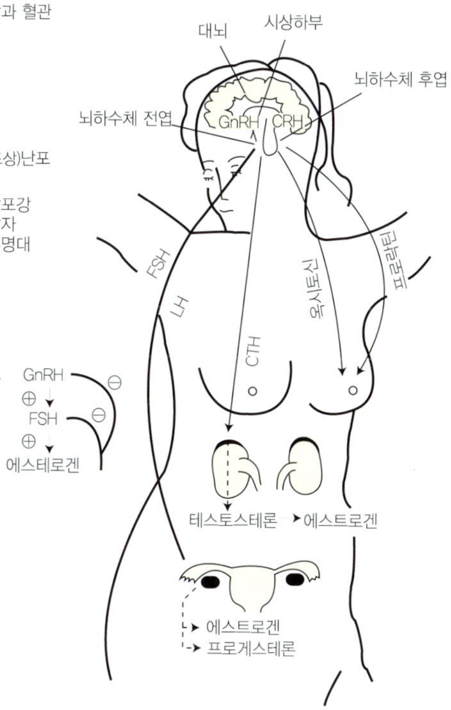

그림 8-10 여성호르몬계

(2) 사용약물

여러 가지 형태의 에스트로겐 제제가 임상적으로 이용된다.

① 경구제

: 에치닐에스트라디올(ethinyl estradiol)

② 주사용

: 장시간 작용 제제로 에스트라디올 모노벤조에이트(estradiol monobenzoate), 길초산에스트라디올(estradiol valerate)이 있으며 서서히 가수분해되면서 에스트라디올을 유리시킨다. 길초산에스트라디올은 유액(oilsolution)으로 주사하며, 흡수 부위에서 서서히 흡수된다. 에킬린(equilin)과 에퀼레닌(equilenin)은 말의 소변에서 얻어지는 것으로, 자연산 에스트로겐 대신 사용된다.

③ 비스테로이드 에스트로겐

: 스틸베스트롤(stilbestrol)은 중요한 경구제이며 그 밖에 디에네스트롤(dienestrol), 메탈렌에스트릴(methallenestril), 클로로트리아니센(chlorotrianisene) 등이 있다.

3) 프로게스테론

(1) 임상작용

프로게스테론(황체호르몬, progesterone)은 황체(corpusluteum)와 태반에서 생성되며, 월경주기 중 황체기(lutealphase)에 자궁내막의 분비성 변화를 유도하고, 난자가 착상된 다음 임신을 유지하게 하는 2가지 주요 기능이 있다(그림 8-11).

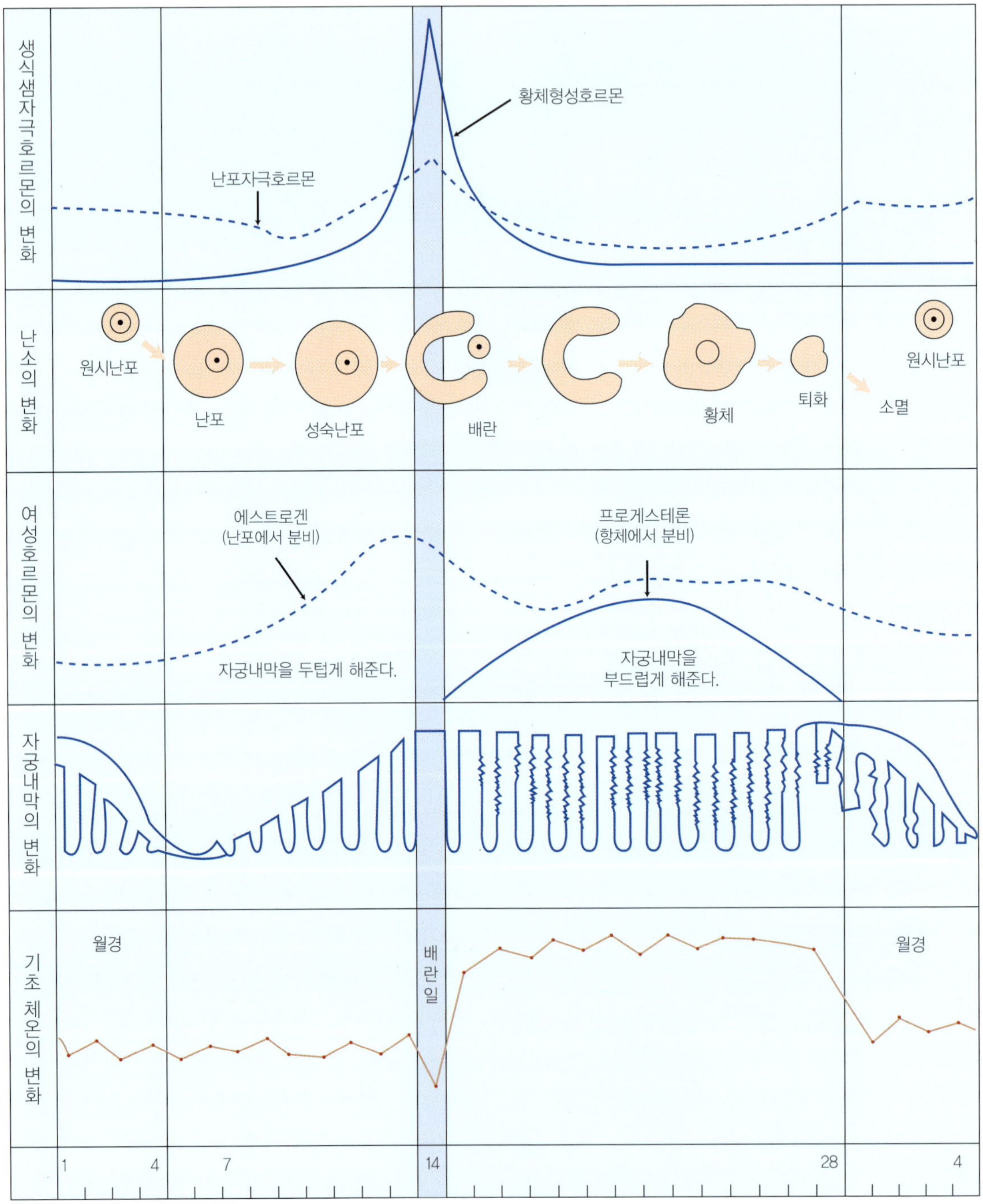

그림 8-11 성주기(sexual cycle)

(2) 사용약물

① 프로게스테론 자체는 물에 잘 녹지 않고 체내 반감기가 짧으므로 합성 제제가 흔히 사용된다. 스테로이드 유도체로는 노르테스토스테론(nortestosterone)과 17-α-히드록시프로게스테론(hydroxyprogesterone)이 있다.

② 기타 합성 프로게스테론으로는 노르에티스테론(norethisterone), 노르에티노드렐(norethynodrel), 리네스트레놀(lynestrenol), 에티노디올(ethynodiol) 등이 흔히 이용되는데, 임상적으로 월경 장애, 유산방지, 자궁체암 절제 후 전이된 암을 치료하기 위해서이다.

(3) 에스트로겐과 프로게스테론 억제제

① 타목시펜(tamoxifen)은 에스트라디올을 수용체에서 길항하는 약물로 폐경 후 여성의 진행성 유방암에 대한 완화치료(palliative treatment)에 이용된다. 혈중 반감기는 7~14시간이며 주로 간을 통해 배설된다.

② 미페프리스톤(mifepristone)은 프로게스테론수용체(progesterone receptor)에 강력하게 결합하여 프로게스테론의 활성을 억제하며, 초기 임신중절을 목적으로 이용된다. 혈중 반감기가 길어서 다량투여하면 난포기가 연장될 수 있다.

③ 다나졸(danazol)은 안드로겐, 프로게스테론, 글루코코르티코이드(glucocorticoid) 수용체에 결합하여 난소 기능을 억제한다. 자궁내막염(endometritis) 치료에 주로 이용되나, 유방의 섬유낭성 질환이나 혈우병 등과 같은 혈액 이상에도 이용된다.

6 부신피질호르몬

부신피질호르몬(adrenocortical hormone)은 글루코코르티코이드(glucocorticoid)와 광물코르티코이드(mineralocorticoid)로 나눌 수 있으며(표 8-5), 스트레스, 질병, 저혈당, 출혈 등에 반응하여 부신(adrenal gland)에서 분비된다(그림 8-12).

표 8-5 코르티코스테로이드

분류	물질
글루코코르티코이드(glucocorticoid)	• 코티솔(cortisol) • 코티손(cortisone) • 코르티코스테론(corticosterone)
광물코르티코이드(mineralocorticoid)	• 알도스테론(aldosterone) • 데옥시코르티코스테론(desoxycorticosterone)

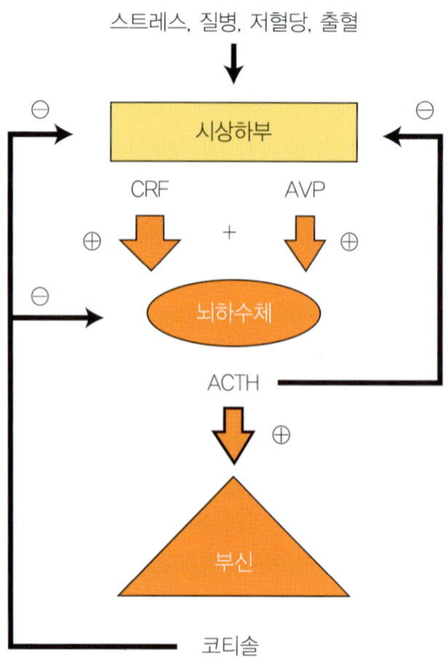

그림 8-12 코티솔의 분비기전

1) 임상효과

(1) 부신피질을 위축시켜 부신피질의 정상적인 기능을 억제하게 되는데, 이는 뇌하수체에서 부신피질자극호르몬이 분비되는 것을 억제하기 때문이다.
(2) 나트륨 저류와 체내 칼륨의 소실 증가를 일으키며, 나트륨 저류로 인하여 체중증가, 부종, 고혈압 등이 발생한다.
(3) 당신생(glyconeogenesis) 증가, 골격근 등에서 아미노산과 단백질을 동원한다.
(4) 림프조직의 위축과 림프구의 생성 감소는 혈중 림프구의 감소를 초래한다.
(5) 혈중 호산성백혈구의 감소와 중성 과립백혈구의 증가를 나타낸다.
(6) 염증반응을 억제한다(그림 8-13, 표 8-6, 표 8-7).

표 8-6 글루코코르티코이드의 작용

작 용	내 용
대사 효과	• 당원 분해 및 당신생 증가 • 단백 대사 증가 및 단백 합성 감소 • 조골세포 형성 및 활성 저하 • 위장관 칼슘 흡수 저하 • 갑상샘자극호르몬 분비 저하
소염 효과	• 국소 및 전신효과: 프로스타글란딘(prostaglandin), 시토카인(cytokine) 및 인터루킨(interleukin) 생성 저하 • 림프구 및 대식세포 증식과 유주 저하

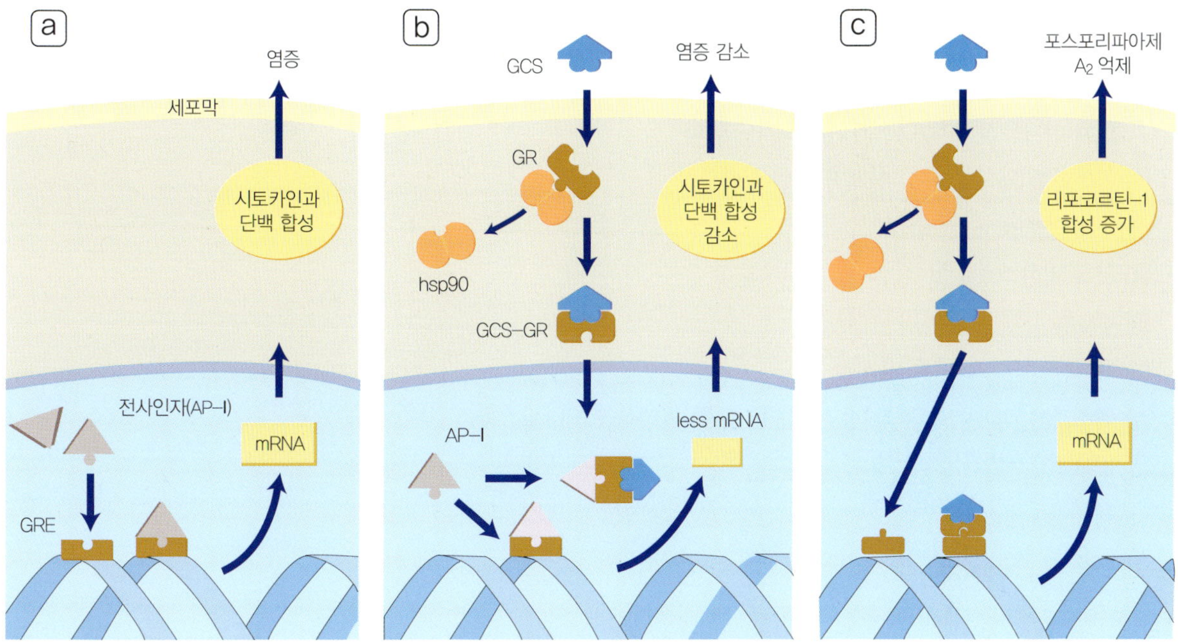

그림 8-13 부신피질호르몬의 항염증작용

표 8-7 광물코르티코이드의 작용

합성 과정
• 혈중 나트륨 증가 및 혈중 칼륨 감소 • 혈중 나트륨 감소는 레닌 유리를 유발, 레닌에 의해 생성된 앤지오텐신(angiotensin)은 알도스테론 유리를 촉발 • 알도스테론은 원위세관에서 나트륨 재흡수를 증강하여 나트륨–나트륨 평형을 변화시킴

스테로이드제는 임상적으로 애디슨병(Addison's disease), 워터하우스–프리데릭센증후군(Waterhouse–Friderichsen syndrome), 부신절제 후 등과 같이 부신피질호르몬 부족 시 이를 보충하기 위하여 사용하며 백혈병(leukemia) 또는 림프종(lymphoma) 치료에 림프조직과 림프구 생성을 억제하기 위하여 사용한다. 또 조직 이식 후 거부반응을 억제하기 위하여 사용하며 여러 염증성 질환에서 소염작용을 목적으로 이용한다(표 8–8).

표 8-8 부신피질호르몬의 임상이용

임상에서의 이용
• 대치요법 • 관절염 처치 • 기타: 류마티스성 심장염, 신장증후군, 심한 알레르기 반응, 혈관성 콜라겐병, 염증성 눈병, 여러 가지 피부병, 만성 궤양성 대장염, 뇌부종

2) 부작용 및 합병증

(1) 전격감염(fulminant infection): 세균 또는 바이러스 감염에 대한 정상적인 염증반응이 억제되면서 발생하며, 이로 인해 비활동성 결핵 병소가 재발하기도 한다.

(2) 골연화증(halisteresis): 단백질 동원에 따른다.

(3) 소화궤양(peptic ulcer)

(4) 근육 병변, 약화 및 소모

(5) 당뇨병

(6) 고혈압

(7) 체중증가, 부종, 피부자색선조(purple stria), 달덩이얼굴(moon face)

(8) 정신병적 반응

(9) 췌장염

(10) 다모증, 월경 장애

(11) 백내장

(12) 퇴거성(금단) 증상: 부신피질 억제로 인한 부신피질기능 저하 시의 증상이 나타나는데, 식욕부진, 구역질, 구토, 설사, 복통, 두통, 관절통, 불안감, 무력증, 근무력, 체온 장애, 탈수, 저혈압, 맥관성 허탈 등이다(표 8-9).

표 8-9 부작용

부작용
• 뇌하수체-부신 기능 억제 • 감염에 대한 감수성 증가 • 소화궤양 • 근육병증 • 정신장애(스테로이드 정신병) • 후낭하백내장(아동) • 골다공증 • 고혈당 • 아동의 성장 정지

3) 부신피질호르몬의 길항제

(1) 임상작용

코르티코스테로이드 길항제는 ACTH 의존성 쿠싱증후군(Cushing's syndrome), 이소성 ACTH, 부신샘종(adrenal adenoma) 등 부신의 기능 이상 치료에 이용한다.

(2) 사용약물

① 마이토테인(mitotane)은 부신피질의 생합성과정을 저해하고 부신을 위축시킨다.

② 암페논(amphenone)은 코티솔과 코르티코스테로이드의 합성을 저해한다.

③ 아미노글루테티미드(aminoglutethimide)는 콜레스테롤이 프레그네놀론으로 변환되는 것을 차단하므로 생식샘 및 부신의 모든 스테로이드 호르몬의 합성을 저해한다.

④ 메티라폰(metyrapone)은 스테로이드 합성 억제제로서 ACTH의 생성 기능을 확인하는 진단 목적으로 사용하는 약물이다.

7 당뇨병 치료약물

1) 인슐린의 작용

인슐린(insulin)은 췌장의 β-세포에서 분비되는 호르몬으로, 세포 내에서 글리코겐(glycogen) 합성을 촉진하고 세포막을 통한 포도당(glucose)의 이동을 원활하게 하며 세포 내의 단백질 생성과 지방세포의 지방축적을 증가시킨다. 따라서 고혈당증(hyperglycemia) 치료에 이용된다(표 8-10).

표 8-10 인슐린의 작용

종 류	특 징
탄수화물 대사	• 포도당 수송 증가 • 글리코겐 합성 증가 • 펜토스인산경로(pentose phosphate pathway, pentose shunt) 활성 증가 • 포도당 산화 증가 • 당신생 저하
지방 대사	• 중성지방 합성 증가 • 유리지방산 수송 증가 • 지방 분해 감소
단백질 대사	• 아미노산 수송 증가 • 단백 합성 증가 • 단백 분해 저하

인슐린은 2개의 아미노산사슬이 이황화물(disulfide)을 다리로 하여 연결된 폴리펩티드이다. 아미노산 서열은 이미 오래 전에 밝혀져 합성이 가능해졌으나, 임상적으로는 아직도 소나 돼지에서 추출한 것을 이용하고 있다. 항원항체반응(antigen-antibody reaction)을 통해 서로 다른 항체를 만들기 때문에 소의 인슐린에 감작(sensitization)된 사람은 돼지 인슐린에 교차반응(crossreaction)을 일으키지 않는다. 1973년 이후로 인슐린 제법이 향상되어 'single-peak' 또는 'single-component'으로서 99% 이상의 순도를 가진 인슐린이 이용되었으며 현재는 유전자재조합기술의 발전으로 사람 인슐린(휴물린,humulin)을 대량생산할 수 있게 되었다. 당뇨병(diabete mellitus)은 치료적 측면에서 크게 2가지로 분류된다. 즉 인슐린의존당뇨병(insulin dependent diabetes mellitus, IDDM; 1형)과 인슐린비의존당뇨병(noninsulin-dependent diabetes mellitus, NIDDM; 2형)이다. IDDM은 일반적으로 유년기에 발생하나, NIDDM은 주로 성인에게서 발병한다(그림 8-14), (표 8-11).

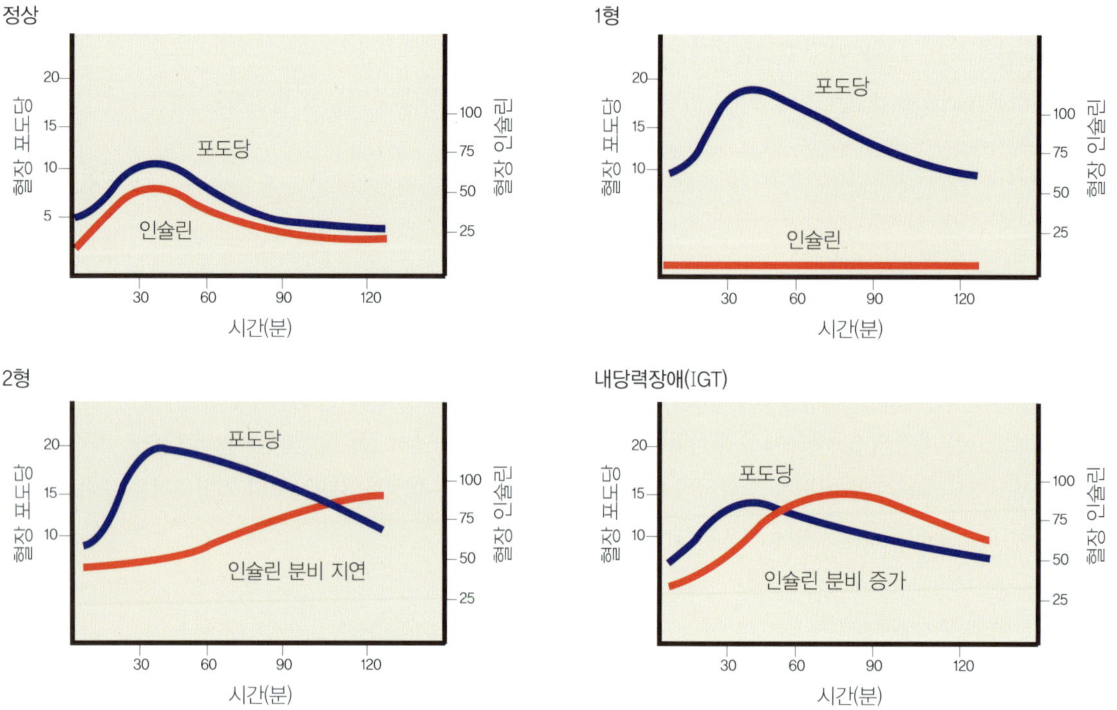

그림 8-14 1·2형 당뇨병과 내당력장애

표 8-11 당뇨병의 특징

종 류	특 징
1형	• 인슐린 의존성 • 췌장의 β-세포 퇴행 • 케톤산증에 쉽게 걸림 • 성장기(아동)에 발병
2형	• 인슐린 비의존성 • 술포닐우레아제(sulfonylurea)에 민감 • 케톤산증 저항성 • 성숙기(성인)에 발병

인슐린은 세포 내에서 글리코겐 합성을 촉진하고, 세포막을 통한 포도당의 이동을 원활하게 하며, 세포 내의 단백질 생성과 지방세포의 지방축적을 증가시킨다.

인슐린에 의한 포도당의 세포 내 이동에는 칼륨이온이 동반되기 때문에 고칼륨혈증(hyperkalemia) 때 혈중 칼륨을 저하시키기 위해 사용되기도 한다. 한편, 당뇨병혼수(diabetic coma)를 인슐린으로 치료할 때는 저칼륨혈증(hypokalemia)이 발생하기 쉬우므로 치료 중 혈중 칼륨농도를 반복적으로 측정하여야 하며, 때로는 염화칼륨(potassium chloride)을 정맥주사하여 혈중 농도를 유지하게 한다.

요컨대 당뇨병은 인슐린 부족에 따른 것으로 인슐린 생산 및 분비가 줄어들면 혈당이 상승하고 당뇨(glucosuria)와 케톤산증(ketoacidosis) 그리고 심하면 혼수(coma) 상태에 빠질 수 있다(그림 8-15). 또한 포도당의 세포 내 수송이 저하

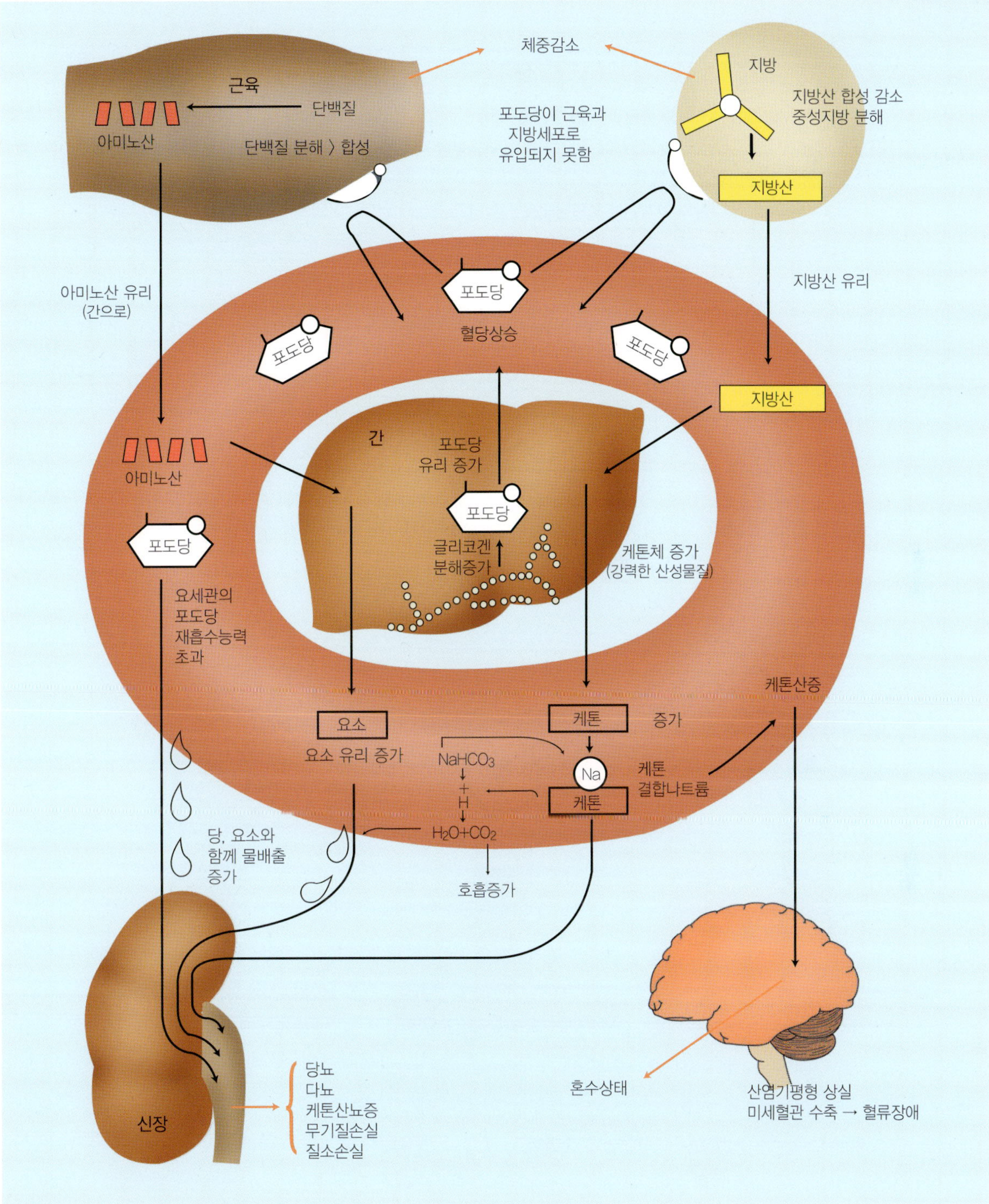

그림 8-15 인슐린 부족

되고 글리코겐 합성에 필요한 효소계의 활성도 저하된다(표 8-12). 인슐린 활성(농도)의 변화는 식사와 밀접한 관계가 있다(그림 8-16). 한편, 당뇨병의 경우 항이뇨호르몬(antidiuretichormone, ADH)은 정상이나 당분에 의한 수분 재흡수 저하로 소변 배설량이 증가하고 요붕증(diabetes insipidus)의 경우 항이뇨호르몬의 결핍으로 인해 소변 배설량이 증가한다(그림 8-17).

표 8-12 인슐린의 결핍 결과

결핍 결과
• 근육과 지방조직 세포막을 통한 포도당 수송률 저하 • 포도당에서 글리코겐으로의 대사에 필요한 효소계의 활성 저하 • 고지혈증, 케톤혈증, 산증 발생 • 글루카곤과 함께 다량의 단백질을 포도당으로 전환하고 효소와 암모니아의 배설을 증가시킴

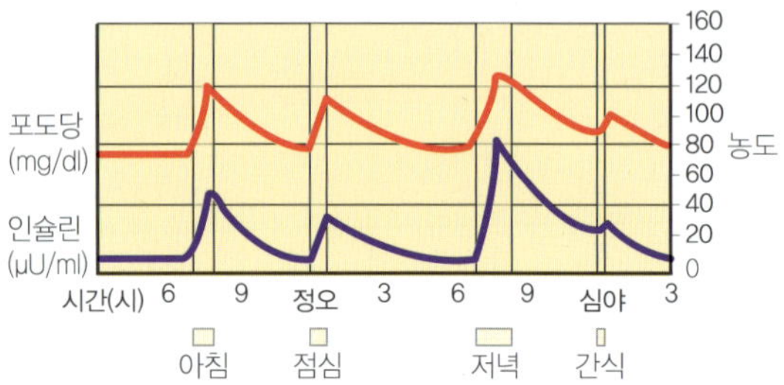

그림 8-16 식사와 혈당 및 인슐린

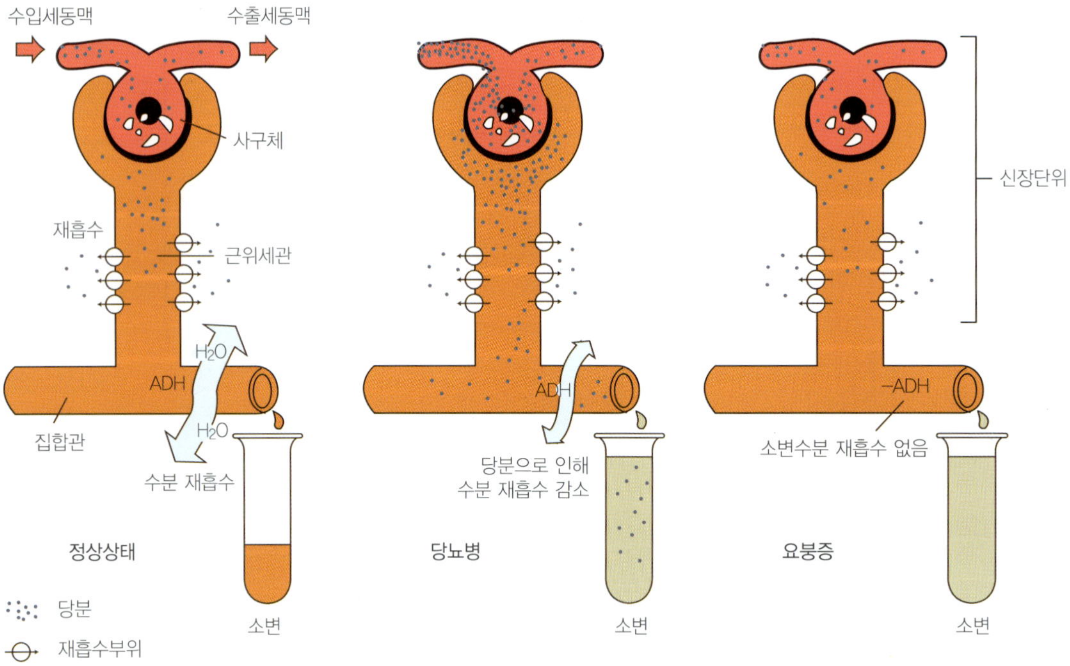

그림 8-17 당뇨병과 요붕증

2) 인슐린의 임상적용

인슐린은 대부분의 당뇨병에는 별로 사용되지 않는다. 즉, 식이요법이나 경구요법으로 조절될 수 있는 경우에는 사용하지 않는다. 그러나 다음과 같은 경우에는 절대적으로 필요하다.

(1) 아동 발병 당뇨병(juvenile onset diabetes)

(2) 성인 발병 당뇨병(maturity onset diabetes) 중 식이요법이나 경구요법으로 호전되지 않을 때

(3) 당뇨병혼수(diabetic coma)가 나타날 때

(4) 식이요법이나 경구요법으로 조절되었던 환자라 하더라도 재발성 질병이 경과 중일 때

(5) 임신 중일 때 등

인슐린 유지량은 혈당량을 지표로 비교적 쉽게 결정할 수 있다. 그러나 일단 조절되었더라도 소변 내 환원성 물질을 검사하여 용량의 적합 여부를 검토하여야 한다. 일단 안정 상태로 조절되면 인슐린의 하루 소요량이 적은 환자에게는 경구적인 혈당강하제를 지도할 수 있다. 그러나 아동이나 당뇨병혼수가 있었던 환자의 경우 성공률이 낮다. 장기간 인슐린 치료가 요구될 때는 수용성 인슐린을 장시간작용(long acting) 제제로 대체한다. 수용성 인슐린과 장시간작용 제제를 혼합하여 하루에 한 번씩만 투여해도 많은 환자가 조절된다.

인슐린의 가장 흔한 부작용은 저당증(glycopenia)이다. 이는 특히 장시간작용 제제를 사용했을 때 밤에 나타나게 된다. 인슐린을 정기적으로 사용하는 환자들은 대개 저당증이 나타나는 것을 미리 알게 되므로 설탕을 먹어 예방할 수 있다.

인슐린에 의한 심한 저혈당 증상의 응급처치에는 글루카곤(glucagon)이 이용되며, IAPP(islet amyloid polypeptide)도 저혈당 처치를 위한 목적으로 사용될 수 있는 약물로 현재 임상실험 중에 있다. 인슐린에 대한 항체가 발생하면 저항성이 나타나 인슐린의 용량을 점차 증가시켜야 한다. 그러나 이는 드물게 나타나는 현상이며 대개는 소 인슐린으로 인해 생기므로 돼지 인슐린으로 대체하도록 한다. 또 인슐린을 반복 주사할 경우, 주사 부위에 지방괴사(fat necrosis)를 일으켜 흡수에 장애가 발생할 수 있으므로 주사 부위를 자주 바꾸어 주는 것이 좋다.

3) 사용약물(경구혈당강하제, oral hypoglycemic agent)

(1) 술포닐우레아제(sulfonylurea)

톨부타미드(tolbutamide)가 임상적으로 처음 사용된 약물이며, 그 밖에 클로르프로파미드(chlorpropamide), 아세토헥사미드(acetohexamide), 톨라자미드(tolazamide) 등이 있다. 주요 작용기전은 인슐린 효과를 증강시키고 췌장의 글루카곤 분비를 억제하며 간의 인슐린분해효소(insulinase)의 활성을 저하시킨다. 술포닐우레아제는 혈청단백과 강하게 결합하므로 같은 결합 부위를 가지는 다른 약물과 상호작용(druginteraction)을 일으키게 된다.

① 톨부타미드

톨부타미드는 간에서 신속하게 대사되므로 비교적 작용시간이 짧다. 보통 하루에 3번 투여하나 정맥주사로도 이용할 수 있다. 췌장의 인슐린 분비 샘종(adenoma) 진단에 이용되기도 한다.

② 클로르프로파미드

클로르프로파미드는 거의 대부분 대사되지 않은 채 신장을 통해 배설되므로 생체 내 반감기가 대단히 길며(36시간), 규칙적인 투약을 중단해도 약 10일간 혈당 저하 효과가 지속된다. 보통 하루에 1번씩 투여하며 부작용으

로는 두드러기 등의 피부 증상과 백혈구감소증(aleukemia), 구역질, 구토, 설사, 변비 등이 자주 나타나고 담즙정체황달(cholestatic jaundice)이 가끔 나타나며 술을 먹기 곤란해진다. 또한 혈중 단백질결합요오드(protein bound iodine, PBI) 농도와 삼요드티로닌 섭취율 검사(triiodothyronin uptake test)에서 변화를 일으킬 수 있다. 이처럼 술포닐우레아제를 복용하는 환자는 여러 가지 좋지 않은 증상이 생긴다.

③ 부작용

저당증(glycopenia)은 중요한 부작용의 하나이다. 특히 나이 많은 환자에게서 신장 기능이 좋지 않을 때 클로르프로파미드가 축적되어 잘 발생한다. 심한 저당증은 밤중에 잘 일어나며 회복되기 어려운 뇌 손상이 생길 수 있고 심하면 사망하는 경우도 있다. 따라서 나이 많은 환자에게는 클로르프로파미드보다 톨부타미드를 이용할 것을 권장한다.

(2) 비구아니드제(biguanide)

① 임상적용

펜포르민(phenformin)과 메트포르민(metformin)이라는 2가지 중요한 제제가 있는데, 이들은 췌장의 기능 여부에 관계없이 혈당 저하 효과를 나타낸다. 그러나 당뇨병이 없는 환자에게는 혈당 저하 효과가 나타나지 않는다. 작용기전은 아직 확실하지 않으나 조직세포에서 당대사에 관여하는 효소와 관계가 있을 것으로 판단된다. 성인발병 당뇨병(maturity onset diabetes)의 초기 증상인 식후 고혈당에 이은 반동(rebound) 저혈당 증세는 비구아니드제에 의해 경감될 수 있다.

펜포르민과 메트포르민은 대부분 변화 없이 신장을 통해 배설되나, 펜포르민 일부는 간에서 대사되기도 한다. 펜포르민의 작용시간은 6~8시간이고, 메트포르민은 좀 더 긴 8~12시간이다. 펜포르민은 서서히 유리되는 제제가 있어서 투여 횟수를 줄일 수 있다.

② 부작용

부작용으로는 주로 식욕감소, 구역질, 구토, 설사 등이 나타나며, 이 때문에 비구아니드제를 사용하지 못하는 경우도 있다. 펜포르민제 치료 경과 중에는 사망에까지 이를 수 있는 젖산산증(lactic acidosis)이 일어날 수 있으나, 메트포르민에서는 관찰되지 않는다.

MEMO

PHARMACOLOGY

09

화학요법제 및 항생물질

근대 항균요법(antimicrobial therapy)은 1935년 독일인 도마크(Domagk)에 의하여 아조(azo) 염료에서 얻은 프론토실(prontosil)의 얕은 연조직염(단독, erysipelas)에 대한 성공적인 치료 효과가 발표되면서 시작되었다. 이러한 연구를 바탕으로 여러 유도체 중에서 강력한 살균 효과가 있는 술폰아미드(sulfonamide)를 임상적으로 이용하게 되었는데, 이는 산후열(산욕열, puerperal fever)에 의한 사망률을 격감시키는 결과를 가져왔다.

일반적으로 술폰아미드와 같은 화학적 항균제(antimicrobial)는 항생제(항생물질)와 구별하여 항균 화학요법제라고 한다. 항생제(antibiotic)란 미생물이 생성하는 물질로 다른 미생물의 성장을 억제한다. 인간이 처음 사용한 항생제는 페니실린(penicillin)으로 체인(Chain)과 플로리(Florey) 등에 의하여 1940년에 소개되었으며, 처음에는 푸른곰팡이(Penicillium notatum) 배양에서 추출되었으나 이어서 임상적으로 유용한 여러 미생물로부터 분리되기에 이르렀다.

1 항균작용기전

항균제는 작용 양식에 따라 다음과 같이 2가지로 구분된다. 즉, 세균을 죽일 수 있는 것을 살균성(bactericidal) 항균제라고 하고, 세균을 죽이지는 않으나 세균의 성장이나 번식을 억제하는 것을 정균성(bacteriostatic) 항균제라고 한다. 정균성 항균제에 의한 세균의 파괴는 생체의 방어기능에 따른다. 이러한 항균제의 분류는 실제적으로 대단히 중요한데, 약물 간의 길항작용 또는 상승작용과 관계하기 때문이다. 정균성 항균제 일부는 저농도에서 정균작용만 나타내지만 다량사용하면 살균작용을 나타내기도 한다. 항균제의 작용기전은 대체로 다음과 같이 생각해 볼 수 있다. 세포벽의 합성을 저해하거나 손상을 입히고, 세포질막의 합성을 저해하거나 손상을 입히며, 핵산의 합성 또는 대사를 저해하고, 단백질 합성과 에너지대사를 저해한다(그림 9-1).

1) 엽산 생성 저해

사람과 달리 세균은 스스로 엽산을 합성하여 사용하며, 이는 세포분열에 필요한 핵산 합성에 기본적인 보조효소(coenzyme)가 된다. 술폰아미드는 엽산 합성에서 전구물질(precursor)로 작용하는 파라아미노벤조산(p-aminobenzoic acid, PABA)과 그 화학구조가 비슷하다. 따라서 핵산 합성과정에서 엽산에 끼어들어 잘못된 보조효소를 생성하게 함으로써 세균의 세포분열을 억제하게 된다.

2) 세포벽 합성 저해

세균 세포는 인체 세포와는 달리 세포벽을 가지고 있으며, 이 세포벽은 여러 가지 아미노산, 핵산, 뮤코폴리펩티드로부터 합성된다. 따라서 항균제는 세균의 복잡한 세포벽 합성과정을 저해할 수 있다.

페니실린(penicillin)은 뮤코펩티드(mucopeptide)가 교합하는 마지막 단계를 저해함으로써 불량한 세포벽을 생성하게 한다. 따라서 세균 세포가 쉽게 용해되게 하여 살균 효과를 나타낸다.

바시트라신(bacitracin), 반코마이신(vancomycin), 시클로세린(cycloserine) 등은 세포벽 합성 초기에 작용하여 항균 효과를 나타낸다.

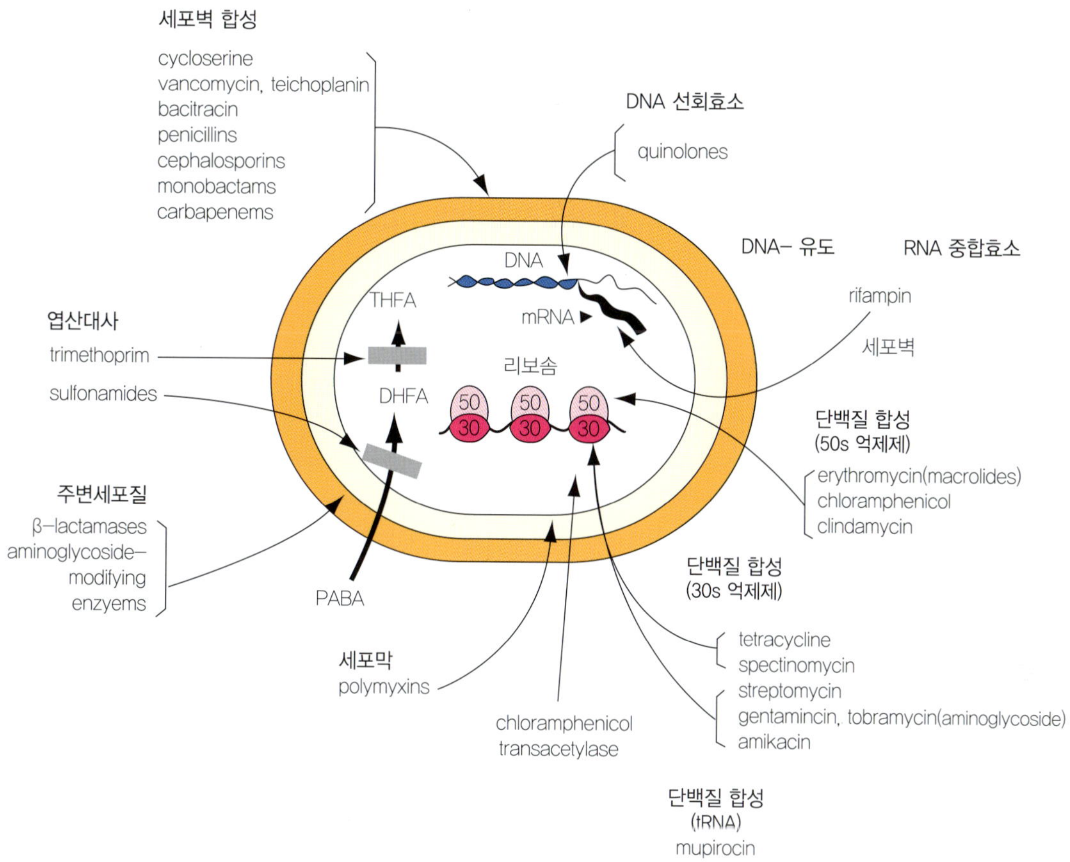

그림 9-1 항균제의 작용기전

3) 단백 합성 저해

세균 세포도 다른 세포와 마찬가지로 세포질의 리보솜(ribosome)에서 아미노산으로부터 단백질을 합성한다.

클로람페니콜(chloramphenicol)은 새로 자라나는 펩티드사슬에 아미노산이 운반되는 것을 저해한다. 테트라사이클린(tetracycline)은 아미노산 운반에 관련된 연결을 저해하고 마크롤라이드(macrolide)와 린코마이신(lincomycin)은 리보솜의 아미노산 부착 부위에서 RNA의 전위를 저해한다. 스트렙토마이신(streptomycin)은 자신의 리보솜에 부착됨으로써 mRNA에 의하여 제공된 정보를 잘못 해독하게 하여 정상적인 기능을 할 수 없는 단백질을 합성한다.

4) 세포막 투과성 저해

생물의 모든 세포와 마찬가지로 세균 세포도 세포막의 투과성에 의해 생명을 유지하게 되는데, 폴리믹신(polymyxin)과 같은 항균제는 이러한 세균 세포막의 투과성을 변화시켜 살균 효과를 나타낸다.

5) 핵산 합성 저해

리팜핀(rifampin)이나 날리딕스산(nalidixic acid)은 DNA합성을 저해하여 세균의 증식을 억제하거나 항균 효과를 나타낸다.

2 약물내성

항균제의 항균작용에 대한 내성에는 다음의 2가지 형태가 있다. ① 약물내성(약물저항성, drug tolerance)은 약물 존재하에서도 세균이 성장할 수 있는 상태이다. ② 약물분해(drug destruction) 현상은 세균이 약물을 분해하는 효소를 생성하게 되는 것으로, 이 경우 세균 자신은 항균제에 의하여 억제될 수 있다. 약물내성에 따른 내성 출현은 페

표 9-1 항균제의 내성기전

내성기전
• 약물이 작용하는 효소 또는 수용체의 변화 발생 • 수용체에 도달하는 약물농도의 저하(약물의 제거 또는 수입속도의 변화에 의해) • 약물 불활성화 또는 분해 촉진 • 내성 대사경로의 합성 • 약물 대사능력 상실

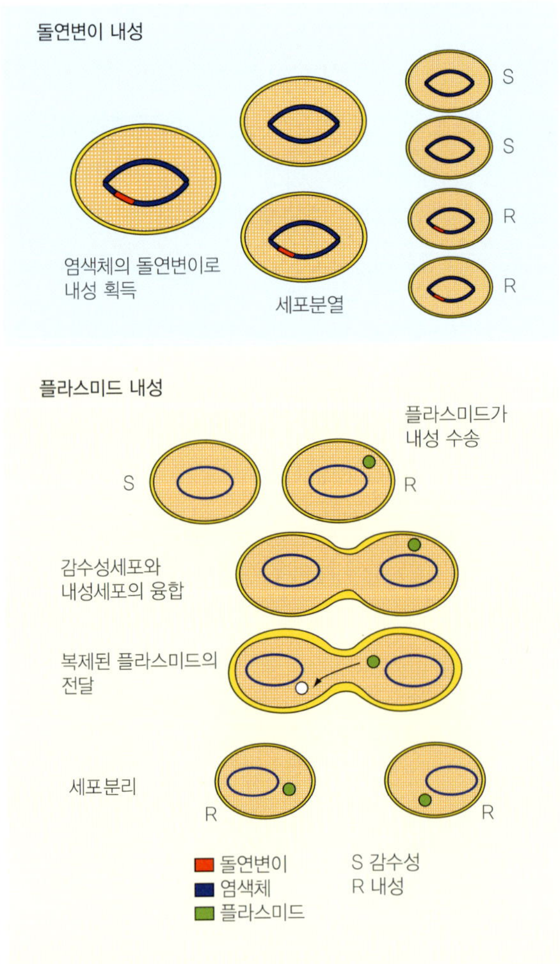

그림 9-2 항균제의 내성

니실린을 제외한 모든 항균제에서 관찰되며, 대장균 및 몇몇 이형의 연쇄구균은 페니실린을 분해하는 페니실리나제(penicillinase)를 생성한다. 그러나 새로운 합성 페니실린 제제 중에는 이러한 분해효소에 파괴되지 않는 것이 있다(표 9-1).

일반적으로 화학적 유사 구조를 가진 약물 사이에는 교차저항(cross-resistance)이 있다. 예를 들어 테트라사이클린에 내성이 있는 균은 테트라사이클린계에 속하는 다른 항균제에도 내성을 가진다. 내성균의 출현에 대해서는 여러 가지 견해가 있는데 ① 자연적인 내성을 가진 균이 선택적으로 성장한다는 가설, ② 우발적 돌연변이에 의하여 내성을 획득한다는 가설, ③ 페니실리나제를 생성할 수 있는 능력이 파지(phage)에 의하여 전달된다는 가설, ④ 플라스미드(plasmid; 염색체의 유전물질)를 다른 세균으로부터 양도받는다는 가설 등이 있으며, 이에 따라 약물에 대한 내성을 얻게 될 수 있다. 플라스미드의 양도현상은 한 번도 약물에 노출되어 본적 없는 장내세균의 약한 내성 출현에서 관찰할 수 있다(그림 9-2).

3 항균요법의 원칙

항균요법의 궁극적인 목적은 감염 부위에 항균제의 최저 유효농도보다 높은 농도의 항균제를 도달시켜 세균이 모두 제거될 때까지 그 농도를 유지하는 것에 있다. 그러나 약물내성의 출현은 이러한 목적달성에 실패를 가져온다.

전신감염(systemic infection)에서 장내 흡수가 의심스러울 때는 주사를 통해 항균제를 투여하는 것이 좋다. 약물의 투여횟수는 혈중의 약물 반감기에 따라 결정되는데, 간 및 신장의 기능이 정상이면 특정 항균제는 통상적인 투여 횟수로 사용하게 된다. 그러나 때로는 약간의 조절이 필요하다. 예를 들어 신생아의 간은 생후 1개월 이내에는 여러 가지 약물 대사가 적절하지 못하므로, 미숙아에게 예방 목적으로 클로람페니콜(chloramphenicol)을 투여하였을 때는 회색아증후군(gray baby syndrome)을 일으킬 수 있다. 또한, 아미노글리코시드(aminoglycoside) 항균제는 거의 대부분 소변으로 배설된다. 따라서 신장 기능에 장애가 있을 때 상용량을 사용하면 약물이 축적되고 결국에는 제8뇌신경(청각신경)에 손상을 일으키게 된다. 이런 경우에는 생물학적 검정법(bioassay method)으로 혈중농도를 자주 측정하여야 하며, 특히 치료가 시작되어 혈중유지농도에 도달할 때까지의 수일간이 중요하다.

특정 감염병에 대한 항균제 선택 시에는 임상적 증상, 세균학적 진단, 시험관적 감수성 검사를 기초로 한다. 매독(syphilis)은 그 원인균이 페니실린 등의 특정 항균제에 반드시 감수성을 나타내므로 이런 경우 임상적 증상만으로도 특정 항균제를 선택할 수 있다. 그러나 대부분은 세균학적 검사를 통해 원인균을 확정할 필요가 있다. 폐렴(pneumonia)은 다양한 원인균에 의하여 발생될 수 있으므로 세균학적 검사를 통해 특정 원인균이 규명되어야 한다.

특정 병원균에 감수성을 가지는 여러 항균제 중에서 어느 것을 선택하는가는 감수성 검사(susceptibility test)에 따른다. 그러나 이러한 검사는 많은 시간을 요하므로 경우에 따라서는 결과를 얻기 전에 치료를 시작하기도 한다. 또한, 비슷하게 작용하는 항균제 중에서 선택하여야 할 때는 약값, 약물독성 등이 선택 요인이 된다. 페니실린 과민반응에 의한 사망의 예가 상당수 발생되고 있는 것은 제외하더라도 항균제의 독성에 의한, 확실한 측정이 어려운 부작용이 상당히 많을 것으로 추정된다. 따라서 대수롭지 않은 감염병이나 감염병이 의심되는 경우, 또는 항생제로 치료될 수 없는 감염병 등에 강력한 항균제를 사용하는 것은 현명하지 못한 일이다(표 9-2, 표 9-3).

표 9-2 항균제 선택 시의 고려사항

선택 시의 고려사항	
• 미생물 확인(antibiogram)	
• 항균제 감수성	
• 살균력과 정균력 대비	
• 숙주 상태	
– 알레르기 병력	– 나이
– 신장 기능	– 간 기능
– 임신 여부	– 유전 또는 대사 이상
– 해부학적 감염 부위	– 숙주의 내성, 면역력 및 백혈구 기능
– 항균제의 약동학적 요인	

표 9-3 항균제 선택 요인

선택 요인
• 병원균에 대한 항균제 활성
• 감염 부위 도달능력
• 부작용
• 용량용법
• 맛(현탁액의 경우)
• 값

대부분의 감염병은 한 가지 항균제만으로도 성공적으로 치료된다. 그러나 종종 2가지 이상의 항균제를 병용하여야 하는 경우가 있는데, 여기에는 주로 2가지의 목적이 있다. 즉, ① 상승 효과에 의하여 살균작용을 증강하고, ② 세균의 내성 출현을 지연시키기 위해서이다. 이상의 목적에 잘 부합되는 경우에 2가지, 때로는 3가지 항균제를 병용한다. 항균제를 병용하는 일반적인 원칙은 정균성 항균제는 다른 정균성 항균제와, 살균성 항균제는 다른 살균성 항균제와 병용하는 것이다. 정균성 항균제와 살균성 항균제를 병용하면 길항 효과가 나타나므로 바람직하지 않다. 즉, 페니실린과 같은 살균성 항생제는 번식하는 세균에 효과를 나타내지만, 정균성 항생제인 테트라사이클린 등과 병용하면 그 효과가 억제된다(표 9-4).

표 9-4 항균제 병용

병용 종류
• 세포벽 합성 억제제와 아미노글리코시드 항생제의 병용
• 대사경로의 연속적 단계에 작용하는 항생제의 병용
• 특정 항생제를 대사하는 효소를 억제하는 약물과 병용 예) 클라불란산(clavulanate)과 아목시실린(amoxicillin)

약물의 투여경로는 약물의 물리·화학적 성질과 감염 부위에 따라 결정한다. 예를 들어, 스트렙토마이신(streptomycin)은 강알칼리성이며 위장관에서의 흡수가 좋지 않으므로 전신감염 치료 시에는 주사로 투여하여야 한다. 그러나 비슷한 항생제인 네오마이신(neomycin)은 때로 위장 내 감염병 치료에 경구투여할 수 있다. 결막염(conjunctivitis) 등에는 항생제를 국소적으로 적용할 수 있으나 자주 사용하면 알레르기 반응을 일으킬 수 있다. 폐의 결핵성 농양(abscess) 또는 농흉(empyema) 등은 섬유조직에 의한 벽으로 둘러싸이게 되므로 항생제가 침투하기 어려워진다. 따라서 수술적으로 치료하거나 국소에 직접 약물을 주입하여야 한다.

항균제를 병용할 때는 2가지 약물을 한 주사기로 투여하여서는 안 되는데 화학적인 금기반응이 나타날 수 있기 때문이며, 특히 다른 약물의 pH를 변화시켜 침전을 일으킬 수 있다. 또한, 정맥에 주사할 경우 전혈(whole blood) 또는 아미노산 수액에 섞는 것도 피하여야 하며, 제제에 따라서는 생리식염수나 포도당액에 섞는 것도 피하여야 한다(표 9-5).

표 9-5 항균제의 오남용 원인

오남용 원인
• 치료 불가능한 감염병 치료 • 확인되지 않은 발열 치료 • 부적절한 용량 • 항균제 단독사용에 대한 부적절한 의존성 • 감염 미생물에 대한 정보 부족

4 항생제

현재 임상에서 사용하는 항생제는 (표 9-6)과 같이 분류할 수 있다.

표 9-6 주요 항생제

종 류	약 물
세포벽 합성을 저해하는 항생제	• β-락탐제 페니실린, 세팔로스포린, 카르바페넴, 모노박탐
세균의 세포막 기능을 저해하는 항생제	• 폴리믹신 B, 폴리믹신 E
세균의 단백 합성을 저해하는 항생제	• 아미노글리코시드제 스트렙토마이신, 카나마이신, 겐타마이신 • 마크롤라이드제 에리트로마이신 • 클로람페니콜, 테트라사이클린
세균의 DNA 합성을 저해하는 항생제	• 퀴놀론제 날리딕스산, 노르플록사신, 시프로플록사신
세균의 RNA 합성을 저해하는 항생제	• 리팜피신
항엽산제	• 술폰아미드

1) 페니실린

(1) 페니실린제의 합성

페니실린의 기본핵은 6-아미노페니실란산(aminopenicillanic acid)으로 아직까지는 합성되지 않는다. 이는 페니실륨(Penicillium) 균주의 대규모 배양을 통해 얻어지며, 배양액에 페닐아세트산(phenylacetic acid)을 첨가하면 벤질페니실린(benzylpenicillin; penicillin G)을 얻을 수 있다. 벤질 곁사슬은 효소적으로 제거할 수 있으므로 여러 가지 곁사슬을 대치함으로써 합성 페니실린제가 만들어진다(그림 9-3).

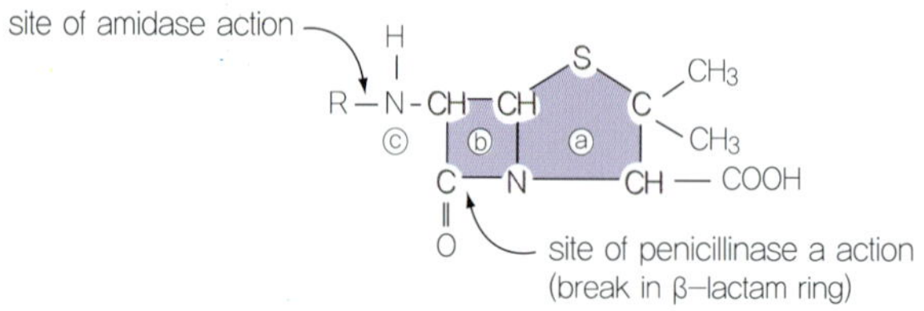

6-aminopenicillanic acid
"R" 위치에 어떤 구조를 가지느냐에 따라 아래의 다양하고 새로운 페니실린 형성

그림 9-3 페니실린의 구조

(2) 사용약물

① 벤질페니실린

벤질페니실린(benzylpenicillin)의 칼륨염은 수용성 또는 결정성 페니실린이라고 불리며, 수용성이 대단히 높고 산성 pH에서 불안정하므로 경구로 투여하면 활성을 잃게 된다.

또 근육에 주사하면 흡수가 빠르고 조직 침투가 잘 되나 뇌척수액 내에는 잘 들어가지 않는다. 뇌막염(cerebromeningitis)이 있을 때는 삼출액으로 인하여 뇌척수액 내에 높은 농도가 들어갈 수 없으므로 척수강 내 주사로 보충해 주어야 한다.

벤질페니실린은 소변 내 배설이 빠른데, 이는 주로 세뇨관 분비기전에 따른다. 그러므로 충분한 혈중농도를 장시간 유지하려면 자주 투여하여야 한다. 세뇨관에서의 분비는 프로베네시드(probenecid)를 투여하면 저해되므로 페니실린과 병용하면 작용시간을 연장할 수 있다. 프로카인페니실린(procaine penicillin)은 프로카인과 페니실린의 동량 화합물로, 수용성이 낮아 결정의 현탁액을 주사한다.

벤질페니실린은 그람양성균 대부분과 일부 그람음성균에 유효하다. 또한, 살균성이 있고 용혈연쇄구균과 폐렴구균에도 감수성이 높으므로 이들 균에 의한 감염병에 일차적으로 선택되는 약물이기도 하다. 그 밖에 포도구균과 임균에도 감수성이 높다. 그러나 내성균주가 널리 발생되어 있으므로 시험관적 감수성 검사에서 감수성이 좋지 않으면 다른 항생제를 선택하는 것이 좋다. 내성은 세균이 페니실리나제를 생산하여 발생하며, 이런 현상은 감염 부위에 존재하는 다른 세균에 대한 페니실린의 항균 효과에도 영향을 미치게 된다. 벤질페니실린은 뇌염구균 감염병 치료에도 자주 이용되는데, 이 균이 술폰아미드제에 내성을 잘 나타내기 때문이다. 벤질페니실린이나 장시간작용 페니실린은 매독 치료의 일차적 선택 약물이기도 하다.

그러나 벤질페니실린은 3가지 단점을 가지고 있는데 첫째, 위산에 파괴되고 둘째, 페니실리나제에 의해 활성을 잃으며 셋째, 항균범위가 너무 좁은 것이다. 따라서 현재 이러한 단점을 보완한 여러 제제가 만들어졌다.

② 페니실리나제 내성 페니실린제

반합성 페니실린으로 페니실린 모핵인 β-락탐(lactam) 고리를 페니실리나제 작용으로부터 보호하는 역할을 한다. 클록사실린(cloxacillin)이 대표적이며, 산내성이므로 경구로 투여할 수 있으나 위장에서 흡수가 충분하지 않은 경우도 있으므로 근육에 주사하는 방법이 더 효과적이다. 페니실리나제 내성 페니실린제는 단백결합력이 크므로 효과를 저하시킬 수 있다. 플루클록사실린(flucloxacillin)은 클록사실린을 불활성화한 유도체이다.

메티실린(methicillin)은 페니실리나제 내성 페니실린으로 처음 개발되었으나 효과 측면에서 만족스럽지 않으며 산내성이 없으므로 주사로만 사용된다.

③ 광범위 페니실린제

암피실린(ampicillin)은 α-아미노벤질 곁사슬을 가진 반합성 화합물로, 그람양성균에 대하여 벤질페니실린과 거의 비슷한 효과를 가지며 그람음성균에 대해서는 훨씬 효과가 크다. 특히 인플루엔자균(Haemophilus influenzae), 프로테우스균(Proteus mirabilis), 대장균(E. coli) 등과 병원성 장내세균에 효과가 좋다. 페니실리나제는 내성은 없으나 산내성이 있으므로 경구투여로 혈중농도를 유효하게 유지할 수 있다. 요로감염증이나 호흡기 혼합 감염병에 자주 사용되며, 뇌염구균, 폐렴구균, 인플루엔자균에 유효하므로 병원균이 분리되지 않는 뇌막염에 사용할 수 있다. 또한 소변으로 대부분 배설되나 담즙에 높은 농도로 존재할 수 있으므로 장티푸스(typhoid fever) 보균자에게 사용하기도 한다.

아목시실린(amoxicillin)은 암피실린과 비슷하나 흡수가 더 잘 된다. 카르베니실린(carbenicillin)은 암피실린과는 달리 그람음성균에 더 효과적이며, 특히 녹농균(Pseudomonas aeruginosa)과 프로테우스속균(Proteus)에 효과가 좋다. 그러나 이들 감염병을 근치하려면 높은 혈중농도를 유지하여야 하는데, 카르베니실린은 배설이 빠르므로 많은 양을 자주 투여하여야 한다. 겐타마이신(gentamicin)과 병용하여 그람음성균 감염병에 사용하면 더 효과적이다.

(3) 페니실린의 부작용

벤질페니실린은 독성이 거의 없다. 경련, 신장염, 용혈빈혈 등이 보고되었으나, 이는 신장 기능이 좋지 않은 환자에게 대단히 많은 양을 장기간 투여하였을 때 나타나는 부작용이다. 척추강 내에 20,000단위 이상 투여하면 경련을 일으킨다.

페니실린에 의한 알레르기 반응은 자주 일어나며, 가장 많은 것이 피부발진이다. 페니실린에 대한 알레르기반응은 기본적으로 2가지 형태로 나눌 수 있다.

① 즉시성 아나필락시스 반응(immediate anaphylactic reaction)

: 주로 페니실린 분해산물에 따른다.

② 지연성 혈청병형 반응(delayed serum sickness typeresponse)

: 페니실린산(penicillic acid)의 페니실로일(penicilloyl) 유도체가 합텐(불완전항원, hapten)을 형성하는 데에 따른다.

즉시성 아나필락시스 반응은 10,000~100,000명 중 1명꼴로 생긴다. 발생률이 매우 낮기는 하나 페니실린은 많이 사용되는 약물이므로 무시할 수 없다. 더욱이 젊은 사람이 사망하였을 때는 시비의 대상이 되기 쉽다. 따라서 투여 전 환자에게 과거 페니실린에 의한 어떠한 종류의 부작용이 없었는지를 반드시 물어보아야 한다.

암피실린 발진은 비교적 자주 나타나는 부작용으로, 홍반성 특징을 가지며 때로는 투약을 중지한 후에도 나타난다. 또 전염단핵구증(glandular fever)이나 인후통(sorethroat)이 있는 환자에게 암피실린을 사용하면 거의 대부분 발진이 나타난다.

그 밖에 점안제 등으로 페니실린을 국소에 적용하면 쉽게 감작된다. 그러나 인후통 치료에 사용되는, 씹는 껌에 함유된 페니실린에 의한 감작현상은 무시될 수 있다. 한편, 페니실린을 취급하는 간호사의 접촉피부염(contactdermatitis)은 문제가 될 수 있으며, 광범위 페니실린을 경구투여하면 장내세균을 변화시켜 설사를 일으킬 수 있다.

2) 세팔로스포린(cephalosporin)

(1) 임상적용

세팔로스포린의 모핵은 7-아미노산세팔로스포란산(aminocephalosporanic acid)으로, 페니실린과 유사한 구조를 하고 있으나 페니실리나제에 대한 내성이 대단히 높다. 처음 알려진 세팔로스포린 C는 중등도의 항균작용을 가졌으나 그 후 곁사슬을 변화시켜서 항균 효과를 높인 유도체가 만들어졌다.

(2) 사용약물

① 세팔로틴(cephalothin)

세팔로틴은 임상적으로 처음 사용되었으며, 페니실리나제에 내성이 높은 항생제이지만, 일부 그람음성균은 세팔로스포리나제(cephalosporinase)를 생성한다. 세팔로틴의 항균범위는 암피실린과 비슷하며, 포도구균에 대해서는 페니실리나제를 얼마나 생성하든 간에 감수성이 높다. 이는 주사로만 사용된다.

② 세팔로리딘(cephaloridine)

세팔로리딘은 세팔로틴보다 항균 효과가 크며, 특히 연쇄구균과 폐렴구균에 효과적이고 안정적이다. 최근 새로운 세팔로스포린계 항생제가 개발됨에 따라 임상적으로 이들 새로운 제제를 제2세대 또는 제3세대 세팔로스포린으로 분류하기도 한다.

3) β-락탐계 항생제

(1) 임상작용

β-락탐(lactam) 고리를 가진 항생제는 β-락탐아제(lactamase)에 의하여 불활성화되며 β-락탐계 항생제가 그람양성균 또는 그람음성균에서 나타내는 대략적인 항균작용은 (**그림 9-4**)와 (**그림 9-5**)와 같다.

(2) 사용약물

① 모노박탐(monobactam)

모노박탐은 β-락탐 고리만 가진 유도체로, 제일 처음 개발된 것은 아즈트레오남(aztreonam)이다. 주로 그람음성간균에 효과가 있으며, 페니실린에 알레르기가 있는 환자에게도 사용할 수 있다.

② β-락탐아제 억제제

클라불란산(clavulanic acid), 설박탐(sulbactam), 타조박탐(tazobactam)이 있는데, 이들 자체의 항균 효과는 미약하지만 β-락탐아제의 작용을 억제하므로 페니실린계 항생제와 병용하면 항균 효과를 증강시킬 수 있다.

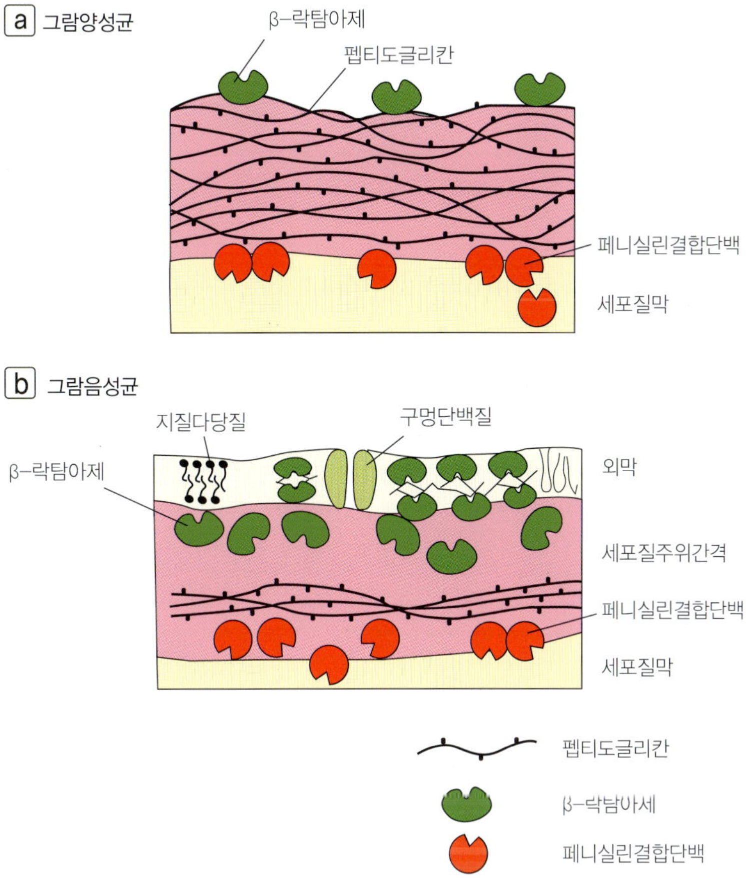

그림 9-4 그람양성균 및 그람음성균의 막구조

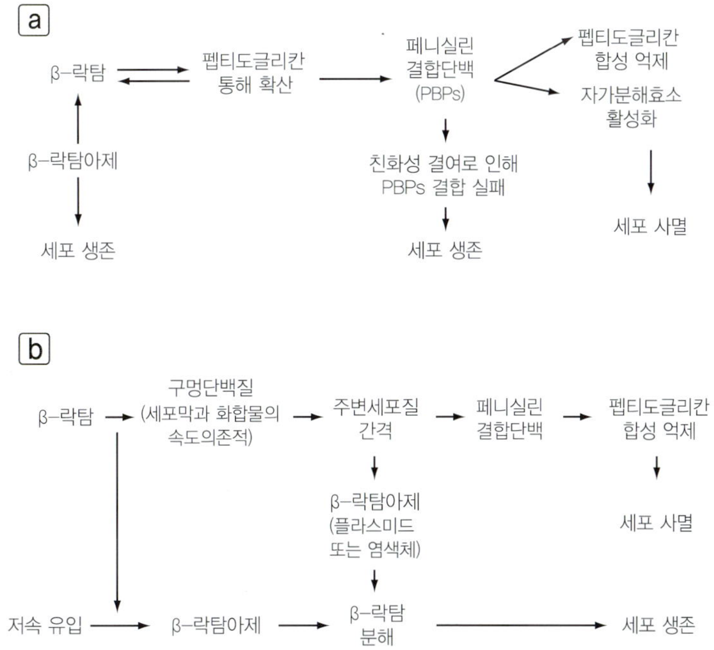

그림 9-5 β−락탐아제 항생제의 그람양성균 및 음성균에 대한 작용

③ **카르바페넴**(carbapenem)

β-락탐아제계 항생제와 구조가 비슷하며, 이미페넴(imipenem)은 그람음성균뿐만 아니라 그람양성균과 염기성균에도 효과가 있다.

4) 아미노글리코시드제

(1) 임상작용

토양균의 일종인 스트렙토미세스속(Streptomyces) 균주에서 분리한 항생제를 가리킨다. 제8뇌신경(청각신경)에 대한 독성이 있으므로 사용이 제한되어 몇 가지만 임상적으로 이용된다.

(2) 사용약물

① **스트렙토마이신**(streptomycin)

스트렙토마이신은 페니실린이 임상적으로 소개되고 곧이어 발견된 것으로, 결핵균(Mycobacterium tuberculosis)에 대한 항균 효과를 가지는 중요한 항생제이다. 그람음성균에 대해서는 살균적으로 작용하나 그람양성균에 대한 효과는 적다.

세균은 스트렙토마이신에 대한 내성이 빨리 생긴다. 그러나 PAS(파라아미노살리실산, p-aminosalicylic acid), INAH(이소니코틴히드라지드, isonicotinic acid hydrazide)와 병용하면 이를 억제할 수 있으며, 장구균(Enterococcus)에 의한 심내막염 치료에는 페니실린과 병용한다.

스트렙토마이신은 페스트(plague), 야토병(tularemia), 브루셀라병(brucellosis) 등에도 유효하다. 스트렙토마이신의 청각신경에 대한 독성은 주로 제8뇌신경의 전정신경(vestibular nerve)가지에 나타나고, 디히드로스트렙토마이신(dihydrostreptomycin)의 독성은 주로 청각신경가지에 나타난다. 그러나 후자는 현재 사용하지 않는다. 스트렙토마이신은 세균학적으로 확실한 적응증임이 판명되지 않으면 사용하여서는 안 되며, 신장 기능이 정상이 아닌 환자에게 투여할 때는 생물학적 검정법으로 혈중농도를 측정해 보아야 한다.

② **네오마이신**(neomycin)

네오마이신은 스트렙토마이신과 비슷한 항균 효과를 가지나 포도구균과 프로테우스속에는 효과가 더 좋다. 그러나 청각신경에 대한 독성이 대단히 높으므로 전신적으로는 사용하지 않는다. 또한, 신장에 대한 독성도 강하다. 내성은 스트렙토마이신에 비하면 잘 생기지 않는 편으로 주로 국소 감염병에 사용하며, 피부연고, 비강분무제, 안연고 등에 함유되는데, 스트렙토마이신과 마찬가지로 경구투여하면 잘 흡수되지 않는다. 수술 전처치로 장내세균을 억제하기 위하여 사용하며 간성혼수(hepatic coma)나 장염(enteritis) 치료에도 사용한다.

③ **카나마이신**(kanamycin)

카나마이신은 네오마이신과 비슷한 항균 효과를 가지나 청각신경장애는 적다. 결핵 치료에서 일차적으로 선택한 약물에 내성이 생겼을 때나 그람음성균에 의한 패혈증(sepsis)에 사용된다. 그러나 이 약물을 사용한 후 귀머거리가 되기도 하므로 스트렙토마이신보다 더욱 철저하게 적응증을 가려야 한다.

④ **겐타마이신**(gentamicin)

겐타마이신은 녹농균에 특히 효과적이며, 이 균에 의한 요로 감염증이나 패혈증에 효과를 잘 나타낸다. 또한 스트렙토마이신이나 네오마이신에 내성을 가지는 포도구균에도 효과적이다. 국소적으로 사용되기도 하며, 장내세균을 억제하기 위하여 경구로 투여하기도 한다. 이는 제8뇌신경의 전정신경가지에 독성을 나타낸다.

5) 클로람페니콜(chloramphenicol)

클로람페니콜은 원래 스트렙토미세스속(Streptomyces) 균주에서 얻어지지만, 임상적으로 사용되는 것은 합성 제제이다. 경구로 사용하는 광범위 항생제로서 처음 소개되었으며, 살균성이 아닌 정균성 항균작용이 있다. 광범위 항생제이기는 하나 재생불량성 빈혈을 일으키므로 장티푸스(typhoid fever)에만 사용하도록 권장된다. 때로는 심하게 악화된 만성기관지염이나 심한 백일해(pertussis)에 효과적으로 사용된다.

클로람페니콜에 대한 세균의 내성 발현은 느리게 나타나며, 내성은 장내세균 중 감염성인 것에 생길 수 있다.

6) 테트라사이클린제

처음 소개된 것은 클로르테트라사이클린(chlortetracycline)으로, 이는 클로람페니콜이 나온 시기와 같은 1948년 스트렙토미세스속 균주로부터 얻어졌다. 그 후 구조를 약간 변경하여 현재 널리 이용되는 2가지 테트라사이클린제가 만들어졌는데 클로람페니콜(chloramphenicol)과 옥시테트라사이클린(oxytetracycline)으로, 항균 효과는 서로 비슷하고 약동력학적 성질만 약간 다르다.

이들은 클로람페니콜과 마찬가지로 광범위 항생제이며, 일부 바이러스와 클라미디아속(Chlamydia)에도 유효하다. 한편, 정균적 항균 효과를 나타내므로 살균성 항균제와 병용하지 않도록 해야 한다. 이 약물은 비교적 흔하지 않은 감염병에 효과를 보이는데, 브루셀라증(brucellosis), 야토병(tularemia), 렙토스피라병(leptospirosis), 콜레라(cholera), 탄저병(anthrax), 가스괴저(gas gangrene), 발진티푸스(typhus), 큐열(Q fever), 트라코마(trachoma), 앵무병(psittaccosis), 성병림프육아종(lymphogranuloma venereum), 방선균증(actinomycosis) 등이다.

테트라사이클린제는 만성기관지염에 가장 흔히 사용되나, 대부분의 그람양성균은 내성을 가지므로 급성 상기도 감염병에 사용하여서는 안 된다. 또한 장내세균은 감염형의 내성이 생길 수 있다. 광범위 항생제이므로 복수감염(multiple infection) 시에 편리할 것 같으나 세균학적으로 진단되지 않은 감염병에 너무 널리 사용되었던 관계로 내성균이 널리 퍼져 있어 사용이 제한된다.

7세 이하의 아동에게는 가능하면 테트라사이클린제를 투여하지 않는 것이 좋은데, 뼈와 치아에 침착되어 영구치를 노랗게 착색시킬 수 있고, 비경구투여 시 용량과 비례하여 간세포를 손상시킬 수 있기 때문이다.

7) 마크롤라이드계 항생제

에리트로마이신(erythromycin)은 페니실린과 비슷한 항균 효과를 가지므로 페니실린 과민성 환자에게 페니실린을 대신하여 사용하며, 고농도에서 살균적 항균작용만 나타낸다. 이 약물은 세균내성이 문제가 되는데, 특히 포도구균에서 문제이다. 노보비오신(novobiocin)과 같은 다른 항생제와의 병용은 가능하면 피하는 것이 좋으나, 페니실린과 병용할 경우 녹색연쇄구균(Streptococcus viridans)에 의한 심내막염 치료에 효과적인 것으로 알려져 있다. 또한 경구로의 흡수는 중등도이나, 에리트로마이신 자체 또는 스테아린산염(stearate), 에스톨산염(estolate) 등으로 사용하며, 에리트로마이신 에스톨산염(erythromycin estolate)은 흡수가 잘 되므로 높은 혈중농도를 유지할 수 있다. 고농도가 담즙으로 배설되므로 장간순환을 형성하며, 체내에서 대부분 분해되므로 소변으로 배설되는 것은 적다. 한편, 이것은 장내세균을 변화시키므로 설사가 가장 흔한 부작용이며, 에리트로마이신 에스톨산염은 담관폐쇄황달(cholangitic jaundice)을 일으킬 수 있다.

올리앤도마이신(oleandomycin)은 에리트로마이신과 비슷한 항균 효과를 가지나 약효가 적고, 간독성도 있으므로 에리트로마이신보다 이로운 점은 없다.

스피라마이신(spiramycin)은 약효가 가장 약하나 선택적으로 간, 신장, 비장, 폐 등에 축적되는 성질을 가졌다.

8) 펩티드 항생제

(1) 임상작용

여기에 속하는 항생제는 간균 중 일부 균주에서 만들어지는 것으로, 폴리펩티드사슬이 긴사슬(long chain)인 지방산 등의 다른 분자에 연결되어 있다.

(2) 사용약물

① 바시트라신(bacitracin)

바시트라신은 Margaret Tracey라는 아동의 감염된 상처에서 얻은 균을 배양하여 분리한 것으로, 신독성(nephrotoxicity)이 강하므로 전신적으로는 사용하지 않는다. 주로 그람음성구균에 효과적이며, 특히 A군 용혈연쇄구균에 유효하다. 경구적으로는 흡수가 되지 않으므로 전신사용 시 주사로 투여한다. 소변으로의 배설은 느리고 세뇨관의 상피세포층 변성을 초래한다. 바시트라신은 주로 피부질환에 사용되며, 흔히 네오마이신이나 폴리믹신과 병용한다. 때로는 수술을 위한 장내 소독을 목적으로 사용되기도 한다.

② 폴리믹신(polymyxin)

폴리믹신은 임상적으로 사용되는 B형와 E형이 있으며, 폴리믹신 E는 콜리스틴(colistin)이라고도 한다. 이들은 그람음성균에 대하여 살균적 항균작용을 나타내며, 녹농균(Pseudomonas aeruginosa)에 대한 작용이 가장 중요하고, 여러 장내세균에 효과가 있다. 근래에는 겐타마이신(gentamicin)이 주로 사용되고 있지만, 폴리믹신은 주로 녹농균에 의한 감염병에 사용된다. 경구적으로 흡수가 되지 않으므로 황산염 또는 술포메틸(sulfomethyl)을 유도체로 하여 주사하며, 전신보다는 국소적으로 많이 이용한다. 부작용으로는 감각이상, 저림 등이 얼굴에 잘 나타난다. 바시트라신보다 세뇨관 손상이 훨씬 적으며, 폴리믹신 E가 B보다 신독성이 적다.

9) 퀴놀론계 항생제

(1) 임상작용

퀴놀론(quinolone)계 항생제는 날리딕스산 유도체로, 여러 종류의 그람양성균과 그람음성균에 효과가 있으며, DNA 선회효소(DNA gyrase)를 저해함으로써 핵산 합성을 저해하는 작용을 한다.

(2) 사용약물

① 퀴놀론계 항생제

날리딕스산(nalidixic acid), 옥소린산(oxolinic acid), 시녹사신(cinoxacin)은 전신적인 항균 효과를 나타내지 못하므로 주로 요로 감염에 사용되었다.

② **불화퀴놀론(fluorinated quinolone) 유도체**

노르플록사신(norfloxacin), 시프로플록사신(ciprofloxacin) 등은 전신적인 항균 효과를 나타낸다. 이는 경구투여하면 흡수가 잘 되고 전신의 모든 조직에 분포하게 되는데, 약 20% 정도만 간에서 대사되고 대부분 소변으로 배설된다. 가장 흔히 나타나는 부작용은 구역질, 구토, 설사 등이다.

10) 내성 결핵에 대한 항생제

(1) 임상작용

이들은 표준병합요법에 내성이 생겼을 때 대치될 수 있는 약물(항생제)이다.

(2) 사용약물

① **리팜피신(rifampicin)**

리팜피신은 결핵균과 포도구균에 대한 효력이 큰 살균성 약물로, 경구적으로 흡수가 잘 되고 담즙으로 배설된다. 그러나 내성이 쉽게 생기므로 다른 약물과 병용하여야 한다. 포도구균에 의한 감염병에도 효과적이다.

② **카프레오마이신(capreomycin)**

카프레오마이신은 광범위 항생제의 일종으로 주로 결핵균에 작용하며, 청각신경독성과 신독성을 갖는다.

③ **시클로세린(cycloserine)**

시클로세린은 광범위 항생제의 일종으로, 결핵 또는 대장균(E. coli), 프로테우스속(Proteus)에 의한 요로 감염증에 사용된다. 부작용으로 운동실조, 현기증, 경련 등을 일으킬 수 있다.

④ **비오마이신(viomycin)**

비오마이신은 스트렙토마이신과 유사한 약물로, 항균 효과와 독성도 비슷하다. 그러나 독성이 더 자주 일어나며 현기증, 청각 이상, 신장 손상 등이 발생할 수 있어 주로 주사로만 사용된다.

5 항진균 항생제

1) 임상작용

항균성 항생제 중 테트라사이클린 등은 항진균(antifungal) 효과를 가지나, 실제로는 별로 이용되지 않고 있다. 그 밖에 비교적 선택적으로 항진균 효과만 나타내는 항생제가 있다.

2) 사용약물

(1) 암포테리신(amphotericin) B

여러 가지 실 모양(filamentous) 또는 효모형(yeast like) 진균에 효과가 있다. 정맥 내에 투여하여 히스토플라스마증(histoplasmosis), 콕시디오이데스진균증(coccidioidomycosis), 분아균증(blastomycosis), 효모균성 뇌막염(cryptococcal meningitis), 전신적 칸디다증(systemic candidiasis) 등의 치료에 이용한다. 효력이 강하기는 하나 독성도 커서 치료용량으로도 신장을 손상시키며, 때로는 사구체에 영구적인 증식성 변화를 일으키기도 한다. 또한 발열, 구토, 빈혈, 국소성 혈전정맥염(thrombophlebitis)이 생길 수도 있다.

(2) 5-플루시토신(flucytosine)

경구 항진균제로 전신적 칸디다증, 크립토코쿠스증(cryptococcosis)에 이용되며, 일부 아스페르길루스진균증(aspergillomycosis)에도 사용된다. 인체 세포에는 비교적 독성이 없으나 장기간 다량사용하면 골수 억제가 나타날 수 있다.

(3) 그리세오풀빈(griseofulvin)

피부사상균(dermatophyte)에 특히 효과적인데, 피부, 손톱, 머리카락 등의 각질(keratin)에 결합하는 성질을 가졌기 때문이다. 백선균속(Trichophyton)에 의한 손·발톱 감염병은 완치되려면 2년 정도 걸리기도 한다. 그리세오풀빈의 경구제는 입자를 작게 함으로써 흡수를 촉진시킨다. 주로 간에서 대사되며, 간에서의 대사는 바르비투르산염(barbiturate)으로 유도될 수 있다. 따라서 간질(epilepsy) 등과 같이 바르비투르산염을 장기간 사용하는 환자에게는 용량을 높여서 투여하여야 한다.

(4) 니스타틴(nystatin)

칸디다알비칸스(Candida albicans)에 대하여 국소적으로만 사용한다. 기타 효모형 진균에도 효과가 있으나, 위장관에서의 흡수는 좋지 않으며 주사로도 흡수가 잘 되지 않는다. 여러 종류의 니스타틴 제제가 구강, 위장관, 질, 피부 등의 진균 감염병 치료에 이용된다.

6 항결핵제

1) 임상작용

결핵을 치료하려면 항균제의 장기요법이 필요하며, 비교적 내성이 잘 생기므로 복합요법을 시행하게 된다.

2) 사용약물

이소니아지드(isoniazid, INAH)는 1952년 이후 결핵 치료제로 이용되던 약물로 복합치료 시 효력이 강하다. 파라아미노살리실산(p-aminosalicylic acid, PAS)은 주로 나트륨염으로 투여하며 결핵균의 성장을 저해하고 INAH나 스트렙토마이신에 대한 내성 출현을 지연시키는 작용이 있다. 티오아세타존(thioacetazone)은 PAS와 효력이 비슷하고 에티오나미드(ethionamide)는 INAH와 마찬가지로 니코틴산 유도체이다. 피라진아미드(pyrazinamide) 역시 니코틴산 유도체로, 중등도의 효력을 나타낸다. 에탐부톨(ethambutol)은 교차내성(cross-tolerance)이 잘 생기지 않는 강력한 항결핵제이다.

7 항바이러스제

1) 임상작용

항바이러스제(antiviral drug)는 몇 가지 중요한 문제점으로 인하여 아직 임상적 이용이 원활하지 못하다. 바이러스는 RNA 또는 DNA 뉴클레오이드(nucleoid)를 외투막으로 둘러싸고 있으며(그림 9-6), 생체 세포에 침입하여 생체 세포의 정상적인 합성과정을 변화시키면서 증식하게 되는데, 여기에는 다음과 같은 5단계가 필요하다. ① 감수성 세포 침투, ② 핵산(nucleic acid) 또는 중합효소(polymerase) 등과 같은 비조직 단백의 초기 합성, ③ RNA 및 DNA 합성, ④ 후기 조직단백 합성, ⑤ 바이러스 입자의 성숙과 세포로부터 배출이다(그림 9-7).

바이러스의 증식을 억제하는 약물은 우선 생체 세포 내로 침투할 수 있어야 하며, 바이러스의 핵산 합성 과정을 저해하여야 한다. 따라서 생체 세포의 핵산과 단백 합성 과정을 저해하지 않고 바이러스에만 작용하기란 사실상 불가능하다. 더욱이 바이러스의 증식속도가 최고조에 달하는 시기는 임상적 증상을 나타내기 훨씬 이전이다. 그러므로 항바이러스제는 발현된 바이러스 감염병 치료에는 별로 효과를 나타내지 못하며, 주로 예방 목적으로 이용되었으나 최근 바이러스의 생리가 밝혀지면서 많은 항바이러스제가 개발되었다.

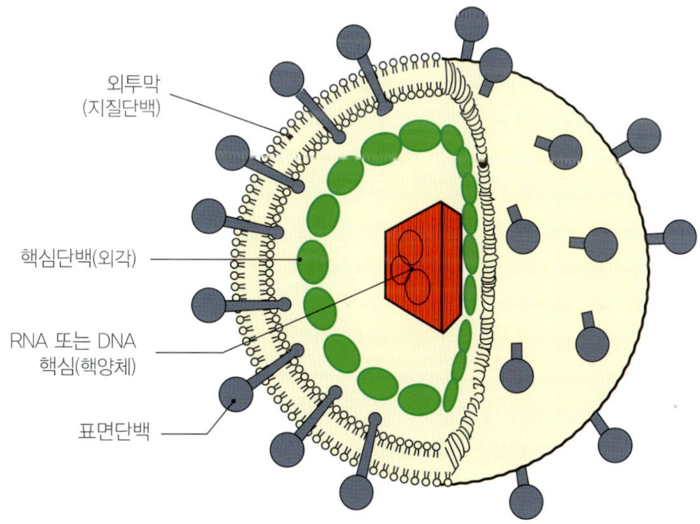

그림 9-6 바이러스의 구조

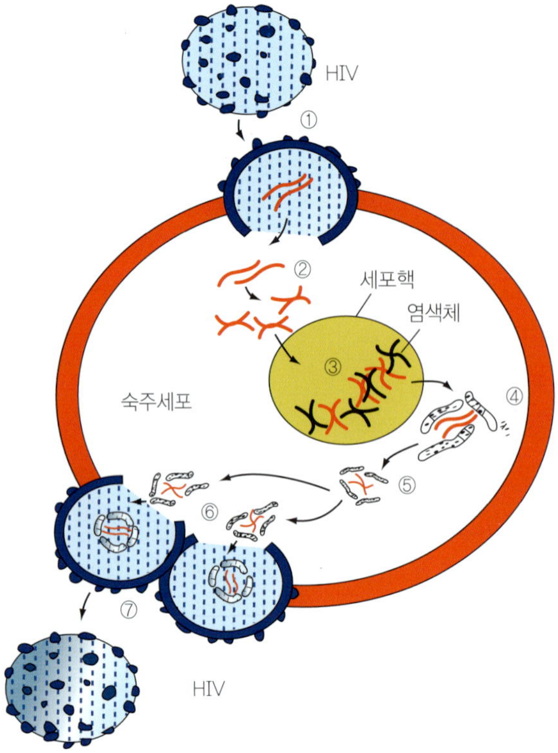

① 바이러스 입자의 숙주세포 수용체에 결합하여 세포 내로 들어가 껍질이 벗겨져 RNA를 세포에 도입
② 역전사효소에 의해 바이러스의 RNA가 DNA로 바뀜
③ 인테그라아제가 바이러스 DNA를 숙주세포 염색체에 합병
④ 숙주세포가 새로운 바이러스 RNA 생성(단백 합성을 위한 주형)
⑤ 단백분해효소가 바이러스 단백을 여러 작은 서브유닛으로 분해
⑥⑦ 새로운 HIV 바이러스가 숙주세포에서 세포외유출로 생성되어 다른 세포에 감염

그림 9-7 바이러스의 감염경로

2) 사용약물

(1) 아만타딘(amantadine)

아만타딘은 바이러스가 세포에 침투하는 것을 차단하나 효과는 강력하지 못하다. 그러므로 인플루엔자 예방에 사용되나 효과는 믿을만하지 못하다. 그러나 증상의 정도와 기간은 감축하는 것으로 알려졌다. 임상적으로는 파킨슨병 치료에 더 효과적으로 이용된다.

(2) 이독수리딘(idoxuridine)

티미딘(thymidine) 유사물질인 이독수리딘(idoxuridine)은 DNA 합성에서 티미딘의 이용을 저해하는 약물로, 헤르페스바이러스(herpesvirus)의 증식을 방해하는 작용이 있으므로 헤르페스각막염(herpes keratitis) 치료에 이용된다. 이는 생체 세포의 DNA 합성도 저해하므로 전신적으로는 사용되는 일이 거의 없으나, 단순헤르페스뇌염(herpes simplex encephalitis) 환자에게 정맥주사하면 생명의 위험을 막을 수도 있다.

(3) 비다라빈(vidarabine)

비다라빈(vidarabine; adenosine arabinoside, ara-A)은 바이러스의 중합효소를 저해하는 약물로, 동물의 DNA 합성에는 해를 적게 미친다고 한다. 본래 백혈병 치료를 위하여 개발되었으나 단순 헤르페스뇌염과 각결막염(keratoconjunctivitis) 치료에 이용되고 있으며, 면역억제요법 후의 대상포진(herpes zoster)에도 효과가 있다고 한다. 부작용으로는 위장관 장애와 용량의존적인 중추신경계독성이 흔히 발생되며, 발암성이 있으므로 분명한 적응증 외에는 사용하여서는 안 된다.

(4) 아시클로버(acyclovir)

아시클로버(acyclovir)는 퓨린계 핵산 유도체로, 바이러스의 DNA 중합효소를 억제하는 작용이 있어서 일차적으로는 면역억제요법에 따른 단순포진(herpes simplex)과 음부포진(herpes genitalis) 치료에 이용된다.

(5) 인터페론(interferon)

인터페론(interferon)은 바이러스의 침입을 받았을 때 세포에서 유리되는 단백질이다(type I). 이는 바이러스에 의하여 인터페론에 대한 주형(틀, template)으로 작용하는 mRNA의 생성을 유도하기 때문으로 판단된다. 인터페론은 ① 단백분해효소(protein kinase)를 유도하여 펩티드사슬의 시작을 억제하고, ② 올리고아데닐산염 합성효소(oligoisoadenylate synthase)를 유도하여 RNase를 활성화하고 바이러스의 mRNA 분해를 촉진하며, ③ 포스포디에스테라제(phosphodiesterase)를 유도하여 tRNA의 말단 핵산을 분해하므로 바이러스의 초기 증식을 저해한다. 사람에게서 여러 종류의 바이러스 감염이나 악성종양에 대한 인터페론 효과는 임상적으로 증명되었다. 따라서 초기에 투여하며 단순포진 등의 여러 바이러스 감염에 예방 효과가 있고, 악성종양에는 화학요법제와 병용할 수 있다.

최근 인터페론 유전자를 세균에 주입하는 유전자재조합기술(recombinant DNA technique)로 대량의 인터페론을 생산하는 데 성공하여 많은 주목을 끌고 있다. 앞으로 내인성 인터페론의 생성을 유도할 수 있는 화합물이 만들어진다면 바이러스 감염병 치료에 획기적인 성공을 거둘 수 있을 것으로 기대된다.

PHARMACOLOGY

10

조직호르몬과 염증작용 약리

1. 히스타민
2. 세로토닌
3. 브라디키닌
4. 앤지오텐신
5. 아이코사노이드
6. 기타 펩티드 조직호르몬
7. 비마약성진통제
8. 통풍 치료제

생체 기능의 조절과 유지를 위해 신경계의 신경전달물질이 작용하며, 그 밖에 내분비샘(endocrine gland)에서 분비되는 호르몬이 관계한다. 또한, 조직세포의 기능을 조절·유지하고 생체의 생리적 또는 병태적 기능에 작용하는 물질이 알려져 있는데, 이 물질은 각종 장기의 조직세포에 함유되어 있으면서 국소적으로 작용하거나 호르몬처럼 혈액순환을 따라 생체 기능을 조절하는 역할을 하는 것으로, 오타코이드(autacoid) 또는 조직호르몬(tissue hormone)이라고 한다. 크게 3가지 부류가 있는데, 아미노산(amino acid)의 히스타민(histamine), 세로토닌(serotonin)과 폴리펩티드(polypeptide)의 앤지오텐신(angiotensin), 키닌(kinin) 등과 지방산(fatty acid)의 아이코사노이드(eicosanoid), 프로스타글란딘(prostaglandin), 류코트리엔(leukotrienes) 등이 있다.

1 히스타민(histamine)

히스타민은 거의 모든 조직에 존재하며, 각 조직에서 히스티딘(histidine)으로부터 합성되고 조직에서 유리되어 수용체와 작용함으로써 여러 작용을 나타낸다.

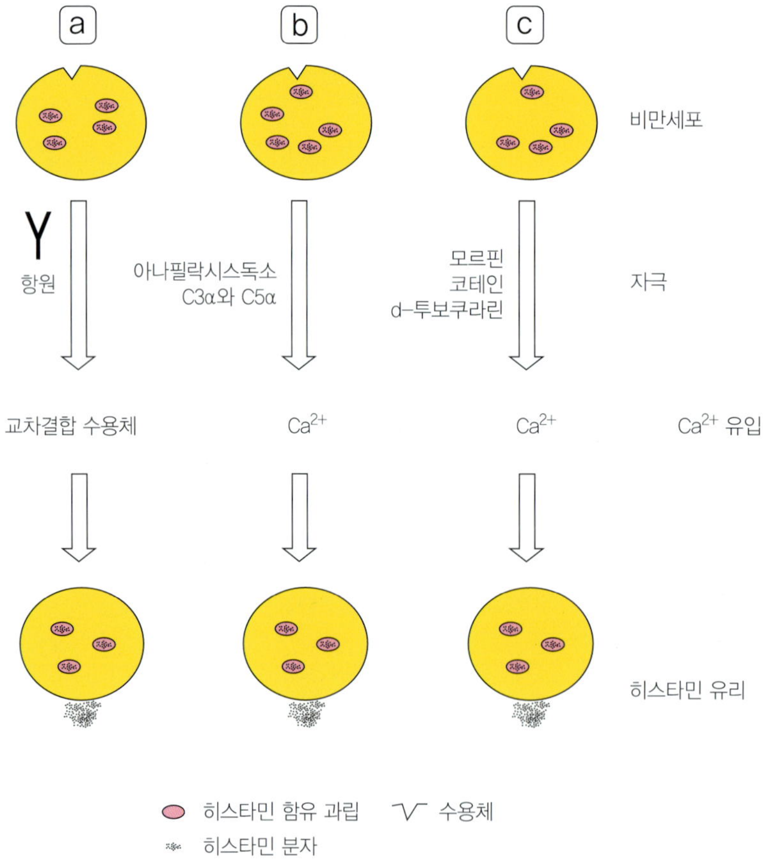

그림 10-1 히스타민의 유리 자극

1) 히스타민의 유리

히스타민은 항원항체반응(antigen–antibody reaction) 또는 여러 약물[모르핀(morphine), d–투보쿠라레(tubocurare) 등]의 자극에 의해 비만세포로부터 유리된 후(그림 10–1), G단백 매개 신호변환기전을 통하여 유리된다(그림 10–2).

또 히스타민은 특유의 수용체를 가지고 있는데, 기관지 평활근과 위장관 평활근을 수축시키는 수용체를 H_1–수용체, 위액 분비 및 심장을 자극하는 수용체를 H_2–수용체라고 한다(표 10–1).

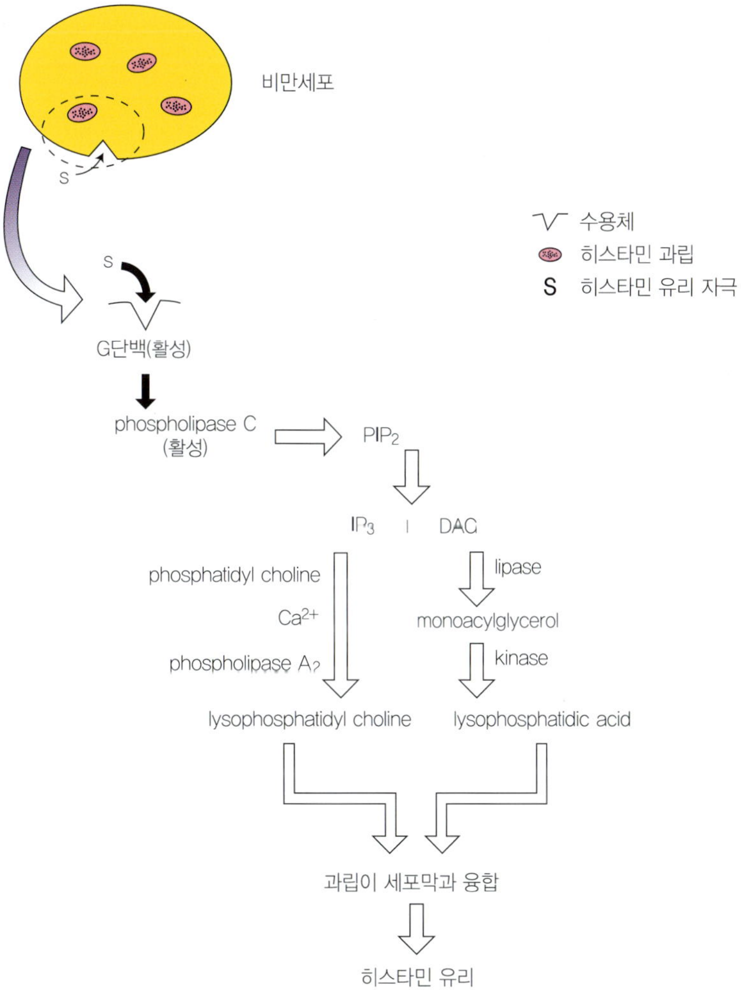

그림 10–2 히스타민의 유리기전

표 10–1 히스타민 수용체의 아형

아 형	분 포	자극전도기전	작용제	길항제
H_1	평활근, 내피, 뇌	IP_3, DAG	histamine	mepyramine
H_2	위 점막, 심근, 비만세포, 뇌	cAMP	dimaprit	ranitidine
H_3	시냅스 전, 뇌, 기타 신경원	G단백 연관	methylhistamine	thioperamide

2) 임상작용

히스타민을 국소에 적용하였을 때 나타나는 반응은 알레르기 반응과 비슷한 두드러기, 발적, 가려움 등이며, 전신 투여 시에는 기관지수축, 혈압하강 등의 아나필락시스 반응(anaphylactic reaction)과 유사한 반응을 보여 항원항체반응 시 생리적 반응과 밀접한 관계가 있을 것으로 본다.

히스타민 자체는 임상적으로 응용범위가 대단히 좁아 주로 진단 목적으로 이용되며, 그 이성체인 베타졸(betazole)이 위액분비 기능검사에 널리 이용된다. 베타졸의 위액분비 자극 효과는 혈관에 대한 효과의 약 10배 가량으로 알려졌다.

(1) 기관지

H_1-수용체를 자극하여 기관지 평활근과 위장관 평활근을 수축시키고, 말초의 모세혈관을 확장하여 투과성을 증가시켜 국소부종을 발생시키며, 기관지 등에서의 분비도 증가시킨다.

(2) 심혈관계

심장에서는 H_1-수용체 및 H_2-수용체를 통하여 수축력과 박동속도를 증가시키고, 말초의 모세혈관을 확장하여 투과성을 증가시켜 혈압하강을 유발한다.

(3) 위장관

H_2-수용체를 자극하여 위액분비를 강력하게 자극함으로써 위산, 펩신 등의 증가를 가져온다. 그 밖에 췌장의 분비도 증가시킨다.

3) 항히스타민제

(1) H_1-수용체 차단제

일반적으로 항히스타민제(antihistamine)라고 불리는 것으로, 에틸아민(ethylamine) 유도체를 가리킨다.

H_1-수용체 길항제는 기관지 평활근, 위장관 평활근, 혈관 및 지각신경에서의 히스타민 작용을 차단한다. 이들은 약물에 따라 약간의 차이는 있으나 모두가 항히스타민 작용 외에 공통적으로 여러 약리작용을 가지는데 이를 정리해 보면 다음과 같다.

① **항히스타민 작용**: 히스타민에 의한 기관지수축과 혈관확장작용을 길항한다. 그러나 위액 분비는 길항하지 못한다.

② **항콜린성 작용**: 아트로핀과 비슷한 작용을 하므로 입이 마르고 심장박동이 빨라지며 동공이 커지고 시력장애를 일으킨다.

③ **세로토닌 차단작용**

④ **국소마취 작용**

⑤ **진정작용 등**: 임상적으로는 알레르기비염(allergic rhinitis), 두르러기, 천식, 멀미 등에 효과적이다.

(2) H_2-수용체 차단제

① 임상작용

H_2-수용체 차단제로 처음 소개된 약물은 부리마미드(burimamide)와 메티아미드(metiamide)였으나 그 독성 때문에 임상적으로는 이용되지 않는다. 현재 임상에서 이용되는 H_2-수용체 차단제로는 시메티딘(cimetidine),

라니티딘(ranitidine), 파모티딘(famotidine), 니자티딘(nizatidine)이며, 시메티딘이 가장 대표적인 약물이다. 이는 H_2-수용체를 차단함으로써 히스티딘으로 자극된 위액분비를 억제하며, 가스트린과 아세틸콜린으로 유발된 위액분비도 억제한다. 임상적으로는 위궤양 치료 시 위액분비를 억제할 목적으로 사용된다. 그 밖에 H_2-수용체 차단제는 졸링거-엘리슨증후군(Zollinger-Ellison syndrom)의 과다한 위산분비에 따르는 증상에 효과가 있다.

② 부작용

H_2-수용체 차단제에 의해 흔히 나타나는 부작용은 설사, 현기증, 졸음, 두통, 피부발진 등이며, 때로는 불명료한 언어, 망상, 착란 따위의 중추신경계 부작용이 나타나기도 한다. 중추신경계 부작용은 시메티딘 사용 시에 흔히 나타난다. 또한, 시메티딘은 안드로겐수용체와도 결합하여 안드로겐 작용을 차단하므로 유루증이나 여성형 유방증(gynecomastia)을 일으킬 수 있는데, 이러한 부작용은 라니티딘, 파모티딘, 니자티딘 사용 시에는 보고된 바 없다. 그 밖에 간에 대한 독성이 있다.

2 세로토닌(serotonin, 5-hydroxytryptamine, 5-HT)

세로토닌 역시 여러 장기조직에 널리 분포되어 있고 특히 혈소판과 위장관 점막의 장크롬친화세포(enterochromaffin cell)에 다량함유되어 있으며 음식물로 섭취한 트립토판(tryptophan)으로부터 합성된다. 세로토닌은 강력한 혈관수축 작용이 있으며(그림 10-3), 위장관 평활근에도 수축작용을 나타낸다. 또한 중추신경계에서는 자극전달물질로서의 역할도 한다.

조직장기에 대한 세로토닌의 작용 즉, 세로토닌 수용체는 해마(hippocampus), 솔기핵(raphe nucleus), 흑색질(substantia nigra) 등의 중추신경계를 비롯하여 혈소판, 평활근 및 내장신경에 분포하고 있다.

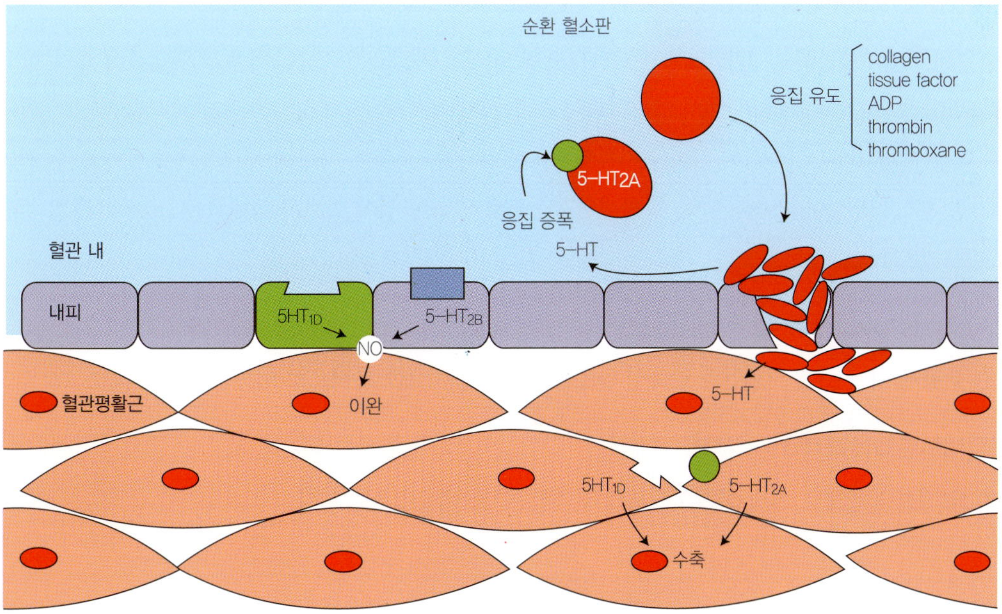

그림 10-3 세로토닌의 혈관 반응

1) 세로토닌 효능제

메티세르자이드(methysergide)는 에르고타민(ergotamine), 에르고노빈(ergonovine)과 함께 맥각 알칼로이드 유도체로서 편두통 치료에 널리 이용되며, 5-HT_2 수용체를 차단하는 부분효능제(partial agonist)이다. 설사, 구역질, 구토 등이 흔히 나타나는 부작용이며, 혈관연축이나 복강 또는 흉강 내 섬유증식성 변화를 나타내는 심각한 부작용이 있다(표 10-2).

최근 플루옥세틴(fluoxetine)이 매우 선택적인 세로토닌 재흡수 억제제인 사실이 알려지면서 비슷한 작용을 하는 화합물을 찾은 노력의 결과, 여러 선택적 세로토닌 재흡수 억제제가 항우울제로 이용되고 있다. 주요 부작용은 불면증과 체중감소이다.

표 10-2 세로토닌 길항제의 적응증

약 물	수용체	임상적 이용	부작용
trazodone	5-HT_2	우울증	진정, 저혈압, 음경강직
nefazodone	5-HT_2	우울증	진정, 저혈압, 음경강직
clozapine	5-HT_2	정신분열증	어지러움, 저혈압, 체중증가
risperidone	5-HT_2	정신분열증	어지러움, 저혈압, 체중증가
olanzapine	5-HT_2	정신분열증	어지러움, 저혈압, 체중증가
ondansetron	5-HT_2	진토제(항암제에 의한)	변비, 두통
granisetron	5-HT_2	진토제(항암제에 의한)	변비, 두통

2) 항세로토닌제

(1) 사이프로헵타딘(cyproheptadine)

사이프로헵타딘은 강력한 5-HT_1 수용체 차단제이다. 임상적으로는 카르시노이드(carcinoid)의 혈관 및 위장관 평활근 증상 치료에 주로 사용된다.

사이프로헵타딘은 세로토닌 외에 히스타민 길항작용도 가지며, 식욕을 자극해 체중증가를 초래할 수 있다. 어지러움증이 가장 흔히 나타나는 부작용이며, 항콜린성 효능으로 인하여 입이 마르고 녹내장(glaucoma)과 요정체(ischuria)를 유발할 수 있다.

(2) 케타세린(ketanserin)과 리타세린(ritanserin)

5-HT_2 수용체 차단제로, 고혈압과 연축성 말초혈관 장애를 치료할 목적으로 이용한다.

(3) 온단세트론(ondansetron)

5-HT_3에 대한 길항제로, 항암화학요법 시의 구역질 · 구토 예방에 이용된다.

3 브라디키닌(bradykinin)

브라디키닌은 칼리크레인(kallikrein)에 의하여 혈중 키니노겐(kininogen)으로부터 형성되는 펩티드로, 가장 강력한 혈관확장작용 물질이다. 이는 또한 모세혈관의 삼투성을 증가시키고 기관지 평활근을 수축시키며 국소에 적용하면 통증을 느끼게 한다. 브라디키닌에 의한 통증과 기관지 평활근 수축은 아스피린에 의하여 억제된다.

브라디키닌은 또한 위장관 또는 자궁 평활근도 수축시키고 부신수질로부터 에피네프린을 유리시키며, 비만세포(mastcell)에서 히스타민을 유리시키고 신장에서 프로스타글란딘을 유리시킨다. 따라서 브라디키닌의 생리적 역할은 대단히 중요할 것으로 판단된다. 즉, 항원항체반응, 염증, 외상, 교상, 내독소에 의한 반응 등과 밀접한 관계가 있으며, 신생아 출생 후 탯줄과 동맥관 수축에도 관계할 것으로 판단된다.

브라디키닌은 최소한 2가지 형태의 수용체를 가지고 있는데 B_1-수용체는 토끼의 대동맥에서 발견되며, B_2-수용체는 고양이의 소장에서 발견된다.

브라디키닌의 합성을 저해하는 약물에는 아프로티닌(aprotinin)이 있으며, B_1-수용체 또는 B_2-수용체에 대한 특이적 길항제도 알려졌다.

4 앤지오텐신(angiotensinogen)

혈중 앤지오텐시노겐이 신장에서 유리되는 레닌(renin)에 의하여 발생시키는 앤지오텐신은 가장 강력한 혈관수축작용 물질로 알려졌다. 앤지오텐신(angiotensin)은 생체의 혈류 역학적 조절에 대단히 중요한 역할을 하며, 레닌과 더불어 또 다른 혈류 역학적 조절 호르몬인 알도스테론(aldosterone)과 상호작용하여 레닌-앤지오텐신-알도스테론계통(renin-angiotensin-aldosterone system)을 이루어 생체의 혈류 역학적 조절 기능을 한다(그림 10-4).

나트륨이온의 배설이 증가하거나 그 외의 다른 원인으로 혈량이 감소하면 혈압이 하강하게 되고, 이는 신장에서 레닌 분비를 촉진하게 된다. 유리된 레닌은 혈중 앤지오텐시노겐으로부터 앤지오텐신을 발생시키고, 이는 부신피질에서

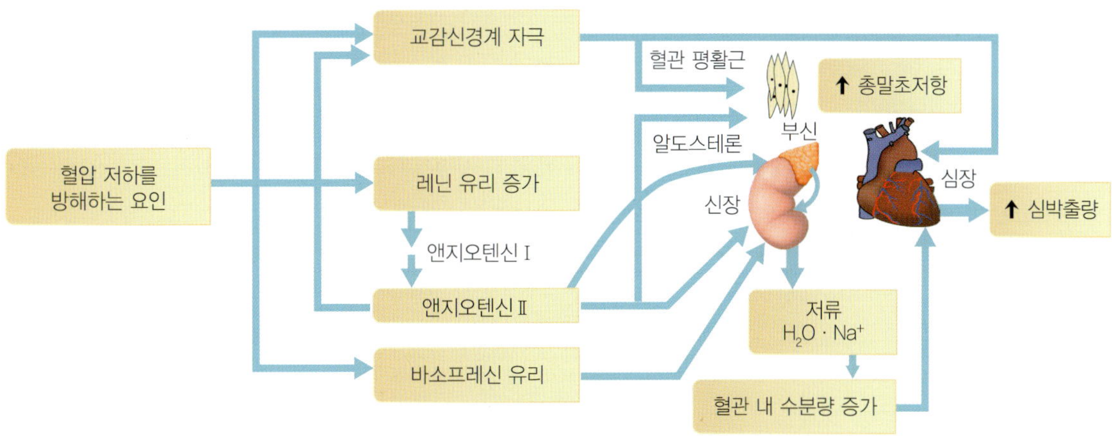

그림 10-4 혈압저하를 방해하는 요인

알도스테론 분비를 유발하며 동시에 혈관을 수축시킨다. 그리고 분비된 알도스테론이 나트륨이온의 배설을 억제함으로써 나트륨이온을 저류시키면 혈량이 증가하면서 혈압이 상승하게 되는데, 이로 인해 신장에서 레닌 분비가 억제되고 앤지오텐신 형성이 억제되는 것이다.

앤지오텐신은 임상적으로 널리 이용되지는 않으나 강력한 혈관수축작용이 있으므로 혈압상승제(승압제, pressoragent)로 사용된다.

5 아이코사노이드

1) 임상작용

프로스타글란딘은 지방산 유도체로 정액(seminal plasma)에 다량함유되어 있으며 평활근을 수축시키는 작용을 한다. 20개의 탄소로 이루어져 있으며, 지방산인 아라키돈산(arachidonic acid) 유도체로서 불포화 프로스타글란딘 E, F, A, B(PGE, PGF, PGA, PGB) 등의 여러 유도체가 알려져 있다. 이들은 조직으로부터 유리되어 혈중에 들어가 해당 장기조직에 대한 약리·생화학적 반응을 일으키게 된다.

2) 사용약물

(1) PGE_2와 $PGF_{2}a$의 자궁수축작용은 잘 알려져 있는데, 정맥주사 투여 시 80%에서 젖산이 유발된다고 한다. $PGF_{2}a$ 유도체이자 양수 내 투여 제제로 개발된 트로메타민(tromethamine)이 있으며, 심맥관계 부작용이 나타날 수 있다. 카르보프로스트 트로메타민(carboprost tromethamine, 15-methyl-PGF2a)은 근육주사제이다.

(2) 디노프로스톤(dinoprostone)은 PGE_2 유도체로, 질내 좌약으로 이용된다. PGE_2와 $PGF_{2}a$는 정맥주사로 분만촉진에 사용된다. PGE_2의 경구투여는 옥시토신(oxytocin) 유도체의 경구투여와 비교되는 효과를 나타낸다. 월경불순은 자궁내막에 NSAID 약물 등을 투여하면 임상적으로 효과를 볼 수 있다.

(3) 알프로스타딜(alprostadil, PGE_1)은 PGE_2와 마찬가지로 혈관확장작용이 있으며 발기부전 치료에 이용된다. PGE는 세포보호작용(cytoprotection)이 있고, 미소프로스톨(misoprostol)은 경구투여하면 항궤양 효과가 나타나는 합성 PGE1 유도체이다.

아이코사노이드는 면역 계통에 다양한 영향을 미치는데, PGE_2와 PGI_2는 T-세포 증식을 억제하고 인터루킨(inteleukin)-1과 인터루킨-2의 발현을 억제하며, TXB_2는 백혈구의 강력한 화학주성 물질(chemotactic agent)이고, TXA_2는 PAF(혈소판활성인자, platelet activating factor)와 함께 T-세포 증식을 자극한다. 임상적으로 PGI_2를 투여하면 장기이식의 거부반응을 반전시킬 수 있다고 한다(표 10-3), (표 10-4).

표 10-3 프로스타글란딘 관련 약물의 적응증

약 물	효 과	적응증
alprostadil(PGE_1)	혈관 확장에 의한 혈류 및 산소공급 증가	신생아 결함(동맥궁중절 폐동맥협착증)
dinoprostone(PGE_2)	자궁수축 증가	유산유도제
carboprost(15-methyl-PGE_2a)	다른 자극제와 함께 자궁 자극 증가	산후 출혈의 자궁출혈 조절
iloprost(PGI_2 derivative-prstacyclin)	혈소판 과응집 억제	말초혈관 질환
misoprostol	위산분비 억제	위궤양

표 10-4 프로스타글란딘의 임상적 이용

약 물	내 용
프로스타글란딘	• 혈소판 응집 • 자궁운동 • 심혈관 부전 • 혈관수축 • 기관지 확장 · 수축 • 세뇨관 자극
류코트리엔	• 혈소판 응집

6 기타 펩티드 조직호르몬

1) 사용약물

(1) 바소프레신(vasopressin)

항이뇨호르몬(antidiuretichormone, ADH)이라고도 하는 뇌하수체 후엽 호르몬으로, 신장에서 수분 재흡수를 증가시켜 혈압을 조절하는 역할을 한다.

(2) 심방나트륨이뇨펩티드(atrial natriuretic peptide)는 심방에서 유리되는 것으로 알려진, 강력한 나트륨뇨 배설작용이 있는 펩티드이다.

(3) 엔도텔린(endothelin)은 혈관 내막에서 유리되는 강력한 혈관수축물질이다.

(4) VIP(혈관작용성 장펩티드, vasoactive intestinal peptide)는 십이지장에서 처음 발견된 물질이나, 중추신경계와 말초신경계에 광범위하게 분포하며, 현저한 혈관확장작용을 나타낸다.

(5) 물질 P(substance P)는 신경계에서는 신경전달물질의 역할을 하고, 위장관계에서는 조직 호르몬의 역할을 하는 것으로 알려진 강력한 혈관확장물질이다.

(6) 뉴로텐신(neurotensin)은 중추신경계에서 처음 발견되었지만, 위장관이나 순환 혈액에도 존재한다. 혈관을 확장하고 혈관 투과성을 증가시키는 기능 외에 위장관의 운동성 및 위액분비를 조절한다.

(7) 칼시토닌유전자관련펩티드(calcitonin gene-related peptide)는 중추신경계 및 말초신경계, 심맥관계와 위장관계에 분포하며, 현재까지 알려진 물질 중에서는 가장 강력한 혈관확장물질이다.

7 비마약성진통제(Non-narcotic analgesics)

이 계통의 약물은 몸통증(somatic pain) 중에서도 비교적 가벼운 통증에 대하여 진통 효과가 있으며, 대부분 해열 효과와 류마티스관절염과 같은 염증에 소염 효과가 있어서 해열진통제(antipyretic analgesic) 또는 비스테로이드소염제(비스테로이드항염증제, nonsteroidal anti inflammatory drug, NSAID) 또는 소염진통제라고 한다(표 10-5).

이들의 효과는 말초에서 통증 또는 염증반응과 관계되는 브라디키닌(bradykinin)의 형성을 저해함으로써 나타낸다. 즉, 이들 소염진통제는 프로스타글란딘(prostaglandin)의 합성을 저해하는데, 프로스타글란딘은 브라디키닌 형성에 절대적인 역할을 하는 물질이다. 그러나 이들의 중추신경계에 대한 작용도 약리작용에 일익을 담당할 것으로 판단된다.

표 10-5 해열진통제의 작용

작용	
• 소염 효과 • 진통 효과	• 해열 효과 • 혈소판 응집 억제

1) 살리실산염(salicylate)

(1) 임상작용

아세틸살리실산(acetylsalicy acid; 상품명 aspirin)이 대표적인 약물인데, 비마약성진통제로도 다량 이용되고 있음에도 비교적 독성이 적은 편이다. 그러나 아스피린(aspirin)은 산이어서 위출혈(gastrorrhagia)을 일으킬 수 있으므로 여러 가지 염(salt)이나 완충제(buffer)를 이용한 제제가 나오고 있으나(표 10-6), (그림 10-5) 아스피린보다 위출혈을 경감시키거나 진통 효과가 증가한다는 근거는 없다.

아스피린의 소염진통작용은 주로 프로스타글란딘의 생성억제에서 기인한다고 판단되며, 이는 아스피린이 시클로옥시게나아제(cyclo-oxygenase)를 억제함에 따른다. 그러나 류코트리엔(leukotriene)의 생성은 억제되지 않는다. 시클로옥시게나제는 COX 1과 COX 2의 2가지가 있는데 아스피린은 2가지 모두 억제하므로 위벽 보호 효과가 억제되어 결과적으로 위점막을 손상시켜 위출혈이 발생하기도 한다(그림 10-6).

표 10-6 NSAID

종 류	약 물
살리실산(salicylic acid) 유도체	aspirin, sodium salicylate, choline magnesium trisalicylate, salsalate, diflunisal, salicylsalicylic acid, sulfasalazine, olsalazine
파라아미노페놀(para–aminophenol) 유도체	acetaminophen
인돌아세트산(indoleacetic acid)	indomethacine, sulindac, etodolac
헤테로아릴아세트산(heteroaryl acetic acid)	tolmetin, diclofenac, ketorolac
아릴프로피온산(arylpropionic acid)	ibuprofen, naproxen, flurbiprofen, ketoprofen, fenoprofen, oxaprozin
안트라닐산(anthranilic acid; fenamate)	mefenamic acid, meclofenamic acid
에놀릭산(enolic acid)	oxicams(piroxicam, tenoxicam), pyrazolidinediones(phenylbutazone, oxyphenthatrazone)
알카논(alkanone)	nabumetone

salicylates

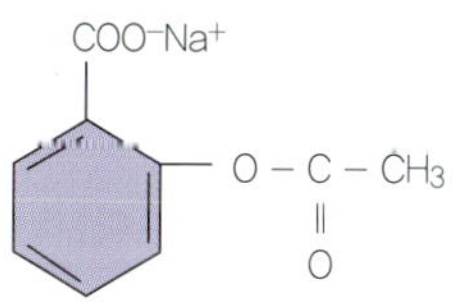

아세틸살리실산(aspirin)

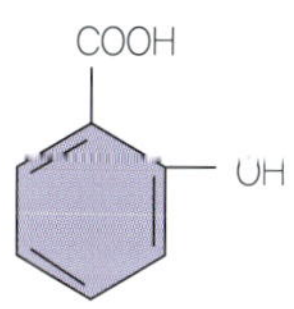

살리실산

phenylpropionic acid derivatives

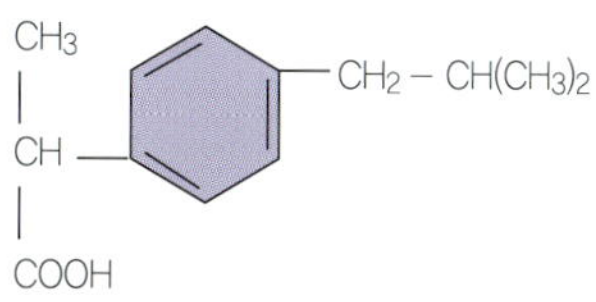

이부프로펜

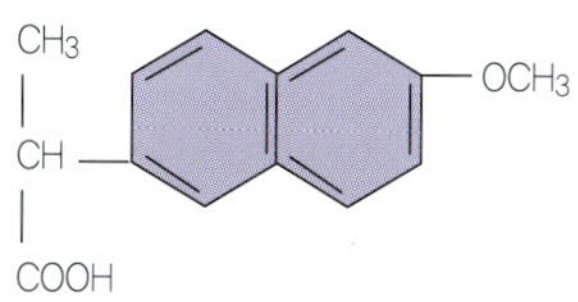

나프록센

그림 10-5 소염진통제의 구조

(2) 임상적용

아스피린은 브라디키닌을 생성하는 칼리크레인(kallikrein) 계에도 영향을 미치므로 염증 부위의 백혈구와 대식세포 활성을 저해한다. 아스피린은 상승된 체온을 하강시키는 작용을 하지만, 정상 체온에는 크게 영향을 미치지 않는다. 또 프로스타글란딘의 생성을 억제하고 인터루킨(interleukin)–1에 대한 시상하부의 반응을 억제함으로써 시상하부의 '체온조절기'를 재조정하여 해열작용을 나타낸다.

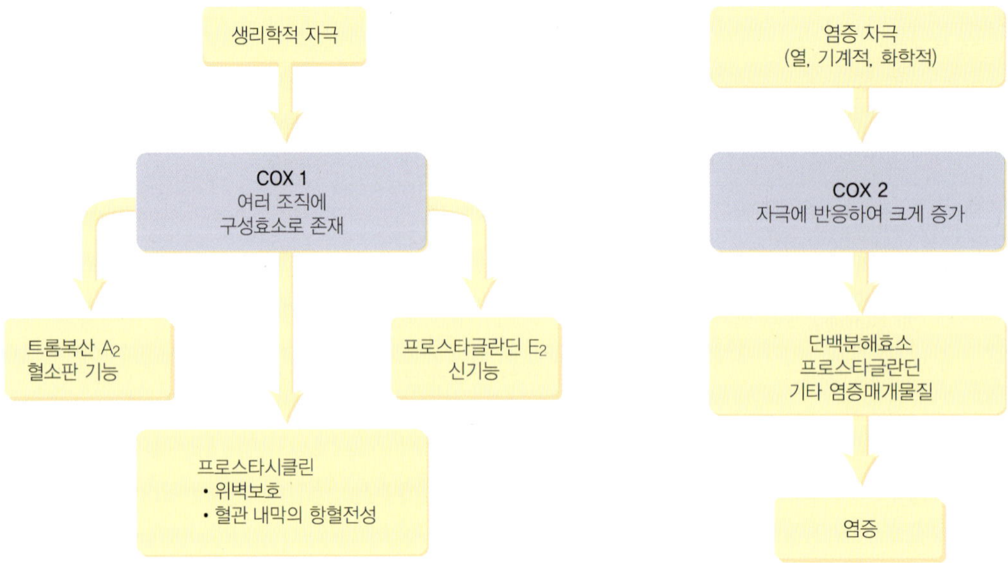

그림 10-6 아라키돈산의 대사와 작용

(3) 부작용

아스피린을 과량사용하면 혈당 상승, 당뇨, 케톤혈증 등을 초래하며, 장기간 사용으로 살리실산중독(salicylism)에 빠지면 청력 상실, 이명(tinnitus), 구역질, 현기증 등이 일어난다. 또 급성중독 시에는 구토, 두통, 발열, 피부혈관의 확장과 호흡 증가로 호흡알칼리증(respiratory alkalosis)을 일으키고 이어서 대사산증(metabolic acidosis)을 초래하게 되며 심하면 혼수상태에 빠진다(표 10-7, 표 10-8). 아스피린은 가수분해산물인 살리실산(salicylic acid)으로 일부가 소변으로 배설되고 대부분은 이것의 축합물(condensate)로 배설된다.

표 10-7 소염진통제의 부작용

부작용	
• 위장관 효과(위 · 십이지장궤양) • 중추신경계 효과(살리실산중독, 호흡알칼리증) • 고혈당, 당뇨 • 내분비 효과(스테로이드, 갑상샘호르몬)	• 급성중독 • 고체온, 발한, 구갈, 과호흡, 구토, 설사 • 두통, 정신혼란, 어지러움

표 10-8 NSAID의 부작용

부작용	
• 위장관 궤양 및 불내성 • 혈소판 응집 차단(트롬복산 합성 억제) • 자궁운동 억제(임신기간 연장)	• 프로스타글란딘 매개 신장 기능 억제 • 과민반응

2) 아닐린(anilin) 유도체

아세트페네티딘(acetophenetidin, phenacetin), 아세트아미노펜(acetaminophene) 등을 들 수 있으며, 아스피린과 비슷한 해열진통작용을 가지나 소염 효과는 별로 없다. 페나세틴(phenacetin)은 간에서 대사되어 파라세타몰(paracetamol)로 변하며, 이 역시 해열진통 효과가 있다. 아닐린 유도체는 용혈빈혈 및 메트헤모글로빈혈증(methemoglobinemia)을 초래하며, 위 점막에 대한 자극작용은 적으나 신장 장애를 일으킨다.

3) 피라졸론(pyrazolone) 유도체

안티피린(antipyrine), 아미노피린(aminopyrine) 등은 강력한 해열진통 효과와 소염 효과가 있지만, 비특이성인 무과립구증(agranulocytosis)을 일으키므로 현재는 사용되지 않는다.

4) 새로운 비스테로이드 소염제

새로운 비스테로이드 소염제로 최근 나름대로 아스피린의 부작용을 개선한 여러 가지 비스테로이드 소염제가 소개되고 있다. 이부프로펜(ibuprofen), 나프록센(naproxen), 페노프로펜(fenoprofen), 인도메타신(indomethacin), 설린닥(sulindac), 메클로페나미드(meclofenamide), 메페남산(mefenamic acid), 톨메틴(tolmetin), 페닐부타존(phenylbutazone), 피록시캄(piroxicam), 디플루니살(diflunisal) 등이 있으며 또한, 아자프로파존(azapropazone), 카프로펜(carprofen), 플루르비프로펜(flurbiprofen), 디클로페낙(diclofenac), 케토프로펜(ketoprofen) 등이 임상에 소개되었다. 이들 모두 각각 나름대로의 장점이 주장되고 있으나, 아직까지는 아스피린을 대체할만한 뚜렷한 근거는 없다. 프로스타글란딘 생성에 관여하는 시클로옥시게나아제(cyclo-oxygenase)는 COX 1과 COX 2로 분류되며 아스피린, 인도메타신, 설린닥, 피록시캄은 COX 1을 더 선택적으로 억제하는 반면 이부프로펜, 메클로페나미드는 2가지 효소를 같은 비율로 억제한다.

8 통풍 치료제

1) 임상작용

통풍(gout)은 관절과 연골에 요산염(urate)이 침착하여 발생하는 급성관절염으로, 재발 특징을 보이는 가족적 대사이상질환이다. 대부분의 포유류는 요산의 용해도가 높은 allantoin으로 변환시키는 uricase를 가지고 있으나 인간은 이 효소가 없다. 따라서 Purine이 함유된 음식물을 과잉으로 섭취하거나 대사의 촉진이나 배설이 안되면 인체의 특정 부위에 통증으로 나타나게 된다.

2) 사용약물

(1) 콜히친(colchicine)

요산의 대사와 배설에 영향을 미치지 않고 통풍관절염(gouty arthritis)의 통증을 극적으로 경감시키는 약물로, 세포 내 튜불린(tubulin)과 결합하여 항염증 효과를 나타낸다. 부작용으로 설사, 구토, 복통 등이 흔하게 나타나며, 드물게 탈모, 골수억제, 말초신경염, 근병증 등을 일으킬 수 있다.

(2) 프로베네시드(probenecid)와 설핀피라존(sulfinpyrazone)

요산 배설제로, 세뇨관에 직접 작용하여 요산의 배설속도를 증가시킨다.

(3) 만성 통풍 사용약제

만성 통풍에서 요산을 동원할 목적으로 프로베네시드와 설핀피라존을 사용한다. 신장기능장애로 요산 배설제에 반응하지 않는 환자에게는 알로퓨리놀(allopurinol)이 특히 유용하며 통풍의 급성발작에는 충분한 용량의 콜히친 또는 인도메타신이나 나프록센과 같은 항염증제를 사용한다.

(4) 요산 배설제

요산 배설제는 세포독성 항암제 사용이나 혈액세포의 생산과 파괴를 촉진하는 질환에 의해 생긴 고요산혈증(hyperuricemia) 치료에 유용하다. 또한 이뇨제(diuretic), 레보도파(levodopa), 에탐부톨(ethambutol)과 같은 약물의 사용 그리고 임신중독증(gestational toxicosis), 당뇨병케톤산증(diabetic ketoacidosis), 요독증(uremia) 등 병적 상태에서의 혈장 내 요산 증가에 사용할 수 있다. 통풍 치료에는 인도메타신(indomethacin) 및 기타 NSAID도 급성발작에 사용된다.

MEMO

PHARMACOLOGY

PHARMACOLOGY

11

항암제 및 면역억제제

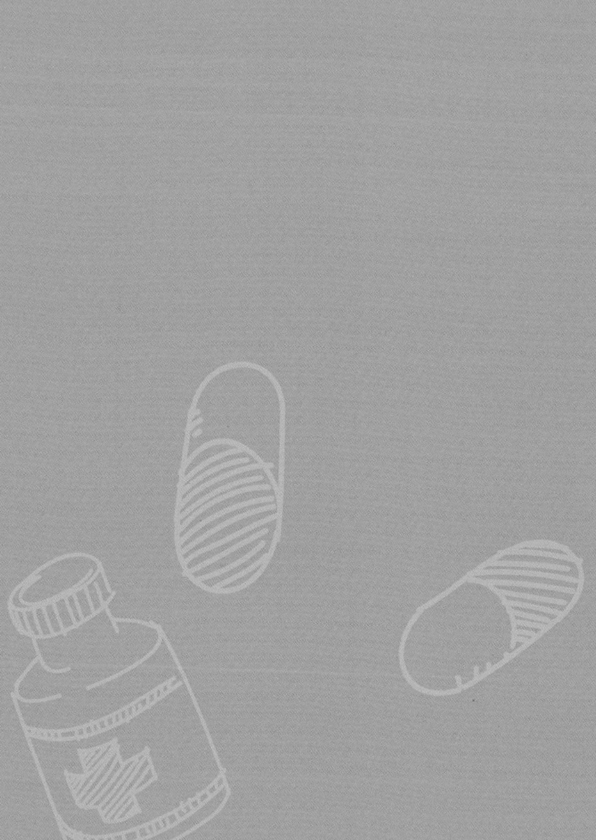

1 항암제

암(cancer)이란 조절되지 않는 세포분열과 암세포의 침범 및 전이(metastasis)를 말한다. 일반적으로 암은 단일 종양세포의 단세포성 클론계 증식으로 알려져 있으나, 대체로는 체세포돌연변이(somatic mutation)에 의한 혼성세포의 증식이 있는 것으로 판단된다. 현재 약 100여 종의 암이 알려져 있으며, 이들은 각각 그 장소, 분화 정도, 크기, 기타 요인에 따라 종양요법제에 대한 감수성이 다르다.

정상세포나 악성종양세포는 모두 다음의 4가지 단계를 거쳐 증식한다(그림 11-1).

① 유사분열(mitosis) 또는 M 단계

② 간극(gap) 1 또는 G1 단계

③ DNA 합성 또는 S 단계

④ 간극 2 또는 G2 단계

한편, 어떤 종양요법제는 증식하는 세포나 증식기가 아닌 세포 모두에 세포독성(cytotoxicity)을 나타내는데, 이를 증식 비의존성 약물(proliferation independent agent)이라고 한다. 이에 비해 대부분의 종양요법제는 증식세포에만 세포독성을 나타내며, 세포주기의 특정 단계에만 작용하는 단계 특이성 약물(phase-specific agent)과 단계 비특이성 약물(phasenonspecific agent)이 있다.

악성종양요법제는 크게 5군으로 나눌 수 있다. 단계 특이성 항암제에는 항대사물질, 항암 항생제, 빙카(periwinkle) 알카로이드가 있고, 단계 비특이성 항암제에는 알킬화제, 항암 항생제, 백금 화합물이 있다.

1) 알킬화제(alkylating agent)

(1) 임상작용

알킬화제란 반응성 알킬기를 가진 화합물로, DNA(데옥시리보핵산, deoxyribonucleic acid)의 이중가닥에 있는 구아닌(guanine) 분자를 알킬화하여 연결시킴으로써 DNA 나선(helix)이 풀어지는 것을 방지하여 DNA복제(replication)를 억제시키는 작용을 한다.

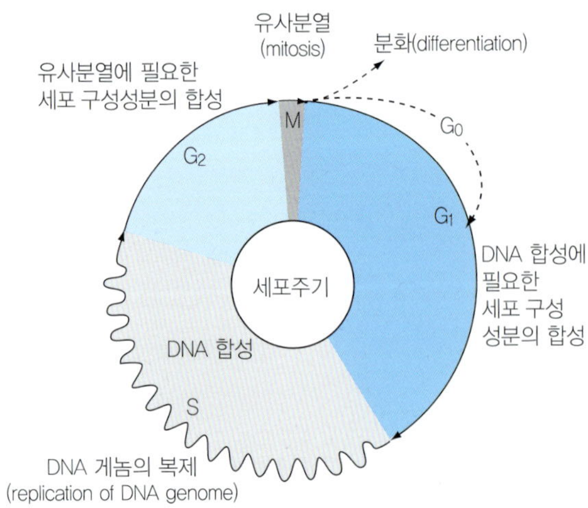

그림 11-1 세포주기

(2) 사용약물

① 머스타드제(mustard)

클로람부실(chlorambucil), 멜파란(melphalan), 염산무스틴(mustine hydrochloride), 시클로포스파미드(cyclophosphamide) 등이 있다.

② 에틸렌 임모늄(ethylene immonium) 화합물

치오테파(thiotepa)가 여기에 속하는 유일한 알킬화제이다.

③ 디메탄설포네이트제(dimethanesulphonate)

부설판(busulfan)이 대표적인 약물이다.

④ 니트로소요소(nitrosourea)

카르무스틴(carmustine; BCNU), 로무스틴(lomustine; CCNU), 세무스틴(semustine; methyl-CCNU) 등이 여기에 속하는 약물이다.

⑤ 기타

프로카바진(procarbazine), 다카바진(dacarbazine), 알트레타민(altretamine)이 있고, 시스플라틴(cisplatin)은 백금 복합체이다.

2) 대사길항제

(1) 임상작용

대사길항제(antimetabolite)는 그 화학구조가 정상적인 대사중간물질과 유사하여 효소계의 기질(substrate)로 이용됨으로써 경쟁적으로 대사장애를 일으키는 화합물이다. 결과적으로 특정 대사과성을 차단하게 되는데, 악성종양 치료에 사용되는 약물은 핵산 합성 과정에 작용하는 것들이다.

(2) 사용약물

① 엽산 길항제

메토트렉세이트(methotrexate)가 있다.

② 퓨린 길항제

메르캅토푸린(mercaptopurine, 6-MP)과 치오구아닌(thioguanine, 6-TG)이 있다.

③ 피리미딘 길항제

시토신아라비노시드(cytosine arabinoside), 5-플루오로우라실(fluorouracil, 5-FU)이 있다.

3) 항생물질

(1) 임상작용

토양균인 스트렙토미세스속(Streptomyces)을 배양할 때 얻어지는 일련의 항생물질(antibiotic)은 DNA의 특정 염기와 결합하여 DNA 및 RNA의 합성을 저해한다.

(2) 사용약물

악티노마이신(actinomycin) D, 닥티노마이신(dactinomycin), 플리카마이신(plicamycin), 다우노루비신(daunorubicin; rubidomycin, daunomycin), 기타 마이토마이신(mitomycin), 블레오마이신(bleomycin) 등이 항암화학요법제로 이용되고 있다.

4) 호르몬

호르몬제(hormone drug)에서는 프레드니솔론, 에스트로겐과 안드로겐, 프로게스테론 등이 항암제로 이용되며 티록신 또는 건조 갑상샘 추출물질도 갑상샘암이나 전이암을 억제하기 위하여 사용된다. 에스트로겐 억제제인 타목시펜(tamoxifen), GnRH(생식샘자극호르몬분비호르몬)의 합성 화합물인 류프롤라이드(leuprolide), 아로마타제(aromatase) 억제제인 아미노글루테티미드(amioglutethimide)도 항암제로 사용된다.

5) 방사성 화합물

방사성요오드(^{131}I), 방사성금(^{123}Au), 방사성은(^{32}P) 등을 항암요법제로 이용한다.

6) 기타 약물

L-아스파라기나제(asparaginase), 암사크린(amsacrine), 마이토테인(mitotane) 등이 항암요법에 이용된다.

콜히친(colchicine)은 사프란속(Autumn crocus) 식물에서 얻어지는 성분으로 세포분열 중기(metaphase)에 유사분열을 정지시킴으로서 세포분열을 저해하게 되는데, 그 독성 때문에 임상적으로는 사용되지 않으나 유도체인 데메콜친(demecolcine)은 때로 호지킨병과 만성 골수백혈병에 사용된다.

에토포시드(etoposide)와 테니포시드(teniposide)는 포도필룸과(Podophyllum) 식물에서 얻어지는 포도필로톡신(podophyllotoxin)으로, 세포주기의 S 단계 후기와 G2 단계에 작용하여 세포주기를 차단하며, 임상적으로는 단핵구백혈병, 고환암, 폐암 등에 사용된다.

7) 악성종양요법제의 독성

항암요법제가 종양세포에만 선택적으로 작용하는 예는 매우 드물다. 즉, 임상적으로 사용되는 많은 항암요법제는 정상조직세포에도 심한 손상을 입히게 마련이다. 또한, 항암요법제는 증식세포에 작용하는 것이 대부분이므로 증식이 빠른 조직일수록 손상이 커진다. 공통적으로 나타나는 독성 부작용으로는 ① 골수억제, ② 위장관 독성, ③ 탈모증을 들 수 있다.

2 면역억제제

면역억제제는 면역계를 억제하는 세포독성약물(cytotoxic drug)을 사용하면서 조직적합성(histocmpatibility)의 벽을 극복하게 되어 신장이식의 성공률을 높일 수 있었으며 다른 장기, 즉 골수, 내분비샘, 심장 및 간 등의 이식성공률 증가에도 기여하고 있다(표 11-1).

동종이식(allotransplantation)의 거부반응을 방지하기 위해 흔히 사용되는 약물에는 강력한 면역억제제인 시클로스포린(cyclosporine), 항대사물질인 아자티오프린(azathioprine), 알킬화제인 시클로포스파미드(cyclophosphamide), 부신피질호르몬인 프레드니손(prednisone)이 있다.

기타 면역억제제로는 메토트렉세이트(methotrexate), 시타라빈(cytarabine), 치오구아닌(thioguanine), 닥티노마이신(dactinomycin) 및 여러 가지 알킬화제와 항림프구글로불린(antilymphocyte globulin)이 있다(표 11-2).

표 11-1 면역 약리학

분류	작용
면역억제제	• 장기조직 이식거부반응 극복 • 자가면역질환 증상 완화
면역자극제	• 침입 세균 및 신생물 세포에 대한 면역활성 증강

표 11-2 면역억제제와 면역자극제의 종류

면역억제제	면역자극제
• glucocorticoid • cyclophosphamide • azathioprine • mycophenolate mofetil • methotrexate • cyclosporine • tacrolimus • monoclonal antibody	• interleukin • colony-stimulating factor and tumor necrosis factor • interferon

이들은 변형된 면역학적 반응 및 자가면역의 발현을 특징으로 하는 많은 질환, 즉 국한성 장염, 괴양성 장염, 만성 활동간염, 신우신염, 콩팥증후군, 굿파스처증후군(Goodpasture's syndrome), 자가면역용혈빈혈(autoimmune hemolytic anemia) 등 여러 가지 교원성혈관 질환(예를 들어 전신홍반루푸스, 괴사혈관염, 경피증, 다발근육염, 류마티스관절염, 베게너육아종 등)에 이용된다.

최근에는 선천성 및 후천성 면역결핍상태의 연구를 통해 림프구의 생화학적 성상을 이해하는 데 많은 진전이 이루어져 선택적으로 면역을 억제하기 위해 중요한 신기술개발 가능성을 보여주고 있다.

골수의 림프계 줄기세포에서는 T-세포 및 B-세포의 면역세포가 분화하고, 골수계 줄기세포에서는 적혈구와 여러 백혈구가 분화한다. 그리고 이들 면역세포와 백혈구는 면역반응과 염증반응을 매개하는 각종 수용성 매개 물질을 만든다(그림 11-2).

최근 여러 질환에서 인터루킨(interleukin, IL) 등의 시토카인(cytokine) 역할이 밝혀지면서 장기이식 외에도 자가면역 질환, 염증성 질환에 다양한 면역억제제로 이용되고 있다.

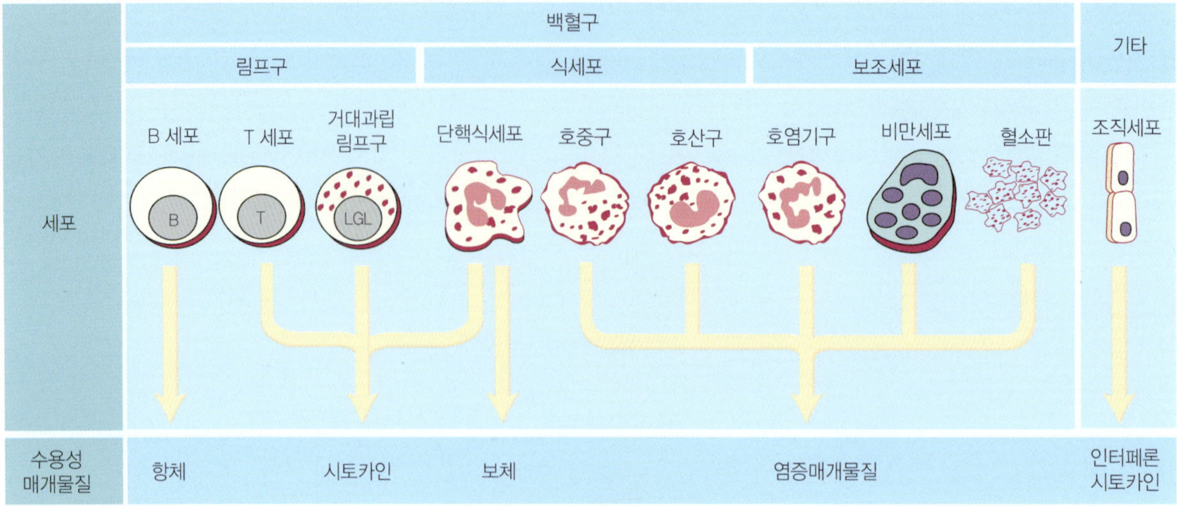

그림 11-2 백혈구와 매개물질

면역억제제는 자가항원이 관여하여 발생한다고 알려진 류마티스관절염, 신장증, 포도막염, 갑상샘염, 인슐린의존성 당뇨병 등의 자가면역질환에도 유효하며 그 밖에도 건선이나 염증성 장질환에도 림프구에 의해 세포면역반응이 활성화된다는 연구 결과에 따라 그 사용이 검토되고 있다. 한편, 항원–항체 면역복합체는 보체와 함께 호중구 또는 비만세포에 작용하여 혈소판 응집 그리고 혈관의 내피세포 반응을 유발하는데 이를 아르투스반응(Arthusreaction)이라고 한다(그림 11-3). 이는 자가면역질환 또는 염증성 질환에서 흔히 나타나는 면역반응이다.

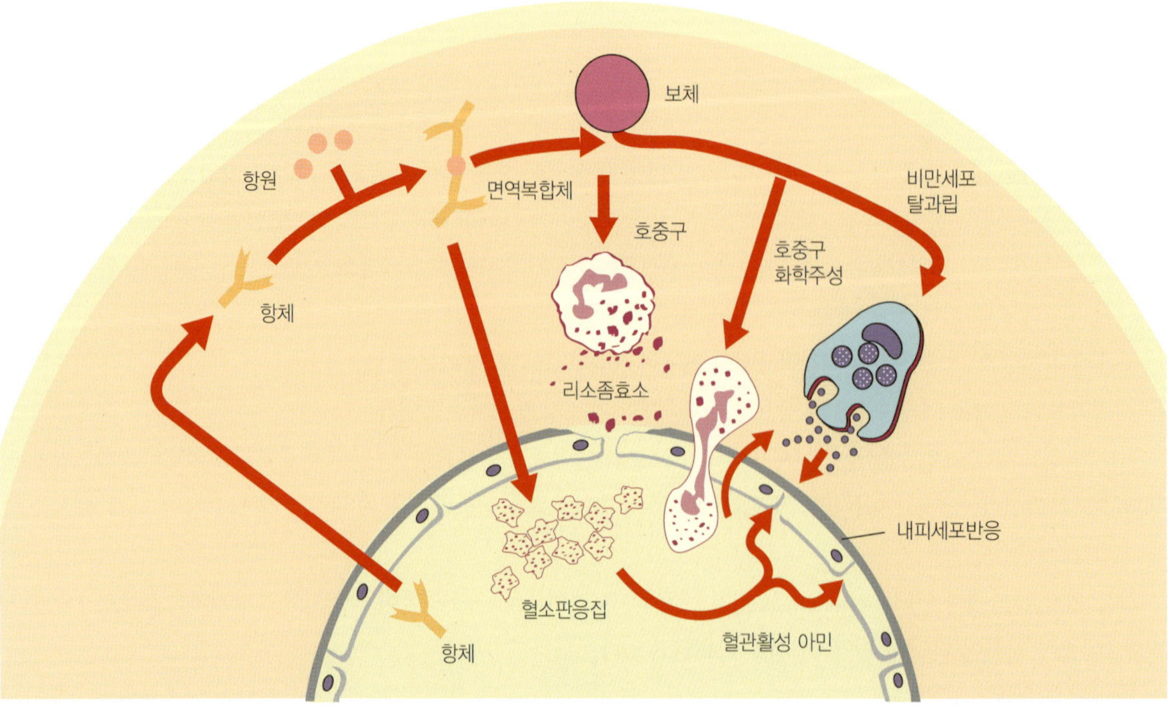

그림 11-3 아르투스반응기전

면역억제제는 항원에 노출되어 나타나는 일차면역반응이 일어나기 전에 사용하면 매우 효과적이지만, 이차 또는 기억반응에는 다소 효과가 적다. 그러나 고용량의 코르티코스테로이드(corticosteroid)은 이차반응을 억제시킬 수 있어 급성이식거부반응의 치료에 유용하게 사용되고 있다. 고전적인 세포독성약물은 골수세포보다 림프세포에 민감하나 치료지수가 매우 낮으며, 항암제로 사용될 때도 고용량은 간헐적으로 사용하고 사용을 중단한 기간 동안 림프계 그리고 다른 세포의 회복을 유도해야 하고, 면역 억제 효과를 얻으려면 소량을 장기간 지속적으로 사용해야 한다. 면역억제제의 우수성은 잘 알려져 있으나 비특이적인 면역반응의 억제 효과에 의해 바이러스, 세균, 진균에 의한 감염이 증가되어 환자에게 위험을 일으킬 수 있고 동종이식 후에는 림프종 등의 빈도가 3~100배 정도 증가되기도 한다. 그러나 자가면역질환에서는 소량을 단기간 사용하면 종양 발생 빈도가 매우 낮다.

1) 시클로스포린

(1) 임상작용

시클로스포린(cyclosporine) A는 진균에서 생성되는 소수성 고리모양펩티드로, T 림프구가 활성화되는 초기단계에 선택적으로 작용하는 면역조절제이다. 골수독성이 거의 없으며 망상내피계(reticuloendothelial system)의 식세포에는 유해한 영향을 주지 않는다. 아자티오프린(azathioprine)이나 세포독성이 있는 약물과는 달리 시클로스포린은 체내의 항균 방어기전에는 영향이 없으며 T 세포를 매개하는 세포면역만 억제할 수 있다. 또한 임상적으로 장기 또는 골수이식에서 면역반응을 억제하는 중요한 제제로 사용되며 실험동물의 자가면역질환에도 효과를 보인다.

시클로스포린은 강력한 면역억제제로 신장, 간, 심장의 동종이식 거부반응 예방과 치료 목적으로 대개 프레드니솔론과 같이 사용한다. 자가면역질환과 면역반응의 변화가 동반되는 질환(류마티스관절염, 사구체신염, 적혈구형성부전, 포도막염, 염증성 장질환) 치료에 효과가 있음이 최근 임상연구결과로 보고되었다. 경구투여하면 흡수는 불완전하며 생체이용률이 약 20~50% 정도로 다양한데, 50% 정도가 적혈구에서 발견되며 혈장에서는 대부분 단백, 특히 지질단백과 결합한다.

주요 대사경로는 밝혀지지 않았으나 대부분이 대사되므로 0.1% 이하만 변화 없이 소변으로 배설된다. 대사물은 담즙으로도 배설되며 혈액농도는 반감기가 10~27시간이다. 간기능 장애 또는 시토크롬 P450 활성도에 영향을 미치는 약물에 의해 배설이 현저히 변한다. 일부 대사산물도 면역 억제 효과를 나타내나 이들의 역할은 별로 알려지지 않았다.

(2) 사용약물

많은 약물상호작용(drug interaction)이 나타날 수 있으나 임상적으로 의미 있는 것은 그리 많지 않다. 페니토인(phenytoin), 페노바르비탈(phenobarbital), 리팜핀(rifampin), 트리메토프림(trimethoprim), 술파메톡사졸(sulfamethoxazole) 등의 투여는 시토크롬 P450을 유도하므로 시클로스포린의 청소율이 증가하지만 에리트로마이신(erythromycin), 케토코나졸(ketoconazole), 암포테리신(amphotericin) B 등의 투여는 청소율을 감소시켜 시클로스포린의 부작용이 증가될 수 있다.

(3) 독작용

주요 독작용은 신독성(nephrotoxicity)으로 치료기간 중에 혈장 크레아티닌과 요소의 농도가 상승하므로 주의가 필요하다. 특히, 간이식 환자는 신경독성(neurotoxicity)이 흔하고 신장, 간, 심장 이식 환자의 30% 이상에서 고혈압증

세가 나타나며 다른 면역억제제와 같이 사용하면 뇌전이가 잘 일어나는 악성림프종이 발생할 수 있다. 동물에서는 태아에 독성을 나타내나 임산부에게의 사용은 절대금기는 아니다. 약 50%의 환자는 혈장 내 빌리루빈과 아미노전달효소의 활성이 높음이 관찰되었다. 다른 면역억제제처럼 감염위험이 증가하고 림프종이 발생될 수 있으나 그 빈도는 낮은 편이다.

2) 타크로리무스(FK506)

(1) 임상작용

FK506은 시클로스포린과 비슷한 면역 억제 효과를 보이는데, 시험관에서는 시클로스포린보다 50~100배 정도 강력하다. 임상적으로 시클로스포린과 유사한 효과가 있으며 부작용은 다소 적다고 알려졌다. 그러나 동물실험에서 심한 혈관염과 신장손상을 일으킬 수 있는 것으로 밝혀졌다.

FK506은 경구 및 정맥주사로 투여할 수 있다. 정맥에 주사하면 초기에 혈중농도가 급속하게 하강하며 간이식 환자의 경우 11시간 정도의 비교적 긴 말기 제거 반감기를 보인다. 정상인의 말기 제거 반감기는 21시간 정도이다. 경구로 투여하면 생체이용률은 6~56%로 그 변동폭이 크다. 간에서 대부분 대사되고 1% 이하가 대사되지 않은 상태로 소변으로 배설된다.

타크로리무스의 임상용도는 대체로 시클로스포린과 같다. 지금까지는 주로 장기이식, 특히 간이식에 사용되었는데, 효력은 시클로스포린보다 100배 크다.

(2) 독작용

독성의 양상도 대체로 시클로스포린과 비슷하다. 신독성이 임상적 이용을 제한하는 요인이 되며 그 밖에 신경독성(두통, 진전, 불면, 통증 등), 위장관독성(설사, 구역질 등), 심혈관계독성(고혈압), 대사성독성(고칼륨혈증, 저마그네슘혈증, 고혈당)이 나타날 수 있다. 장기간의 면역 억제에 따르는 후유증은 다른 면역억제제와 같다.

3) 세포독성약물

세포독성약물(cytotoxic drug)은 흔히 골수독성과 면역 억제 효과를 나타낸다. 이 중 면역 억제 효과는 동종이식 거부반응 예방에 사용되며 특히 아자티오프린(azathioprine)은 프레드니손(prednisone)과 병용하여 장기이식에 사용되었다(그림 11-4).

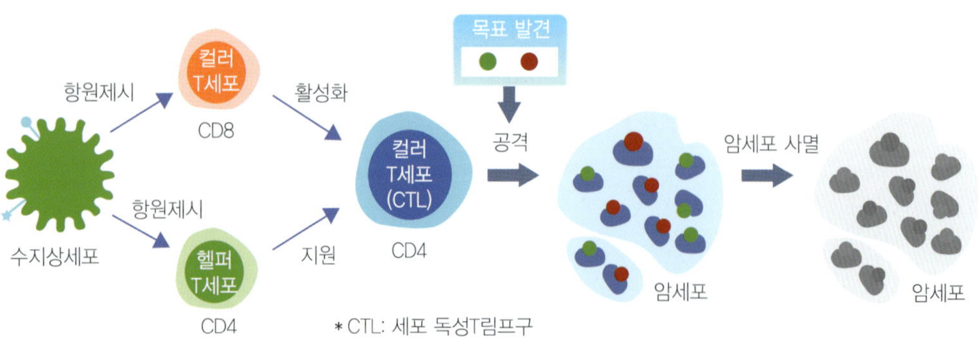

그림 11-4 세포독성(수지상 세포)

(1) 아자티오프린

체내에서 글루타티온(glutathione)과 같은 친핵체(nucleophile)는 아자티오프린을 메르캅토푸린(mercaptopurine)으로 분해시키고 이 퓨린 유도체는 DNA와 RNA 전구물질로서 작용하여 효과를 나타낸다. 알로퓨리놀(allopurinol)과 같이 투여하면 메르캅토푸린이 잔틴산화효소(xanthine oxidase)에 의해 불활성화되는 것이 차단되므로 용량을 65~75%로 감량하여야 한다. 아자티오프린은 시클로스포린, 프레드니손과 병용하여 장기이식 거부반응을 억제하는 데 사용할 수 있으나 종양 발생과 감염 때문에 주의가 필요하다. 또한, 임산부를 제외한 성인의 심한 불응성 류마티스관절염에 사용할 수 있다. 부작용 중 구역질, 구토가 흔하며 백혈구 감소, 혈소판 감소는 계속 측정하여야 한다. 간독성은 드물지만 심하면 이식환자에게서 간혈관 폐쇄질환이 관찰될 수 있다.

(2) 메토트렉세이트

메토트렉세이트(methotrexate)는 골수이식 환자에게서 이식편대숙주반응(graft versus host reaction)을 예방할 목적으로 단독 또는 시클로스포린과 같이 사용한다. 또한, 일부 자가면역질환과 심한 활동성 류마티스관절염, 잘 낫지 않는 건선 등의 염증질환에도 유효하다. 메토트렉세이트는 디히드로엽산환원효소(dihydrofolate reductase)의 강력한 억제제로, 퓨린 생합성을 차단하여 주로 T 세포의 복제와 기능을 억제하므로 면역 억제 효과를 나타낸다. 메토트렉세이트는 면역억제제로 사용 시 소량을 사용하기 때문에 나타나는 독성이 항암제로 사용할 때와는 매우 다른데 건선 환자의 30~40%에서 간섬유화와 간경화가 보고되었고, 또 가역적인 폐렴도 발생할 수 있다.

(3) 시클로포스파미드

시클로포스파미드는 시토크롬 P450에 의해 활성화된 후 DNA에 알킬화를 초래한다. 골수이식 환자에게서 림프유사 성분을 없애기 위해 주로 사용하며 일반적인 항암요법보다 고용량을 한 번에 사용한다. 독작용 중 특히 화학적 방광염과 심근 병변은 지속적으로 관찰하여야 한다.

4) 항체

(1) 임상작용

여러 항체 제제도 면역억제제로 사용된다. 이들 제제는 림프구의 기능을 차단(OKT3)하거나, 파괴시켜(antithymocyte globulin) 작용을 나타낸다. 대부분의 제제는 사람이 아닌 다른 동물에서 정제하여 항이디오타입항체(항개별특이형항체, anti-idiotype antibody)를 생성할 수 있으며 장기이식 환자의 급성 거부반응을 억제하거나 골수이식 환자의 이식편대 숙주반응을 방지하기 위해 사용되고 있다.

또한, 단일항체인 OKT3, 즉 murine 면역글로불린(IgG2a)은 항원(CD3)과 결합하여 T 세포의 활성 과정을 차단함으로써 수용체를 가진 모든 T 세포의 기능을 억제한다. CD3에 대한 단일항체는 신장이식 환자에게 다른 면역억제제와 병용하여 사용되며, 이 경우 글루코코르티코이드와 아자티오프린은 용량을 낮추어야 하고 시클로스포린의 사용도 중지하여야 한다. 투여 받은 대부분의 환자에게서 발열, 오한, 호흡곤란, 가슴통증, 위장관 장애 등의 부작용이 나타난다. 처음 사용 시 중증 폐부종을 일으킬 수 있으며 중추신경계 장애도 나타난다. 또 글루코코르티코이드 사용 시와 비슷한 정도의 감염이 발생하거나 그 밖에 림프세포증식증후군(lymphoproliferative syndrome) 또는 림프종(lymphoma)도 발생할 수 있다.

한편, 유산 출혈, 양막천자, 복부손상 또는 정상분만 중 Rho(D) 양성 혈액에 노출된 Rho(D) 음성 산모에게 Rho(D) 면역글로불린을 사용한다. 이러한 치료는 산모에게 존재하는 적혈구에 대한 항체를 차단함으로써 다음에 있을 임신에서 태아의 용혈반응 위험성을 없앨 수 있다. 이 제제는 분만 72시간 내에 사용하는 것이 가장 좋으며, 예방적으로는 배우자 또는 태아가 Rho(D) 음성이 아닌 경우, Rho(D) 음성 여성이 임신 12주 이후 임신을 중단할 경우에도 사용된다. 다량의 Rho(D) 면역글로불린은 잘못 선택한 수혈사고 환자에게도 사용할 수 있으나 유아, 이전에 감작된 산모, Rho(D) 양성 환자에게는 사용하면 안 된다.

5) 기타 면역억제제

(1) 부신피질스테로이드(adrenocrtical steroid)

부신피질스테로이드는 림프구 분해 및 항염증 작용이 있기 때문에 면역억제제로 자주 사용된다. 시클로스포린과 같이 사용하면 약물의 농도를 줄일 수 있으며, 림프구, 면역글로불린, 단일항체 사용 전후에 사용할 수 있다. 면역억제 효과를 얻으려면 고용량의 글루코코르티코이드를 사용해야 하므로 부작용이 흔하다.

(2) 술파살라진(sulfasalazine)

술파살라진은 술파피리딘(sulfapyridine)과 항염증 살리실산염인 5-아미노살리신산(aminosalicylic acid)이 결합된 물질로, 대장염과 기타 염증성 장질환 치료에 사용되는 약물이다. 최근에는 류마티스관절염 치료에도 효과가 있음이 알려졌다. 기전은 밝혀지지 않았으나 자연살해세포의 활성과 림프구 전환을 억제하여 작용을 나타내는 것으로 보고되었다. 그 밖에도 메톡살렌(methoxsalen)은 일부 질환에서 체외발광체 형성을 이용하여, 그리고 탈리도미드(thalidomide)는 나종형나병(lepromatous leprosy)에서의 항염증 효과 및 골수이식에서 면역억제제로의 사용이 검토되고 있다.

(3) 시클로포스파미드(cyclophosphamide)

① 임상작용

시클로포스파미드의 임상적인 작용범위는 상당히 넓으며, 질소머스타드(nitrogen mustard)와 비슷하다. 또한 항암화학요법제 중 가장 흔히 사용되는 약물로, 많은 효과적인 약물 병용에 필수성분이다. 이 약물은 호지킨병(Hodgkin's disease) 및 기타 림프종에 효과적이며 아동의 버킷림프종(Burkitt's lymphoma)과 급성림프모구백혈병(acute lymphoblastic leukemia)에서 이 약물을 다른 약물과 병용하여 완전한 질병의 완화(remission) 및 치유로 인정될 수 있는 결과를 얻었다는 보고가 있다. 유방암이 겨드랑림프절까지 침범한 경우 수술 후 보조치료(adjuvant therapy)로 흔히 이 약물을 메토트렉세이트, 플루오로우라실과 같이 사용한다.

이 약물의 장점은 경구 및 비경구로 투여할 수 있고, 투여 용량을 나누어 오랜 시간에 걸쳐 투여할 수 있다는 것이다. 따라서 작용에 다양성을 가지므로 반응성이 상당히 높은 정맥주사용 메클로르에타민(mechlorethamine)을 사용하는 경우와 경구용 클로람부실(chlorambucil)을 사용하는 경우 사이의 중간범위작용을 보인다. 그 밖에 다발골수종, 만성림프구백혈병, 기관지암, 유방암, 자궁경구암, 난소의 악성종양뿐 아니라, 신경모세포종(neuroblastoma), 망막모세포종(retinoblastoma), 기타 아동에서의 다른 신생물 질환 등에서도 유익한 결과를 얻었으며 앞에서 설명한 병용 외에도 독소루비신(doxorubicin), 빈크리스틴(vincristin), 프레드니손(prednisone)과도 종종 병용된다.

강력한 면역억제작용 때문에 이식 후 이식거부조절과 면역반응의 변화가 동반된 비신생물질환인 베게너육아종, 류마티스관절염, 아동에서의 신장증후군, 자가 알레르기질환 등의 치료에서 최근 시클로포스파미드에 대한 관심을 갖게 되었다. 다만 이 약물을 사용할 때는 적절히 주의할 필요가 있는데, 급성 유독작용뿐 아니라 불임, 기형 발생 효과, 변이, 암 등을 유도할 수 있는 잠재성이 크기 때문이다. 따라서 임신과 수유기간에는 사용하여서는 안 된다.

② 부작용

시클로포스파미드의 임상적인 독성은 중증 저혈소판증이 드물다는 점에서 다른 질소머스타드와 다르지만, 탈모증은 흔히 발생한다. 또한 구역질과 구토도 흔히 나타나는데, 이는 경구투여이든 정맥주사이든 같은 빈도로 발생한다. 그 밖에 점막의 궤양, 짧은 시간의 현기증, 손톱의 횡주융선(transverse ridging), 피부착색 증가, 간질성폐섬유증(interstitial pulmonary fibrosis), 간에 대한 독성 등이 보고되었다. 이 약물은 피하조직으로 누출되어도 국소반응을 일으키지 않으며, 정맥주사 시에도 혈전정맥염(thromboplebitis)이 합병증으로 생기지는 않는다. 무균성출혈방광염(sterile hemorrhagic cystitis)의 반응성 대사물이 화학적 자극을 유발하여 발생하며 N-acetyleystein 투여로 발생빈도가 감소할 수 있다. 따라서 임상에서 사용할 때는 충분한 수분을 섭취시키고 자주 배설하도록 한다. 시클로포스파미드를 보통 50mg/kg 이상의 높은 용량으로 투여한 환자에게서 항이뇨호르몬부적절분비증후군(syndrome of inappropriate antidiuretic hormone secretion)이 관찰되는데, 이런 환자들은 대개 상당히 많은 양의 수분이 체내에 존재하는 상태이므로, 수분중독의 가능성을 파악하는 것이 중요하다.

(4) 멜팔란

멜팔란(melphalan)은 질소머스타드의 페닐알라닌 유도체로 L-sarcolysin이라고도 한다. 초기 임상연구에서 다른 알킬화제와 비슷한 작용범위를 보였다.

일반 약리작용과 세포 독작용은 다른 질소머스타드와 유사하지만, 수포성 제제가 아니다. 멜팔란의 일반적인 용도 역시 다른 질소머스타드와 같으나, 경구로 증량하면서 계속 투여하면 다발골수증(multiple myeloma) 치료에 효과가 있으며 악성흑색종과 유방암, 난소암에도 효과가 있다. 임상적 독성은 주로 혈액소견이 다른 알킬화제와 유사하지만, 구역질과 구토는 드물고 탈모증, 신장 또는 간기능의 변화는 아직 보고되지 않았다.

(5) 우라실머스타드

우라실머스타드(uracil mustard)는 실험 종양에서 효과가 보고되었으나 우라실과의 관계는 밝혀지지 않았다.

구역질과 구토를 일으키며 동물연구에서 질소머스타드의 특징적인 세포독성을 보이나, 수포성제제는 아니다. 또한 구투여가 가능하며 임상적으로 다른 알킬화제와 유사한 작용범위를 가지는데, 시클로포스파미드와 달리 탈모증을 일으키지 않으며 조혈기능을 억제하는 것이 주요 독성이다. 기타 부작용으로 구토, 설사, 피부염 등이 보고되었다.

(6) 클로람부실

메클로르에타민(mechlorethamine)의 방향족 유도체인 클로람부실(chlorambucil)은 호지킨병과 악성림프종뿐만 아니라 만성림프구백혈병에 가장 유효한 제제로 밝혀졌다.

중추신경계 부작용이 있으나, 다량사용할 경우에만 나타난다. 20mg 이상을 경구로 투여하면 구역질, 구토가 생기며 골수, 림프조직, 상피조직에 대한 세포독성은 다른 질소머스타드와 비슷하다.

또한 만성림프구백혈병 및 발덴스트롬마크로글로불린혈증(Waldenstrom macroglobulinemia)의 치료제이나, 서서히 작용을 나타내므로 만성림프구백혈병에서는 장기간 경구투여하여야 골수에는 독성을 나타내지 않으면서 점차적인 효과를 얻을 수 있다.

장기간 대량투여하면 골수의 현저한 저형성증(hypoplasia)이 초래될 수 있으나, 클로람부실의 골수 억제 효과는 대개 중등도로 점차적으로 나타나며 회복이 빠르다. 그 밖에 부작용으로 위장관 장애, 무정자증, 무월경, 폐섬유증, 발작, 피부염, 간독성이 있으며, 장기간 보조화학요법을 받은 유방암 환자와 진성적혈구증가증(polycythemia vera)의 치료 목적으로 사용한 경우에 백혈병 또는 다른 종양의 발생이 증가된다는 보고도 있다.

(7) 트리아젠

처음에는 대사 길항제로 보고되었으나 최근 간의 미세소체 효소에 의해 활성화되어 알킬화제로 작용함이 밝혀졌고, DNA 합성보다 RNA와 단백 합성을 억제하여 세포주기와 관계없는 세포독성이 서서히 나타난다.

현재 다카바진(dacarbazine)은 주로 악성흑색종 치료에 사용되며 약 20% 정도에서 효과를 보인다. 호지킨병에는 독소루비신(doxorubicin), 블레오마이신(bleomycin), 빈블라스틴(vinblastine)과 같이 사용할 경우 우수한 효과를 나타내며 여러 종류의 육종(sarcoma)에 독소루비신과 병용투여 시 효과가 좋다. 구역질, 구토 등이 치료 후 1~3시간 내 환자의 90%에게서 나타나며, 골수 억제 효과는 경미하거나 중등도이다. 또 독감유사증후군(flu-like syndrome)이 나타날 수 있으며, 간독성, 탈모증, 안면홍조, 신경독성 및 피부반응 등의 부작용이 있다(표 11-3).

표 11-3 면역억제제의 부작용

약 물	부작용
glucocorticoid	• 전해질평형 부전 • 쿠싱증후군 • 골다공증 • 소화궤양 • 상처치유 불량
cyclophosphamide	• 골수 억제 • 출혈방광염
methotrexate	• 골수 억제 • 위장관 장애
azathioprine	• 골수 억제
mycophenolate mofetil	• 호중구감소증
cyclosporine	• 신독성(사구체여과 감소) • 간독성(담즙울체) • 신경독성 • 운반체에 대한 과민성
tacrolimus	• 신독성 • 간독성 • 신경독성

MEMO

PHARMACOLOGY

12

기타작용 약리

1 비타민

비타민(vitamin)은 음식물의 기본요소이며, 비타민 D와 니코틴산(nicotinic acid)을 제외하고는 체내에서 합성되지 않는다. 비타민 B와 C는 수용성이나 비타민A, D, K는 지용성이므로 지방변증(steatorrhea) 시에 흡수장애가 일어날 수 있다(표 12-1).

비타민은 소비량이 대단히 많으나 수용량도 대단히 크므로 실제 임상적으로 비타민을 투여하여야 할 정도의 결핍증은 매우 드물다(표 12-2, 표 12-3).

1) 비타민 A

(1) 임상작용

공급원은 주로 동물성 식품으로, 특히 식용동물의 간에 많이 함유되어 있으며, 당근과 토마토 등의 일부 채소에도 들어 있다. 마가린은 비타민 A와 D를 첨가하여 만든 식품이다.

12-1 비타민의 분류

수용성 비타민	지용성 비타민
• 비타민 C • 비타민 B 복합체 비타민 B_1(티아민) 비타민 B_2(리보플라빈) 비타민 B_3(니코틴산) 비타민 B_5(판토텐산) 비타민 B_6(피리독신) 비타민 B_7(비오틴) 비타민 B_{12}(코발라민) • 엽산	• 비타민 A • 비타민 D • 비타민 E • 비타민 K

12-2 비타민 결핍증

결핍 비타민	질 환
비타민 A	야맹증(nyctalopia)
비타민 B_1	각기병(beriberi)
비타민 B_3	펠라그라(pellagra)
비타민 B_{12}, 엽산	거대적혈모구빈혈(megaloblastic anemia)
비타민 C	괴혈병(scurvy)
비타민 D	구루병(rickets), 골연화증(osteomalacia)
비타민 K	출혈(hemorrhage)

12-3 비타민 결핍 위험군

위험군
• 임신부 • 유아 • 노인 • 만성질환자 • 경구피임제, 항응고제를 정기적으로 사용하는 환자 • 알코올 중독자 • 철저한 채식주의자 • 영양결핍자

하루 수요량은 2,500IU이며, 임신이나 수유 중에는 수요량이 많아진다. 정상적인 식생활에서 결핍증이 오는 경우는 매우 드물고, 대부분의 결핍증은 지방변증과 같은 흡수장애 시에 발생한다.

비타민 A는 2가지 기본적인 기능이 있다. 즉, 시홍(visual purple, rhodopsin)의 구성성분이며, 빛에 대한 망막의 반응과 표피(epidermis) 유지에 중요한 역할을 한다. 따라서 심한 결핍증 시에는 시력장애로 암순응(dark adaptation)이 잘 안 되고, 야맹증(nyctalopia)을 일으킨다. 그리고 점막성 표피를 성층성 편평표피로 변화시키며, 각막과 결막이 침해되면 안구 건조증(xerophthalmia)과 각막 연화증(keratomalacia)을 일으킨다.

결핍증을 치료하려면 증상이 없어질 때까지 하루 50,000IU를 투여하여야 한다. 예방적으로는 임신부나 수유부에게 비타민 A와 D 복합제를 사용한다.

(2) 사용약물

레티놀(retinol)은 주로 비타민 A 결핍증 치료에 사용하나 기타 레티노이드(retinoic acid, etretinate)는 임상적으로 여드름 또는 건선 치료에 사용한다(표 12-4).

(3) 부작용

비타민 A는 장기간에 걸쳐 다량섭취하면 독성을 나타낸다. 즉, 과민성(irritability), 식욕감퇴, 가려움, 프로롬빈(prothrombin) 감소증 등을 일으키고, 대량섭취에 의한 급성중독으로 탈피증(peeling of skin)을 일으킬 수도 있다. 탈피증은 극지 탐험가들이 북극곰의 간을 먹을 때 생기는 것이다.

12-4 레티노이드 적응증

화학명	다른 명칭	적응증
레티놀		비타민 A 결핍
레티노산(all-*trans*)	트레티노인(tretinoin)	여드름(국소요법)
레티노산(13-*cis*)	이소트레티노인(isotretinoin)	여드름(전신요법)
에트레네이트		여드름(국소요법)

2) 비타민 B군

4가지 비타민이 여기에 속한다. 따라서 여기에 속하는 비타민은 결핍증은 대부분 다른 비타민의 결핍도 수반하게 마련이다. 비타민 B군에는 티아민(thiamine; 비타민 B_1), 리보플라빈(riboflavin; 비타민 B_2), 니코틴산(nicotinic acid; 비타민 B_3), 피리독신(pyridoxine; 비타민 B_6), 엽산(folicacid), 시아노코발라민(cyanocobalamin; 비타민 B_3) 등이 있으며, 엽산과 비타민 B_{12}는 따로 작용한다.

(1) 티아민

피루브산(pyruvic acid)의 탈카르복실작용(decarboxylation)을 돕는 보조효소(coenzyme)로, 결핍 시 피루브산염(pyruvate) 내성검사의 근거가 된다. 임상적인 결핍증상으로 심부전, 말초신경염, 베르니케뇌병증(Wernicke encephalopathy) 등이 있는데, 이는 알코올중독 시에 자주 나타난다.

심부전에는 티아민을 투여하면 매우 효과적이며, 병원음식 중 비타민 B를 충분히 함유하는 음식물을 섭취하면 수일 이내에 증상이 사라질 정도이므로 때로는 진단하지 못하고 지나는 경우도 있다. 그러나 신경성 증상은 티아민을 투여하여도 반응이 늦게 나타나는데, 이는 티아민 결핍 외에 다른 요소가 가중되었기 때문으로 판단된다.

(2) 리보플라빈

여러 조직의 호흡효소(respiratory enzyme)를 돕는 보조효소로 작용하는 비타민으로, 결핍 시 구각염(angular stomatitis), 점막궤양 등을 일으킨다.

(3) 니코틴산

보탈수소효소(codehydrogenase) Ⅰ과 Ⅱ의 기본구성요소이다. 결핍 시 펠라그라(pellagra)를 일으키며, 특징적인 증상으로 피부염, 치매(dementia), 설사 등이 나타나고, 드물게는 이소니아지드(isoniazid) 치료 시 트립토판(tryptophan)의 대사장애로 인하여 결핍증이 발생되기도 한다.

(4) 피리독신

체내에서 인산피리독살(pyridoxal phosphate)로 변하여 아미노전달효소(transaminase)의 보조효소로 작용한다. 결핍되면 유아에게서는 경련을 일으키고, 드물게 가족성 유전성 피리독신 저항성을 보일 때가 있다. 대량의 피리독신은 저색소빈혈(hypochromemia)의 일종인 철적혈모구빈혈(sideroblastic anemia) 치료에 효과적이다.

(5) 임상적 적응증

이상과 같이 4가지는 각각 단독으로 투여될 수도 있으나, 앞에서 설명한 것처럼 분명하게 어느 한 가지만 요구되는 경우는 매우 드물어서 복합제를 주로 사용하게 된다.

① 식이성 결핍(dietary deficiency)

정상적인 식생활을 하는 건강한 사람이라면 비타민제를 따로 섭취할 필요가 없다. 그러므로 부적절한 식생활자, 예를 들어 알코올중독자 등에게는 정상적인 식생활을 하도록 하는 것이 최선의 방법이다. 비타민 함유제제는 임상적으로 분명한 결핍증을 보일 때 사용되나 이런 경우는 비경구적 요법이 더욱 효과적이다.

② 흡수장애(malabsorption)

흡수장애로 인한 비타민 B군의 결핍은 대단히 드물다. 다만 흡수장애 치료 시 다른 약물만으로 잘 반응하지 않을 경우 보조제로 사용되기도 한다.

③ 지속성 구토와 정맥 내 영양 공급

비경구적인 비타민 B의 공급은 심한 임신구토(emesis gravidarum), 위장관질환과 대수술 후에 필요하다.

④ 항생제 치료

이소니아지드는 피리독신 대사에 장애를 일으킬 수 있다. 또한 결핵 치료를 위하여 이소니아지드를 장기간 투여하면 말초신경염을 일으킬 수 있는데, 특히 이소니아지드 대사효소의 유전성 이상으로 혈청 내 농도가 높아졌을 때 쉽게 나타나며 예방으로 피리독신을 투여한다. 테트라사이클린(tetracycline) 투여에 의한 구내염, 설사 등의 부작용은 비타민 결핍에 따른 것이 아니다.

3) 엽산

(1) 임상작용

엽산(folic acid)은 다른 비타민 B군보다 결핍증이 비교적 많이 나타난다. 심하게 결핍되면 거대적혈모구빈혈(megaloblastic anemia)을 일으키며 경미하게 결핍되어도 권태, 식욕부진 등의 일반적인 증상이 나타나기도 한다.

혈청과 적혈구 내 엽산 농도는 미생물학적 검정법으로 쉽게 측정할 수 있다. 다만 혈청 내 엽산 농도는 식사에 따라 변동이 심하므로 체내 저장 상태는 적혈구 내의 농도가 더 의미 있다. 성인의 1일 요구량은 50~75μg이며, 보통 음식물에는 이것의 2~3배가량이 들어있다. 그러나 임신 말기에는 요구량이 150~200μg까지 늘어나므로 보통 식사로는 결핍증상을 일으킬 수 있다. 따라서 임신 중에는 경미한 결핍증이 흔히 나타나므로 적절하게 보충할 필요가 있다.

그 밖에 엽산 결핍은 흡수장애나 기타 엽산 수요가 증가하는 질환, 즉 악성종양, 백혈병, 만성 염증성 질환, 건선 등에서 나타나며, 엽산 대사에 장애를 일으키는 물질, 예를 들어 항경련제(anticonvulsant), 니트로푸란토인(nitrofurantoin), 엽산 길항제(folic acid antagonist) 등을 사용했을 때에도 발생한다.

(2) 임상적응증

예방 또는 치료 목적으로 사용한다. 결핍증으로 확진되면 5~15mg의 엽산을 매일 투여함으로써 체내 저장량을 다시 채울 수 있다. 이후에는 유지량을 투여하게 되며 하루 300μg 이상 투여하는 경우는 드물다. 항경련제를 사용하는 환자의 절반 정도에서 엽산 농도가 낮아짐을 확인할 수 있으나 거대적혈모구빈혈을 일으킨 예는 적다. 거대적혈모구빈혈을 일으키지 않은 경우 보충요법은 그다지 효과가 없다. 한편, 혈중 비타민 B_{12} 농도가 낮을 때는 엽산을 단독으로 투여하여서는 안 되는데, 혈액학적 소견은 호전될 수 있으나 신경성 합병증을 유발하기 때문이다. 또한, 엽산은 임신에 예방적으로 사용되며, 이 경우 빈혈 등의 이상적 근거에 의하여 철제(iron)와 복합하여 사용하는 것이 보통이다.

4) 비타민 B_{12}

(1) 임상작용

보통 식생활로 하루 5~10μg의 비타민 B_{12}를 섭취할 수 있으며, 이는 소요량을 훨씬 넘는 양이므로 식이성 결핍은 대단히 드물다. 임상적인 결핍증을 나타내는 경우는 흡수장애에 따른다. 즉, 부분 또는 전체적 위절제로 인하여 내인자(intrinsic factor)가 부족하거나 기타 소장에 여러 가지 질환이 있을 때이다.

비타민 B_{12} 결핍증으로는 거대적혈모구빈혈, 말초신경병증, 아급성 복합적 척수 퇴행성 변화 등이 있다.

(2) 임상적 적응증

상기의 질환이 비타민 B_{12} 결핍에 따른 것으로 확진되면 보충요법을 시행한다. 또 위절제 수술 시에 예방적으로 사용되기도 하지만, 전체 절제 시에는 그다지 효과가 없다. 레버시신경위축(Leber's optic atrophy)과 담배중독약시(tobacco amblyopia)는 비타민 B_{12}의 대량투여로 효과를 볼 수 있다.

비타민 B_{12} 제제에는 시아노코발라민(cyanocobalamin)과 히드록소코발라민(hydroxocobalamin)이 있으며, 후자는 쉽게 체내에 축적되므로 더 효과적이다.

5) 비타민 C

(1) 임상작용

비타민 C(아스코르빈산, ascorbic acid)의 주요 역할은 프롤린(proline)을 히드록시프롤린(hydroxyproline)으로 변하게 하는 것이며, 이는 콜라겐이나 기타 세포 내 물질의 주요 구성성분이 된다. 따라서 비타민 C가 부족하면 세포 내 구조물이 얇아지므로 조직 내에서는 혈관 지지력이 약해져 점출혈(petechial bleeding)이나 반출혈(얼룩출혈, ecchymosis) 등을 일으키게 되며, 잇몸에 염증이 생기고 붓게 된다. 뼈에 콜라겐이 부족하면 뼈가 잘 부러지고 치유가 어려워진다. 또한, 비타민 C의 부족은 대적혈구빈혈(macrocytic anemia) 또는 정상적혈구빈혈(normocytic anemia)을 일으키는데, 이들 증후군을 임상적으로 괴혈병(scurvy)이라고 한다. 비타민 C의 1일 소요량은 20~30mg이며, 괴혈병은 하루 10mg 이하의 섭취가 1달 이상 계속되면 나타난다. 결핍증은 잘 발생하지 않지만, 아동이나 노인에게서 잘 나타난다. 비타민 C는 채소와 과일 등에 널리 함유되어 있으며, 대량섭취하면 소변으로의 배설이 증가한다.

(2) 임상적 적응증

결핍증이 확진되었을 때만 사용하며, 아동이나 노인들이 비타민 C가 부족한 식사를 할 때 예방적으로 사용될 수도 있다. 임상적 증상을 나타내지 않는 가벼운 결핍 시에는 수술 후 상처치유를 지연시키는 수가 있으므로 수술 후에 예방적으로 사용하기도 한다. 또한, 감기나 기타 감염병에 사용되기도 하나 효과는 확실하지 않다.

6) 비타민 D

(1) 임상작용

비타민 D_2(칼시페롤, calciferol)는 식물성 프로비타민(provitamin)인 에르고스테롤(ergosterol)로부터 자외선 조사에 의하여 생성되는 것으로, 임상적으로 가장 널리 이용된다(그림 12-1). 디히드로타키스테롤(dihydrotachysterol)도 같은 프로비타민인 에르고스테롤(ergosterol)로부터 자외선 조사에 의하여 생성되며, 임상적으로 가장 널리 이용된다.

비타민 D_3(콜레칼시페롤, cholecalciferol)는 동물성 프로비타민인 7-디히드로콜레스테롤(dehydrocholesterol)로부

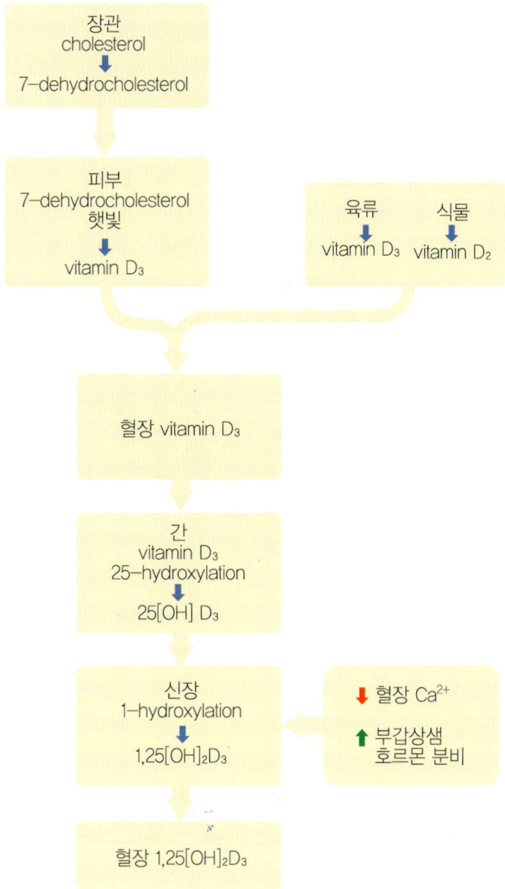

그림 12-1 비타민 D의 활성도

터 자외선 조사에 의하여 생성된다. 7-디히드로콜레스테롤은 사람 피부의 말피기층(Malpighian layer; 종자층, 배아층)에서 발견되며, 햇빛에 의하여 비타민 D_3으로 변한다. 비타민 D_3는 우유 및 물고기 간유(liver oil)에 함유되어 있고, 마가린에도 첨가된다.

비타민 D의 항구루병 작용은 이들이 간과 신장에서 수산화에 의하여 활성 대사물로 변화함에 따른다. 간에서는 25-히드록시콜레칼시페롤(dihydroxycholecalciferol)이 생성되며, 이는 다시 신장에서 1, 25-디히드록시콜레칼시페롤이 되는데, 이것이 주된 활성 대사물이다. 또 비활성 대사물이 생성될 수도 있는데, 항경련제(anticonvulsant)는 활성 대사물의 생성을 억제하여 비활성 대사물의 생성을 촉진한다. 한편, 신장질환도 활성 대사물 생성에 장애를 가져올 수 있기 때문에 항경련제나 신장질환은 골연화증(osteomalacia)을 일으킬 수 있다. 아동의 구루병은 부적합한 식생활과 공업지대 등에서의 일광 부족으로 생길 수 있으며, 드물게는 가족성 비타민 D 저항성을 볼 수 있고, 어른에게서는 소장 또는 담도 질환이나 지방변증으로 인해 결핍증을 일으킬 수 있다.

비타민 D는 장관에서 칼슘과 인산염의 흡수를 촉진하며, 뼈에서 동원하여 신장으로 배설할 수 있게 하지만 과량투여하면 혈중 칼슘을 증가시켜 고칼슘혈증(hypercalcemia)을 일으킴으로써 신석증(nephrolithiasis), 신부전(renal failure) 등이 발생될 수 있다. 비타민 D의 대사 효과는 부갑상샘호르몬(parathormone)과 상관관계가 있다. 아동, 임신부, 수유부 등에게는 하루 10μg의 섭취가 필요하며, 일반 성인은 하루 5μg이면 충분하다. 햇빛을 쬐는 것도 강력한 항구루병 효과를 가져온다. 비타민 D는 또한 뼈형성에 중요한 작용을 한다. 즉, 장관에서 칼슘 및 인산염의 흡수를 촉진

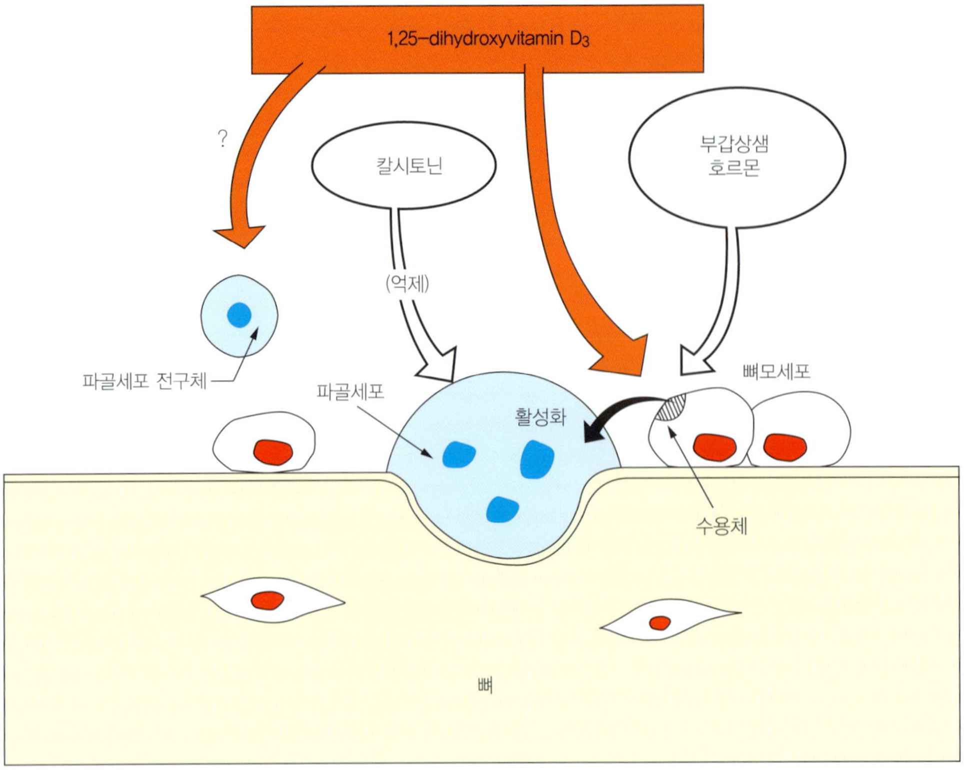

그림 12-2 비타민 D의 뼈형성

하여 뼈에 공급함으로써 뼈형성에 작용하며(그림 12-2), 파골세포(osteoclast) 전구체와 뼈모세포(osteoblast)에 작용하여 뼈형성과 뼈흡수를 조절한다.

(2) 사용약물(표 12-5)

① 에티드론산(etidronate)과 파미드론산(pamidronate)

비스포스포네이트(bisphosphonate) 화합물로, P–C–P 결합을 이루고 있다. 이들은 칼슘의 뼈흡수를 선택적으로 억제하며, 경구로 투여하였을 때 흡수된 약물의 반 정도는 뼈에 축적되고 나머지는 소변으로 배설된다. 또한, 악성종양에 수반되는 고칼슘혈증치료에 이용되며 파제트병(Paget's disease)에도 이용된다.

② 플리카마이신(plicamycin)

세포독성 항생물질이며, 작용기전은 알려지지 않았으나 파제트병이나 고칼슘혈증에 사용된다.

③ 티아지드(thiazide)계 이뇨제

세뇨관에서 칼슘을 재흡수하는 부갑상샘호르몬의 효과를 증강시킨다. 따라서 고칼슘뇨증(hypercalciuria) 환자에게서 칼슘의 요배설을 억제하고 신장결석(renal calculus) 형성을 억제할 목적으로 이용된다.

④ 칼시토닌(calcitonin)

비타민 D와 더불어 칼슘 대사에 작용하는 중요한 호르몬 중 하나로, 갑상샘에서 분비되는 32개의 아미노산으로 이루어진 펩티드호르몬이다. 파골세포 수용체에 직접 결합하여 파골세포의 기능을 억제한다. 불화물(fluoride)의 치아우식(dental caries) 예방 효과는 잘 알려져 있으나, 골다공증(osteoporosis)에 대한 효과는 검토 중에 있다.

표 12-5 칼슘대사와 뼈형성 작용약물

작용기전	약 물
칼슘의 장흡수 증가	비타민 D, PTH(간접적)
칼슘의 신장배설 증가	황산나트륨, EDTA, 고리작용이뇨제, 칼시토닌
뼈흡수 증가	비타민 D, PTH
뼈형성 증가	불화물, PTH(low conc.)
칼슘의 장흡수 감소	글루코코르티코이드, 칼시토닌(식후)
칼슘의 신장배설 감소	PTH, 티아지드계 이뇨제
뼈흡수 감소	인산나트륨, 비스포스포네이트, 글루코코르티코이드, 플리카마이신, 칼시토닌, 에스트로겐, 불화물

⑤ 부갑상샘호르몬(parathyroid hormone)

비타민 D와 함께 신장과 뼈에서 칼슘 대사에 작용하는 중요한 호르몬으로 비타민 D와 함께 뼈모세포와 파골세포에 작용하여 뼈형성 및 뼈흡수를 조절한다(**그림 12-3**).

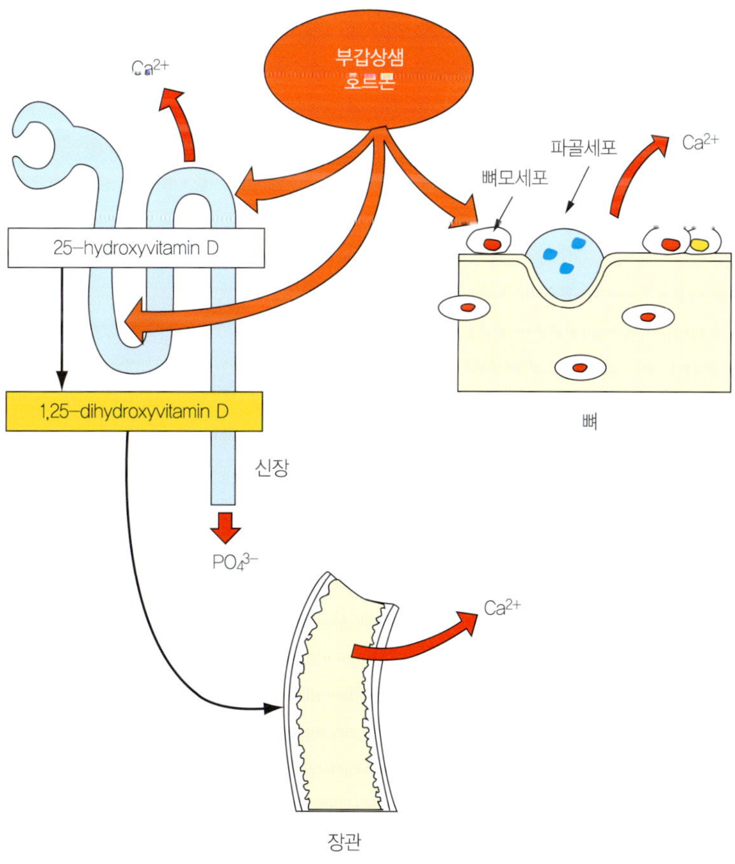

그림 12-3 부갑상샘호르몬의 작용

(3) 임상적 적응증

① 구루병(rickets)과 골연화증(osteomalacia)

비타민의 부족이 음식물에 기인하는 경우 생리적 요구량을 투여하면 신속하게 치유된다. 실제로 하루 250μg까지 투여할 수 있으나 너무 과량투여하지 않도록 주의해야 한다. 하루 1mg을 장기간 사용하면 신석증(nephrolithiasis)을 일으킨다. 그러나 장관질환, 신장질환, 가족성 비타민 D 저항증 등에 의하여 뼈에 이상이 생겼을 때는 다량이 필요하여 하루 10mg까지도 사용되는데, 이 경우 혈중 칼슘농도를 자주 측정하여야 한다.

② 부갑상샘저하증(parathyroprivia)

부갑상샘저하증 치료에 이용될 수 있는 부갑상샘호르몬 제제는 없으므로 다량의 비타민 D(1~5mg)를 사용하며, 혈중 칼슘농도를 유지하기 위하여 칼슘 제제를 병용하기도 한다.

③ 기타

뼈의 칼슘 항상성 이상은 주로 혈중 및 요중 칼슘농도에 좌우되나 때로는 인산염의 농도 이상이 수반되기도 하므로 뼈의 칼슘 항상성이 변하면 이차적으로 골다공증, 골연화증, 신석증 등이 발생할 수 있다.

저칼슘혈증(hypocalcemia)은 부갑상샘 기능저하, 비타민D 결핍, 신부전, 흡수장애 등으로 인해 발생할 수 있으며, 근경축, 경련, 감각이상 등의 근육신경계 증상을 나타낸다. 신생아의 저칼슘혈증은 흔히 나타나는 현상으로 특별한 치료 없이도 정상으로 회복된다.

7) 비타민 K

(1) 임상작용

비타민 K는 프로트롬빈과 혈액응고인자 Ⅶ, Ⅸ, Ⅹ의 생성에 필수이다. 식물성 또는 동물성 음식물에 함유되어 있으며, 장내세균에 의하여 합성된다. 임상적 제제에는 자연산인 피토메나디온(phytomenadione)과 합성제인 메나프톤(menaphthone), 메나디올(menadiol), 아세토메나프톤(acetomenaphthone) 등이 있다. 합성제는 다량사용하면 용혈(hemolysis)을 일으킬 수 있다.

(2) 임상적 적응증

① 항응고 효과 방지

쿠마린(coumarin)과 인데인다이온(indanedione) 제제는 항응고제로, 프로트롬빈과 응고인자 Ⅶ, Ⅸ, Ⅹ 등의 생성을 억제한다. 이들 항응고제의 사용으로 출혈성 합병증이 발생되었을 때 비타민 K는 이를 회복시키는 기능이 있다. 피토메나디온(phytomenadione)이 가장 효과가 좋다.

② 신생아의 출혈성 질환

신생아에게는 정상적인 장내세균이 없으므로 혈중 프로트롬빈 및 응고인자 Ⅶ, Ⅸ, Ⅹ 등의 농도가 낮다. 미숙아의 경우 이것이 더욱 심하여 출혈성 합병증을 일으킬 수 있다. 예방적으로 비타민 K를 투여할 수 있으나, 너무 과량사용하면 혈장단백에서 빌리루빈을 대치, 유리하므로 핵황달(kernicterus)을 일으킬 수 있다.

③ 황달

자연산 비타민 K는 지용성으로 흡수되려면 담즙을 필요로 한다. 폐쇄황달(obstructive jaundice)에서 저프로트롬빈혈증(hypoprothrombinemia)을 수반하는 경우, 비타민 K를 투여하면 신속하게 호전된다. 그러나 간병변이 있으면 효과가 좋지 않다.

④ 위장관 이상

지방변증 시나 항생물질의 사용으로 장내세균이 없어지면 저프로트롬빈혈증이 나타날 수 있다.

2 진정수면제

수면은 우리 몸의 활력을 충전하는 중요한 생리학적 기전으로, 정상수면에 장애가 생기면 일상생활에 지대한 지장을 초래할 수 있다. 정상수면은 졸음 상태인 1단계에서 깊은 잠에 이르는 4단계로 나눌 수 있으며, 꿈을 꾸게 되는 REM(급속안구운동, rapid eye movement) 수면과 NREM(비급속안구운동, nonrapid eye movement) 수면으로 구분할 수 있다(그림 12-4). 진정수면제(sedative hypnotic)는 수면의 유도와 유지를 도와주는 약물로, 주로 수면 상태를 유지해 주거나 잠이 잘 오게 하는 효과가 있다. 이들 효과는 모두 비특이적 중추신경계 억제에 따른 것이며, 그 억제 정도는 용량에 따른다. 즉, 용량을 증가시키면 수면작용을 나타낼 수 있고, 더 증가시키면 전신마취(혼수) 효과를 나타낸다.

수면제는 남용 경향이 대단히 높은 약물로 바르비투르산염의 과용으로 사망하는 예가 전체 약물중독에 의한 사망 사례의 절반을 차지할 정도이다. 바르비투르산염은 신체적 또는 정신적으로 의존성과 내성을 일으키며 금단증상도 보고되고 있는데 불안, 불면, 망상, 경련, REM 수면의 연장 등을 들 수 있다.

벤조디아제핀계 진정수면제는 바르비탈계보다 안전역(margine of safety)이 대단히 넓다.

일반적으로 진정수면제가 수면에 미치는 영향은 잠드는 시간을 단축하고 NREM 수면시간을 연장시키거나 REM 수면 및 서파 수면시간을 단축시킨다.

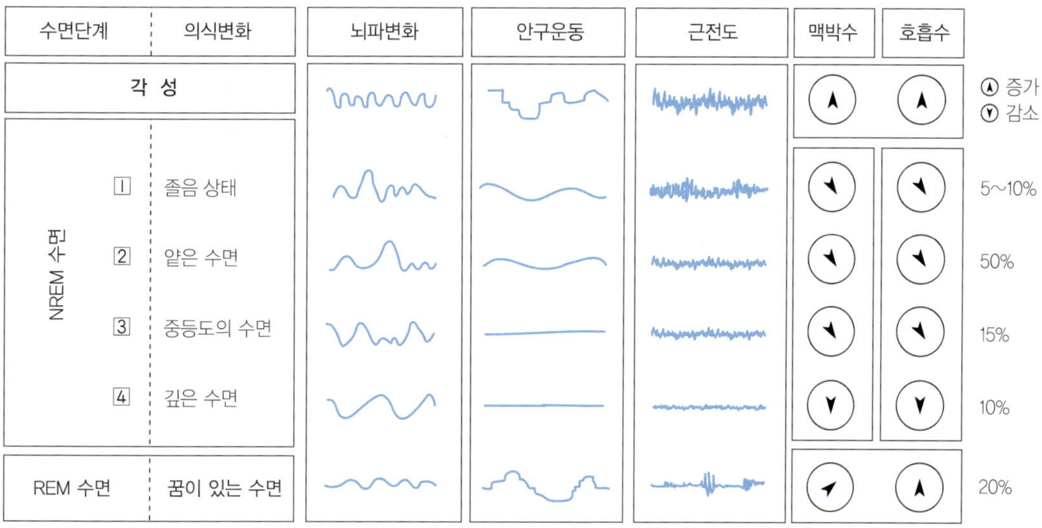

그림 12-4 수면뇌파와 신체변화

1) 바르비투르산염

(1) 임상작용

일반적으로 작용시간에 따라 바르비투르산염의 약리작용을 다음의 4가지로 분류하게 되는데(표 12-6, 표 12-7) 첫째, 장시간작용성 약제와 둘째, 중간작용성 약제 셋째, 단기작용성 약제와 넷째, 초단기작용성 약제로 나누어 볼 수 있다.

이 중 초단기작용성 바르비투르산염은 지질용해도(lipid solubility)가 상당히 높은 것으로, 정맥마취 또는 전신마취 유도제로 사용되며, 체내에서의 재분포과정과 대사로 인하여 작용시간이 짧다. 단기 및 중간 작용성 바르비투르산염도 간에서 대사되기는 하나 초단기작용성보다 느리며, 페노바르비탈은 일부만 대사되고 약 30% 가량은 대사되지 않고 소변으로 배설된다. 이들의 소변 배설속도는 소변의 pH에 영향을 받는다. 즉, 소변이 알칼리성이면 이온화가 잘 되므로 세뇨관에서 재흡수가 잘 일어나지 않는다. 그러나 체내에서 대부분 대사되어 활성을 잃게 되면 소변으로의 배설속도는 그 작용시간에 별 영향을 미치지 못한다(표 12-8).

신장병이 있으면 바르비투르산염 배설에 장애가 생긴다. 그러나 단기작용성 바르비투르산염은 배설이 그 작용시간에 별 영향을 미치지 않는다.

바르비투르산염은 간의 약물대사 효소를 유도하는 대표적인 약물이다. 따라서 여러 가지 다른 약물과의 상호작용이 고려되어야 한다. 예를 들면, 바르비투르산염과 항응고제를 병용하던 환자가 일정 기간 후에 바르비투르산염의 사용을 중단하고 항응고제만 사용할 경우, 바르비투르산염에 의하여 유도가 증가되었던 효소 활성이 원상으로 되돌아옴에 따라 항응고제의 대사는 감소하게 되어 심한 출혈현상을 나타낼 수 있다.

표 12-6 바르비투르산염의 약리작용

약리작용
• 바르비투르산염은 비선택성 중추신경 억제제로, 그 효과는 진정작용에서부터 항불안, 의식불명에 이르기까지 광범위하며 호흡부전 및 심맥관계부전으로 사망할 수 있다. 따라서 과량투여는 위험하다. • 부분적으로는 GABA 활성의 증강으로 작용을 나타내나 벤조디아제핀보다 특이성이 낮다. • 바르비투르산염은 주로 마취와 간질 치료에 사용하며, 진정수면제로는 별로 사용되지 않는다. • 바르비투르산염은 강력한 간 약물대사 효소 유도제이다. 특히 시토크롬 P450계를 유도하므로 약물상호작용의 위험이 크며 급성포르피린증을 유발할 수 있다. • 내성과 의존성이 발생한다.

표 12-7 바르비투르산염의 대사

약 물	대 사
대부분의 바르비투르산염(지용성)	• 거의 완전한 간 대사 또는 축합
페노바르비탈(phenobarbital)	• 75% 간 대사 또는 축합 • 25% 변화 없이 소변으로 배설
아프로바르비탈(aprobarbital)	• 변화 없이 소변으로 배설 • 아프로바르비탈은 약산성이므로 소변이 알칼리화하여 배설 증가

표 12-8 바르비투르산염의 임상적 이용과 작용시간

바르비투르산염	임상적 이용	작용시간
티오펜탈(thiopental)	마취 유도와 단시간 유지, 경련의 응급처치	초단기작용성(5~15분)
메토헥시탈(methohexital)	마취 유도와 단시간 유지	
펜토바르비탈(pentobarbital)	불면증, 마취 전 진정, 경련의 응급처치	단기작용성(3~8시간)
세코바르비탈(secobarbital)	불면증, 마취 전 진정, 경련의 응급처치	
아모바르비탈(amobarbital)	불면증, 마취 전 진정, 경련의 응급처치	
페노바르비탈(phenobarbital)	경련 치료, 간질지속상태	장시간작용성(수일)

표 12-9 펜토바르비탈과 페노바르비탈의 비교

바르비투르산염	펜토바르비탈(pentobarbital)	페노바르비탈(phenobarbital)
투여경로	경구, 근육, 정맥, 직장	경구, 근육, 정맥
작용시간	단시간작용성(1~4시간)	장시간작용성(수일)
자발적 신경활성억제	있음	근소함
GABA 수용체 활성	• 주작용: Cl 이온통로 개방시간 연장에 의해 GABA의 효율 증가 • 근소작용: GABA 수용체를 직접 활성화	Cl 이온통로 개방시간 연장에 의해 GABA의 효율 증가
글루탐산염 수용체 활성	AMPA 수용체에 대한 비경합적 길항제 (페노바르비탈보다 2~3배 강력)	AMPA 수용체에 대한 비경합적 길항제
임상적 이용	마취 전 진정 경련의 응급처치	항경련제

(2) 사용약물

대표적인 단기작용성 바르비투르산염인 펜토바르비탈과 대표적인 장시간작용성 바르비투르산염인 페노바르비탈의 주요 약리학적 특성을 〈표 12-9〉에 간략하게 정리하였다.

(3) 약물사용의 주의점

바르비투르산염을 사용할 때는 불면증의 원인을 반드시 검토하여야 한다. 통증으로 인한 불면증이라면 진통제가 더 효과적이며, 통증에 불안을 수반한 경우라면 수면제 또는 진통제와 병용할 수 있다. 호흡곤란이 있는 환자에게는 바르비투르산염이 호흡중추를 억제하므로 혈중 PCO_2에 대한 감수성을 더욱 저하시킬 수 있어 호흡곤란에 빠지게 된다. 또한, 포르피린증(porphyria)이 있는 환자에게는 사용하여서는 안 된다.

바르비투르산염을 장기간 사용하면 약물내성이 발생하여 약물의 용량을 증가시키지 않으면 효과를 볼 수 없게 된다. 그러나 나이 많은 환자는 바르비투르산염에 대한 내성이 낮으므로 상용량으로도 심한 중추신경 억제 효과를 나타낼 수 있다. 바르비투르산염은 또한 뇌파검사상에서 행동장애 소견을 보이므로 운전하는 환자에게는 사용을 삼가해야 한다. 요컨대 바르비투르산염은 꼭 필요하다고 인정되는 경우에만 사용하도록 하여야 한다.

2) 벤조디아제핀계(benzodiazepine)

(1) 임상작용

벤조디아제핀계 약물은 주로 진정 효과를 통하여 항불안작용을 하며, 그 밖에 다시냅스 반사(다연접반사, polysynaptic reflex)와 개재뉴런 신경전달을 억제함으로써 골격근을 이완시킬 수 있다. 또 여러 임상실험을 통하여 바르비탈계나 메프로바메이트(meprobamate)보다 불안증 치료에 우수함이 입증되었으며 편도핵(amygdala), 해마(hippocampus)에서 그 작용 효과가 높다. 벤조디아제핀계 약물은 주로 간에서 2가지 주요 대사경로에 의하여 대사되고 배설된다. 즉, 간의 미세소체(microsome)에 의하여 산화되고, 글루쿠론산전이효소(glucuronyl transferase)에 의하여 글루쿠론산 축합물이 되어 배설된다.

(2) 사용약물

벤조디아제핀계 약물들을 (표 12-10)에 제시하였다.

① 디아제팜

약리학적으로 클로르디아제폭사이드와 비슷하나 그 작용력이 2~3배가량 강하다. 불안증 치료 효과 외에도 항경련 작용과 경축 감퇴 효과가 있으며, 정맥주사로 수술 시의 전처치(예를 들면 내시경검사와 같은 조작의 전처치)에 이용하면 좋은 효과를 얻을 수 있다. 디아제팜, 클로르디아제폭사이드는 간에서 대사되어 활성을 갖는 옥사제팜(oxazepam)으로 변하고, 이는 다시 글루쿠론산(glucuronic acid)과 결합하여 소변으로 배설된다.

② 옥사제팜

경구로 투여할 수 있으나 디아제팜보다 뛰어난 장점은 없다.

③ 클로라제핀산

불활성약물로, 간에서 대사를 거쳐 활성 약물인 옥사제팜으로 변한다.

④ 니트라제팜과 플루라제팜

다른 벤조디아제핀계와 비슷한 약리작용을 가지나, 주로 수면제로 사용된다.

⑤ 플루마제닐(flumazenil)

벤조디아제핀계 약물의 여러 작용을 차단하는 벤조디아제핀 차단제로, 벤조디아제핀 과량투여로 인한 중추 억제 효과를 반전시킬 목적으로 사용하며 진단이나 마취 목적으로 벤조디아제핀을 사용하였을 경우 회복을 촉진하기 위함이다.

⑥ 부스피론(buspirone)

벤조디아제핀계 약물과 달리 5-HT_{1A} 수용체에 대한 부분효능제로서 진정이나 쾌락 효과 없이 불안을 해소한다. 그러나 수면, 항경련 및 근이완 작용은 없다.

(3) 약물사용의 주의점

벤조디아제핀계가 바르비탈계보다 좋은 점은 과량투여 시의 안정성이다. 이 약물을 자살 목적으로 대량투여하더라도 사망하는 일은 거의 없으며, 의존성과 금단증상도 발생하기는 하나 매우 드물다. 그러나 다른 정신안정제나 진정제와 마찬가지로 운전능력이 저하되므로 환자에게는 항상 이 점을 주의시켜야 한다. 운동실조, 현기증, 혼돈 등을 일으킬 수 있으며 특히 나이 많은 사람에게 심하다.

벤조디아제핀계나 기타 정신안정제는 모든 성격 이상이나 감정 이상에 대한 만병통치약으로서 각광받고 있다. 다만, 환자와 솔직하게 대화를 나누는 것을 대신하여 너무 자주 이용되고 있음이 유감스럽다.

3) 기타 진정수면제

(1) 포수클로랄(chloral hydrate)

포수클로랄은 백여 년 전에 소개된 약물이지만 아직도 소아나 노인에게는 대단히 유용한 수면제 중 하나이며, 결정 상태에서는 흡습성이 매우 높은 관계로 용액으로만 사용할 수 있다. 알코올과 병용하면 강력한 중추신경계 억제효과를 나타낸다.

포수클로랄은 간에서 대사되어 삼클로로에탄올(trichloroethanol)로 변하는데, 이 대사산물 역시 강력한 수면작용을 가진다. 또 이 약물에 대해 의존성이 발생한다는 보고가 있기는 하나, 가장 안전하고 값이 싸며 독성이 적은 수면제라고 할 수 있다. 포수클로랄은 에스테르형으로 하여 정제로서 이용하거나 다른 진정제와 병용하기도 한다.

(2) 메프로바메이트(meprobamate)

메프로바메이트는 불안이나 강직 치료에 널리 이용되어 왔으나, 벤조디아제핀계 약물의 도입으로 인기가 떨어졌다. 대뇌 둘레계통(limbic system) 및 시상핵을 선택적으로 억제하나 바르비투르산염보다 더 선택적이라는 근거는 희박하며, 임상적으로도 불안을 진정시키는 효과가 바르비탈계 약물보다 우수하지 못한 것으로 나타났다. 또 강직(경직, spasticity) 억제 효과도 디아제팜보다 우수하지 못하다. 부작용으로 현기증과 과민반응 및 약물내성과 신체적 의존성이 자주 나타나며, 특유의 금단증상이 있다.

(3) 파라알데히드(paraldehyde)

파라알데히드는 과거에 많이 사용되던 진정수면제이나, 맛이 좋지 않아 사용이 불편하므로 최근에는 별로 이용되지 않고 있다. 그러나 비교적 안전한 약물이므로 경련에 근육주사로 이용될 수 있다. 카르브로말(carbromal)은 브롬을 함유한 화합물로, 수면 효과가 있으나 브롬에 의한 여러 부작용 및 독성을 나타낸다. 글루테티미드(glutethimide)는 바르비투르산염과 비슷한 약물로, 과량사용에 의한 중독 치사가 흔히 일어나며, 아미노글루테티미드(aminoglutethimide)는 부신피질호르몬의 합성을 억제하는 것으로 알려졌다.

표 12-10 벤조디아제핀계 약물

항불안제(anxiolytic)	수면제(hypnotic)
알프라졸람(alprazolam)	쿠아제팜(quazepam)
클로르디아제폭사이드(chlordiazepoxide)	메다제팜(medazepam)
클로나제팜(clonazepam)	에스타졸람(estazolam)
클로라제핀산(clorazepate)	플루라제팜(flurazepam)
디아제팜(diazepam)	테마제팜(temazepam)
로라제팜(lorazepam)	트리아졸람(triazolam)

표 12-11 불안장애의 분류

명 칭	설 명
공황장애	일정 기간 갑자기 발생하는 심한 걱정, 두려움, 공포, 때로는 절망감을 수반하는 공황상태의 빈번한 발작
폐쇄공포증	피하기 힘든 상황 또는 장소에 대한 불안 또는 공황상황에서 도움을 얻을 수 없을 것에 대한 불안
강박장애	심한 불안을 유발하는 강박감
범발성 불안장애	최소한 6개월 지속되는 심한 불안과 걱정
특이적 공포증	특이적 공포 대상 또는 상황에 대한 임상적으로 의미 있는 불안, 흔히 회피행동을 유도
사회성 공포증	특이적 사회활동상황으로 유발되는 임상적으로 의미 있는 불안
외상후스트레스증후군	극심한 외상상황에서 벗어나려는 증상

표 12-12 불안장애의 생물학적 배경

생물학적 배경
• 불안장애에 대한 유전적 소인이 밝혀진 바는 없으며 특이적인 유전자도 알려진 바가 없다. 불안장애는 스트레스가 심한 생활여건과 관련이 있을 것으로 판단된다. • 스트레스 반응은 시상하부–뇌하수체–부신축(HPA axis)에 의해 중개된다. • 주요 증상으로 회피행동이 나타나고 경계심 및 각성이 증가하는데 이는 자율신경계의 교감신경이 활성화되어 부신에서 코티솔이 유리되기 때문이다.

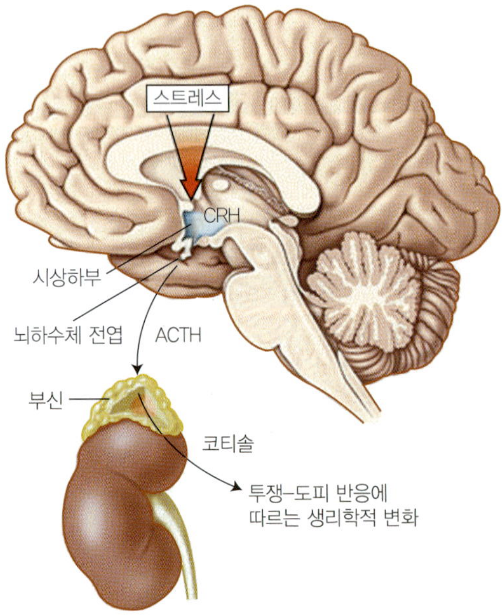

그림 12-5 불안장애의 스트레스 반응

4) 항불안제(anxiolytic)

항불안제는 불안장애 치료에 사용되는 약물을 일컬으며 주로 벤조디아제핀계 약물을 사용한다(표 12-10). 불안장애에는 공황장애, 여러 가지 공포증, 강박장애, 외상후스트레스증후군(posttraumatic stresssyndrome) 등이 포함된다(표 12-11).

불안장애의 원인은 아직 분명하게 밝혀진 바가 없으나 불안장애에 따르는 스트레스 반응은 시상하부-뇌하수체-부신축(hypothalamic-pituitary-adrenal axis, HPA axis)을 통하여 나타난다고 판단된다(표 12-12, 그림 12-5).

3 이뇨제

소변의 양을 증가시키는 약물을 이뇨제(diuretic)라고 한다. 한편, 신장의 기능은 크게 다음의 3가지로 나눌 수 있는데 첫째, 사구체여과(glomerulus filtration) 기능과 둘째, 세뇨관재흡수(tubular reabsorption) 기능 그리고 세뇨관분비(tubular secretion) 기능이다.

이상의 3가지 기능을 통해 소변이 만들어지는데, 소변의 양을 증가시키려면 사구체여과를 증가시키거나 세뇨관재흡수를 억제하거나 세뇨관분비를 증가시키는 방법이 있다. 그러나 세뇨관분비 기능은 소변의 양을 증감시키는데 크게 관계가 없다. 따라서 실제로 이용되는 이뇨제는 모두 사구체여과를 증가시키거나 세뇨관재흡수를 억제하는 작용을 가진다. 정상인 경우 신장 사구체에서 여과된 여과액은 99%가 세뇨관에서 재흡수된다. 따라서 이뇨 효과를 높이려면 사구체여과를 증가시키는 방법보다는 세뇨관재흡수를 억제하는 방법이 훨씬 효과적이다.

1) 사구체여과를 증가시키는 약물

(1) 강심배당체

강심배당체(cardiac glycoside)는 심장의 박출량을 증가시킴으로써 신장혈류량을 증가시켜 결과적으로 사구체여과를 증가시킨다. 또한, 세뇨관에서 $Na^{+}-K^{+}$ATPase를 억제하여 재흡수를 직접 억제함으로써 이뇨 효과를 나타내기 때문에 심부전 환자에게서 부종(edema)을 없애는 중요한 약물이다.

(2) 크산틴

① 임상작용

카페인(caffeine), 테오브로민(theobromine), 테오필린(theophylline)은 크산틴의 메틸 유도체로, 커피, 홍차, 코코아 등에 함유된 성분이다. 이들은 모두 심박출량을 증가시키고 신장의 혈관을 확장시켜 신장혈류량을 증가시킨다. 또한, 세뇨관에서의 재흡수를 직접적으로 억제하는 효과도 있는 것으로 알려졌지만, 이 약물에 의한 세뇨관 재흡수 억제는 이뇨 효과에 기여하는 정도가 별로 크지 않다. 크산틴 이뇨제는 임상적으로 주로 정맥 내에 서서히 주사하여 부종을 억제할 목적으로 이용되나, 경구투여 또는 직장투여 제제도 있다.

② 부작용

이들은 중추신경 흥분작용과 구역질, 구토 등의 위장관 장애, 두근거림(심계항진, palpitation), 저혈압 등의 순환기 장애를 일으킬 수 있다.

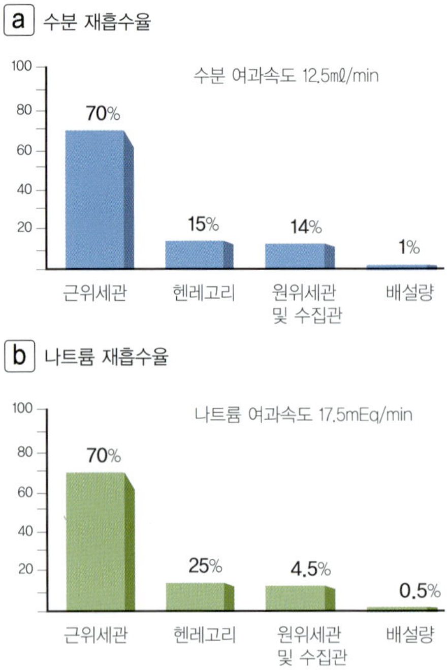

그림 12-6 세뇨관에서의 수분 및 나트륨 재흡수율

2) 세뇨관재흡수를 억제하는 약물

세뇨관에서의 수분 재흡수는 앞에서 설명한 바와 같이 사구체여과액(glomerular filtrate)의 99%에 달하며(그림 12-6), 세뇨관에서의 나트륨(Na^+) 재흡수에 따른다. 즉, 세뇨관벽의 능동운반기전에 따른 나트륨 재흡수와, 흡수되는 나트륨의 등장성(isotonicity)을 유지하기 위하여 수분이 함께 재흡수되는 것이 세뇨관재흡수 기전의 기본이다. 세뇨관에서 나트륨은 ⓐ 나트륨통로, ⓑ 나트륨과 음이온의 교환, ⓒ 나트륨과 양이온의 교환을 통해 재흡수된다(그림 12-6). 따라서 세뇨관재흡수를 억제한다는 것은 나트륨의 재흡수를 억제한다는 말이 된다. 나트륨의 재흡수 억제는 세뇨관 전체에서 일어나지만, 부위에 따라 기전을 달리한다. 즉, 근위곡세관(proximal convoluted tubule)에서는 주로 나트륨과 수소이온이 교환되면서 재흡수되는 나트륨과 함께 수분이 재흡수되며 원위곡세관(distal convoluted tubule)에서는 주로 나트륨과 칼륨의 교환이 일어나고, 재흡수되는 나트륨과 함께 수분이 재흡수된다. 그러나 헨레고리(콩팥세관고리, Henle's loop)의 상행각(ascending limb)에서는 수분의 재흡수가 동반되지 않고 나트륨만 재흡수된다. 따라서 이뇨제는 어느 부위에서 나트륨의 재흡수를 억제하는가에 따라 소변의 전해질 조성이 달라지게 된다.

(1) 수은이뇨제

① 임상작용

메르살릴(mersalyl), 메르캅토메린(mercaptomerin), 머큐로필린(mercurophyllin) 등의 수은이뇨제(mercurial diuretic)는 강력한 작용으로 세뇨관에서 나트륨의 재흡수를 억제하면서 동시에 염소이온의 재흡수도 억제하기 때문에 소변 내 염소이온이 증가한다. 수은이뇨제 투여 시에는 다른 이뇨제 사용 시보다 칼륨 소실은 심하지 않은데, 이는 수은이뇨제가 원위세관에서 나트륨과 칼륨의 교환도 억제하기 때문이다. 따라서 수은이뇨제는 세뇨관 전체에 걸쳐 나트륨의 재흡수를 억제한다고 판단된다.

수은이뇨제는 일반적으로 근육주사로 사용되며, 너무 자주 투여하면 수은 축적에 의한 독성을 나타낼 수 있으므로 1주일에 2회 이상 사용하는 것은 위험하다.

② 부작용

독작용으로는 장기간 사용 시 구내염, 위장 장애, 피부발진, 신장 장애 등이 나타날 수 있다. 또 심실세동(심실잔떨림, ventricular fibrillation)을 일으킬 위험이 크기 때문에 정맥 내에 투여하여서는 안 되며, 과민반응(hypersensitivity reaction)을 일으키기도 하므로 신장에 병변이 있을 때는 사용을 삼가는 것이 좋다.

(2) 염화암모늄

염화암모늄(ammonium chloride)은 체내에서 해리되고, 암모늄이온은 간에서 요소(urea)로 바뀌어 염소이온만 남기므로 산혈증(acidemia)을 일으킨다. 따라서 소변을 통하여 염소이온의 배설을 증가시키고 나트륨의 세뇨관 재흡수를 억제하므로 이뇨 효과를 나타낸다.

세뇨관 내의 염소이온 증가는 소변을 산성으로 만들고, 세뇨관 내의 산도가 높아지면 세뇨관 세포는 암모니아를 발생시키는데,이렇게 되면 배설된 염소이온과 염화암모늄을 만들고 나트륨 재흡수는 원상으로 회복되므로 이뇨작용도 없어진다. 이처럼 염화암모늄의 이뇨작용은 길지 않아서 단독으로 사용하는 일은 드물고, 수은이뇨제와 병용함으로써 그 효과를 증대시킨다.

염화암모늄은 다량을 사용하여야만 이뇨작용이 나타나지만 위점막을 자극하므로 장용성 제제로 사용하기도 한다.

(3) 탄산탈수효소억제제

탄산탈수효소(carbonic anhydrase)는 물(H_2O)과 이산화탄소(CO_2)가 탄산(H_2CO_3)을 만드는 데 관여하는 효소이다. 이렇게 형성된 탄산은 수용액 중에서 수소이온(H^+)과 중탄산이온(HCO_3^-)으로 해리되며, 이때 발생된 수소이온은 세뇨관의 수소이온-나트륨 이온교환에 이용됨으로써 세뇨관에서 나트륨 재흡수가 일어난다. 따라서 탄산탈수효소가 억제되면 혈중 또는 세뇨관 내에서 흡수된 이산화탄소와 물이 세포 내에서 탄산을 만들지 못함으로써 나트륨과 교환되어야 할 수소이온이 발생하지 않으므로 나트륨의 재흡수가 억제됨과 동시에 중탄산이온의 배설이 증가하게 된다. 이는 혈중 중탄산이온의 감소를 초래하므로 대사산증(metabolic acidosis)을 일으키게 되며, 나아가 이뇨 효과를 감퇴시킨다. 탄산탈수효소억제제(carbonic anhydrase inhibitor)인 아세타졸아미드(acetazolamide, 상품명 Diamox)의 이뇨 효과는 약 48시간 정도 지나면 없어지며, 부작용으로는 현기증, 정신적 혼돈, 감각이상 등이 나타날 수 있다.

(4) 티아지드계 이뇨제

조금 더 강력한 탄산탈수효소억제제를 연구하는 과정에서 얻어진 이뇨제로, 클로로티아지드(chlorothiazide), 히드로클로로티아지드(hydrochlorothiazide), 시클로펜티아지드(cyclopenthiazide), 히드로플루메티아지드(hydroflumethiazide) 등의 많은 제제가 만들어졌다. 이는 탄산탈수효소를 억제하기는 하나, 이뇨작용에는 큰 역할을 하지 못한다. 이들의 이뇨작용기전은 완전히 밝혀지지는 않았지만, 원위세관의 시작 부위인 희석부(diluting segment)에 작용하여 나트륨의 재흡수를 억제하는 것으로 판단된다. 티아지드계 이뇨제는 수은이뇨제에 비하여 이뇨 효과는 강력하지 못하나 경구적으로 유효한 이뇨 효과를 나타내는 장점이 있으며, 비교적 부작용은 적지만 나트륨의 재흡수가 억제되어 원위세관 내에 도달하는 나트륨의 농도가 짙어지므로 원위세관에서 나트륨-칼륨 교환을 증가시켜 혈중 칼륨을 소실시키므로 저칼륨혈증(hypokalemia)을 일으킬 수 있다. 티아지드계 이뇨제를 사용하는 환자는 종종 혈당이 상승되기도 하며, 당뇨병 환자에게서는 인슐린 요구량이 증가되기도 한다. 또한, 고요산혈증(hyperuricacidemia)이 드물지 않게 나타나는데, 이는 세뇨관에서의 분비로 요산 배설이 억제되기 때문으로 판단된다. 그 밖에 티아지드계 이뇨제에는 앞에서 말한 바와 같이 혈압강하작용도 있다.

(5) 푸로세미드와 에타크린산

푸로세미드(furosemide)와 에타크린산(ethacrynic acid)은 대단히 강력한 이뇨제로, 세뇨관의 헨레고리 중 상행각에 작용하여 나트륨의 재흡수를 억제한다. 헨레고리 상행각에서의 나트륨 재흡수 과정은 소변의 희석(체내 수분이 많을 때) 또는 농축(탈수상태일 때)과 밀접한 관계가 있다. 따라서 이곳에서의 나트륨 재흡수 억제는 체내의 수분 상태에 관계없이 소변의 희석 또는 농축 기능을 상실하게 하여 거의 계속적인 등장성 소변을 배설하게 한다. 그러므로 과량사용하면 혈액의 농축 등 심한 탈수상태를 초래할 수 있다.

기타 부작용으로는 티아지드계 이뇨제와 마찬가지로 저칼륨혈증, 혈당 상승, 고요산혈증 등을 일으킬 수 있으며, 혈압강하작용도 한다. 에타크린산을 장기간 사용하면 속귀(내이, inner ear)의 림프 외액이 감소하므로 일시적으로 청각을 소실할 수 있다. 또한 나트륨보다 염소이온을 더 많이 배설시키므로 알칼리혈증(alkalemia)을 일으킬 수 있으나, 불응성(refractoriness)을 나타낼 정도는 아니다.

3) 삼투압이뇨제

근위세관에서의 수분 재흡수는 나트륨의 등장성을 유지하기 위하여 나트륨이 재흡수될 때 그에 동반되어 일어난다는 점은 이미 설명하였다. 사구체에서 여과된 물질이 세뇨관에서 재흡수되지 않고 세뇨관에 머물게 되면 등장성을 유지하기 위하여 수분의 재흡수가 억제될 수 있는데, 이러한 기전을 이용한 이뇨제를 삼투압이뇨제(osmotic diuretic)라고 한다.

만니톨(mannitol), 소르비톨(sorbitol) 등은 체내에서 대사되지 않는 분자량이 비교적 큰 당의 일종으로, 사구체에서 여과되어 세뇨관에 들어가면 재흡수되지 않는 물질이다. 이들의 이뇨작용은 별로 강하지 않다. 그러나 사구체여과 자체가 줄어서 소변이 배설되지 않는 상태에서 다른 강력한 이뇨제는 효과가 없으나, 삼투압이뇨제를 사용하면 효과를 볼 수 있다.

삼투압이뇨제는 그 자신이 세뇨관에 머물면서 등장성을 유지하기 위하여 수분을 머물게 함으로써 이뇨작용을 나타내게 되므로, 이뇨제 자체가 세뇨관에 상당량 존재하여야 한다. 즉, 많은 용량을 투여하여야만 이뇨 효과를 나타내게 된다. 또한, 이 약물은 세뇨관에서 재흡수되지 않는 것과 마찬가지로 위장관에서도 잘 흡수되지 않아 다량을 주사하여야 하는 불편이 있으며, 혈중에서도 수분을 머물게 할 수 있으므로 순환 혈액량이 증가하여 정맥압 상승, 심부전 등을 일으킬 수 있다. 임상적으로는 다른 이뇨제로 재발이 잘 되는 부종이나 약물중독 시 배설촉진을 목적으로 이용되며, 심장수술 또는 쇼크 등의 경우 신장의 기능부전을 일으킬 우려가 있을 때 이용된다.

4 마취제

중추신경계를 억제함으로써 생체의 감각을 잃게 하는 약물을 전신마취제(general anesthetic)라고 하고, 국소에 적용하였을 때 적용 부위의 신경을 마비시킴으로써 국소 마취 효과를 나타내는 것을 국소마취제(local anesthetic)라고 한다. 이들은 모두 외과적인 처치를 할 때 통각을 잃게 할 목적으로 사용되며, 수술을 용이하게 하려면 이들 마취제 외에 골격근이완제(skeletal muscle relaxant), 진정수면제(sedativehypnotic) 등을 병용한다.

1) 전신마취제

전신마취제란 가역적으로 중추신경계를 마비시킴으로써 의식을 소실시키고 감각을 상실하게 하는 약물을 말한다. 이러한 전신마취제의 발견은 역사적으로 1840년대의 에테르(ether), 아산화질소(nitrousoxide)의 발견에서부터 비롯되며, 의학, 특히 외과학계의 획기적인 발전을 가져왔다. 전신마취제는 가스 또는 휘발성 액체의 흡입을 통해 마취 효과를 나타내는 흡입마취제(inhalation anesthetic)와 페노바르비탈 등의 주사를 통해 마취 효과를 나타내는 정맥마취제(intravenous anesthetic)로 나눌 수 있다(표 12-13). 전신마취에 이르는 시간은 마취제에 따라 다르나 그 양상은 모두 같다.

표 12-13 전신마취제

분 류	약 물
흡입마취제	• 가스 및 휘발성 액체
정맥마취제	• 바르비투르염(barbiturate): 티오펜탈(thiopental), 메토헥시탈(methohexital) • 벤조디아제핀(benzodiazepine): 미다졸람(midazolam), 디아제팜(diazepam) • 아편유사제(opioid): 펜타닐(fentanyl) • 프로포폴(propofol), 에토미데이트(etomidate) • 케타민(ketamine), 아릴사이클로헥실아민(arylcyclohexylamine)

(1) 전신마취제의 인체 반응

전신마취제에 대한 반응단계는 다음과 같이 크게 4기로 구분할 수 있다(그림 12-7). 그러나 이러한 마취의 각 단계는 에테르를 단독으로 사용하였을 때는 구분이 잘되나 실제로 전신마취에서는 진정수면제 또는 골격근이완제를 동시에 투여하는 경우가 대부분이므로 각 단계의 구분이 분명하지 않아 실제적인 중요성은 없다. 제1기는 진통기(stage of analgesia)로, 주로 진통 효과와 기억상실이 나타나며 환자는 의사의 지시에 따라 움직이고 말할 수 있다. 제2기는 반사항진기(stage of reflex activity)로, 의식이 없어지며 여러 반사운동이 항진하고 흥분성을 나타내게 된다. 또 호흡이 빨라지고 거칠어지며 목구멍경직(gutturotetany), 구토 등을 일으킬 수 있다. 제3기는 수술마취기(stage of surgical anesthesia)로, 호흡이 규칙적으로 되돌아오고 반사운동 일부가 소실된다. 따라서 이 시기에 수술이 이루어진다. 제4기는 호흡마비기(stage of respiratory paralysis)로, 전신마취가 아주 깊어지면 호흡중추를 억제해 호흡마비를 일으키며, 마취제 투여를 중단하지 않으면 사망하게 된다. 뇌의 활성도 제4기 이후에 점차 떨어져 소실하게 된다(그림 12-8).

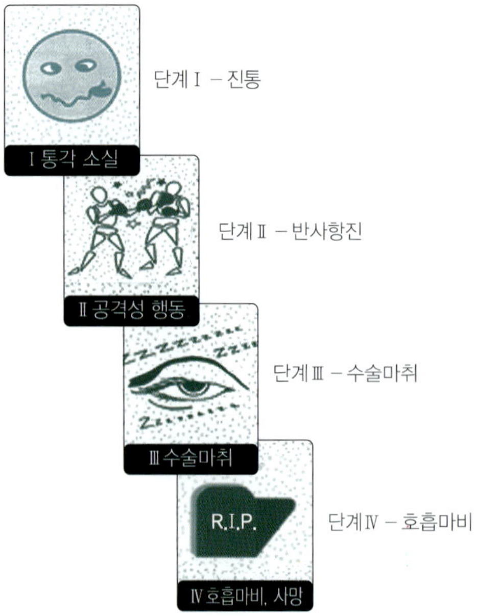

그림 12-7 마취제의 반응단계

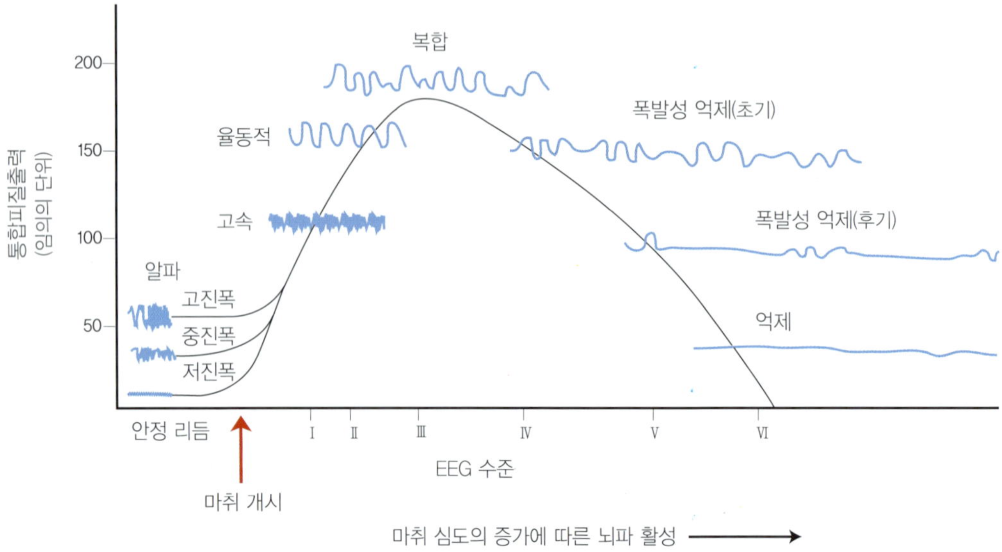

그림 12-8 전신마취와 뇌파의 변화

(1) 흡입마취제

① 투여방법

흡입마취제는 가스 또는 휘발성 액체로 되어있으며 휘발성 액체인 경우 개방점적법(open drop method)으로 시행할 수도 있지만, 보통 모든 흡입마취제는 폐쇄순환식(close circle system) 또는 반폐쇄순환식(semiclosed circle system)의, 마취제를 순환시켜 재흡입하게 하는 방법으로 이용된다.

마취제(가스 또는 증기)의 농도는 일반적으로 혼합기체에 포함된 마취제의 분압으로 표시하며 흡입마취제의 마취 효과와 투여용량의 관계를 나타내는 지표로 MAC(최소폐포농도, minimum alveolar concentration)를 사용하는

데, 이는 흡입마취제의 효능(역가, potency)을 표시하는 단위로 쓰일 수 있으며, 통증 자극을 받은 사람 또는 동물의 50%에서 통증을 억제시키는 데 필요한 흡입마취제의 농도로서 1기압에서의 폐포 내 흡입마취제 농도를 말한다.

흡입마취제의 마취유도(induction)는 흡입된 마취제가 폐포에서 혈액으로 이행되어 뇌조직으로 운반됨으로써 일어난다(그림 12-9). 다시 말해 마취유도란 흡입된 마취제의 농도(예: MAC), 즉 마취제의 분압이 폐포와 혈액 및 뇌조직 사이에 평형을 이루었음을 의미한다. 따라서 혈액-가스 분배계수가 클수록 마취유도시간이 길어진다. 즉 혈액에 대한 용해도가 큰 흡입마취제는 마취유도시간이 길다. 예를 들어 용해도가 낮은 아산화질소(nitrous oxide)는 투여된 양을 1로 잡았을 때 0.47만 용해되면 뇌와 평형을 이룰 수 있으나 용해도가 높은 할로탄(halothane)은 투여된 양인 1의 2.3배가 용해된 후에야 평형을 이루게 된다(그림 12-10). 그 밖에 마취유도시간에 영향을 미치는 인자는 흡입공기 중의 마취제 농도, 폐환기량, 폐혈류(심박출량), 동맥·정맥 간의 마취제 농도 기울기를 들 수 있다(표 12-14).

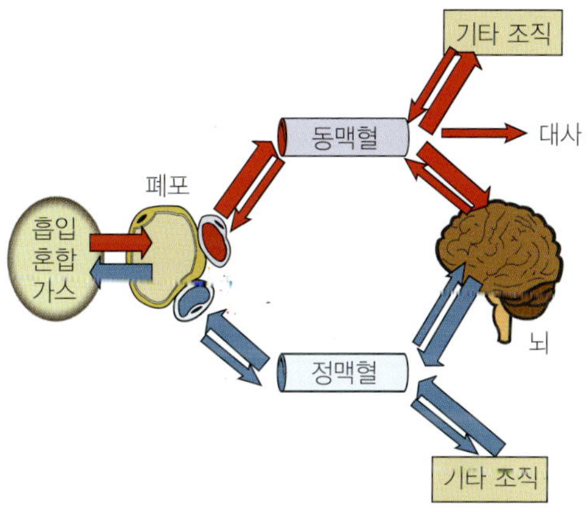

그림 12-9 흡입마취와 회복그림

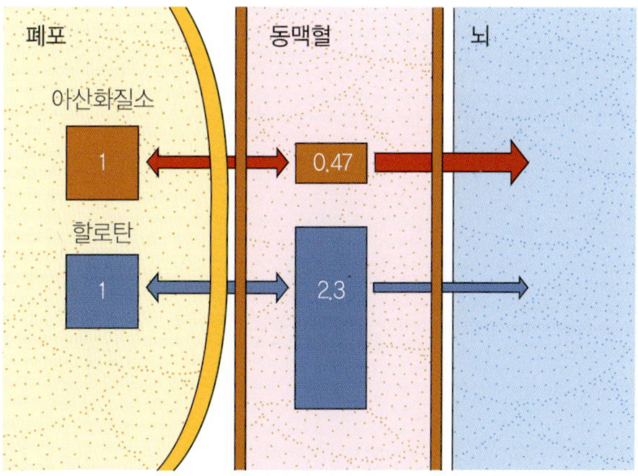

그림 12-10 마취제의 혈액 용해도

표 12-14 마취유도에 영향을 미치는 인자

영향 인자		내 용
용해도	혈액-공기의 분배계수	혈액 용해도가 클수록 마취유도시간이 연장된다.
흡입공기 중의 마취제 농도	Fick 법칙	흡입마취제의 농도가 높을수록 마취유도시간이 단축된다.
	제2 가스효과	혈액 용해성이 높은 가스와 낮은 가스의 혼합으로 마취유도시간이 단축된다.
폐환기		폐환기가 증가할수록 마취유도시간이 연장된다.
폐혈류		심박출량이 클수록 마취유도시간이 단축된다.
동맥 · 정맥의 농도 기울기		농도 기울기가 클수록 마취유도시간이 연장된다.

마취제의 흡입을 중단하면 흡입마취로부터 빠르게 회복되나 상대적으로 혈류가 적은 근육조직이나 지방조직에 분포된 마취제는 상당 시간 남게 된다. 특히, 심박출량의 2% 정도가 관류하는 뼈나 연골조직에 분포된 마취제가 완전히 제거되려면 2주일 정도 걸린다(그림 12-11).

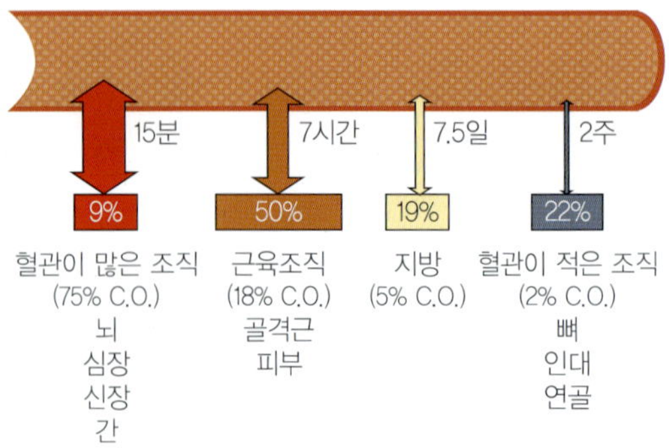

그림 12-11 각 조직의 마취제 분포

② 가스마취제

아산화질소(nitrous oxide), 에틸렌(ethylene), 시클로프로판(cyclopropane)은 상온에서 가스 상태로 존재하는 마취제로, 고압에서 액화하여 사용한다. 아산화질소는 효력이 낮아서 산소와 혼합하여 사용할 경우 마취단계 제3기인 수술마취기에까지 도달할 수 없다. 그러나 진통 효과는 좋으며 회복도 빠르다. 또 비교적 다른 장기에 대한 독성이 적어서 일반적으로 진통 등에 대한 전처치에 병용한다.

시클로프로판은 폭발성 기체로, 마취 도입이 대단히 빠르고 마취단계 제4기인 호흡마비기까지 도달할 수 있어서 호흡억제를 일으키게 되나, 혈압과 심박출량은 비교적 잘 유지되므로 쇼크 환자에게 유효하다.

③ 휘발성 액체마취제

에틸에테르(ethyl ether)가 대표적이며, 그 밖에 디비닐에테르(divinyl ether), 할로탄(halothane), 메톡시플루란(methoxyflurane), 플루록센(fluroxene), 클로로폼(chloroform), 트리클로로에틸렌(trichloroethylene) 등이 있다.

에틸에테르는 가연성과 폭발성이 있는 액체이나 비교적 안전한 마취제로 완전한 마취에까지 도달할 수 있어 널리 이용되어 왔다. 수술마취기와 호흡마비기를 일으키는 용량의 폭이 비교적 넓어 안전역이 큰 마취제이며, 근육 이완도 대단히 좋다. 그러나 마취유도는 느리며 따라서 회복도 느리다.

할로탄은 최근에 비교적 널리 사용되며 폭발성이 없는 액체마취제이나, 심맥관계의 변화를 자주 일으키며 근육 이완도 적합하지 못하다. 할로탄과 같은 할로겐을 포함하는 탄화수소 화합물은 심근의 카테콜아민에 대한 반응성을 높여 심장부정맥 등 심맥관계 변화를 일으킬 수 있다(myocardial sensitization to carecholamine).

플루록센은 에테르와 비슷하게 가연성과 폭발성이 있으나, 마취 도입이 빠르고 회복도 대단히 빠르며, 할로탄과는 달리 심맥관계 변화가 비교적 적다.

이소플루란은 엔플루란의 이성체로, 호흡억제작용이 있어 심박출량의 증가를 일으키고 말초혈관 저항을 저하시키므로 혈압이 저하하나, 비교적 골격이완 효과가 좋고 심맥관계 부작용이 적다.

④ 균형마취

일반적으로 어떤 특정 마취제를 단독으로 사용하여 전신마취를 시행하는 경우는 매우 드물며, 마취 효과를 증진하기 위하여 2가지의 흡입마취제를 혼합하여 사용하거나 진정제나 진통제를 마취 전에 투여하고 호흡기 분비물을 억제하기 위하여 항콜린성 약물을 마취 전에 투여하는데 이와 같이 마취 전에 투여하는 약물 처치를 마취 전

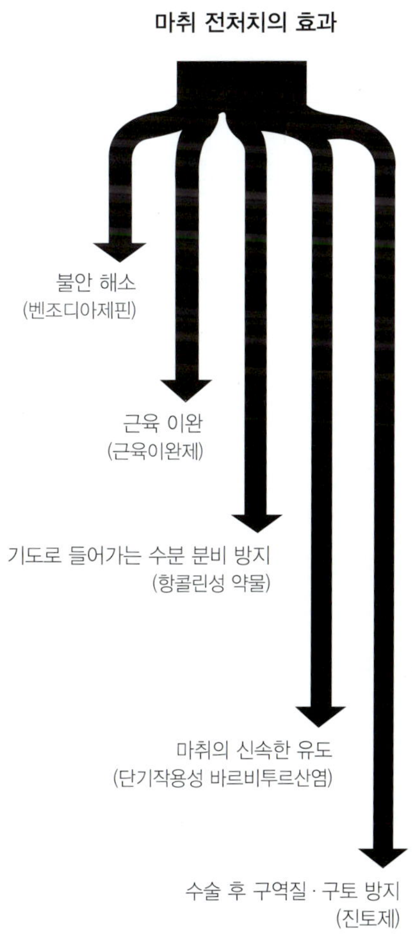

그림 12-12 균형마취의 효과

처치라고 한다. 또 마취유도를 빠르게 하기 위하여 초단기작용성 바르비투르산염을 투여하거나 수술 중 근육이완을 위하여 골격근이 완제가 사용되기도 한다. 이처럼 여러 약물과 마취제를 이용한 전신마취를 균형마취(balanced anesthesia) 라고 한다(그림 12-12).

(2) 정맥마취제

정맥마취제는 전신마취 시 최면을 목적으로 사용하거나 국소마취 시 환자의 불안과 공포를 줄여줄 목적으로 사용되며, 대부분 마취 유지 목적으로 흡입마취제를 주로 이용하나 흡입마취제의 독성과 수술실의 오염을 피하기 위해 정맥마취제를 이용한 완전정맥마취(tota intravenous anesthesia, TIVA)를 이용하기도 한다. 완전정맥마취란 흡입마취제를 사용하지 않고 마취유도 및 유지에 정맥마취제만 사용하는 것을 말하며 의식소실, 기억상실, 진통, 자율신경계 조절, 근육이완을 각각의 특정 약물을 이용하여 독립적으로 조절할 수 있다. 최근에는 자동적으로 농도가 조절되는 목표농도 조절주입(target controlled infusion, TCI)을 위한 새로운 기구가 개발되어 사용이 더 쉬워졌다.

① 바르비투르산염

티오펜탈(thiopental) 및 이와 유사한 초단기작용성 바르비투르산염이 이용된다. 티오펜탈은 지용성이 높으므로 정맥주사로 주입하면 빠르게 뇌에 분포하였다가 근육조직 등으로 재분포되기 때문에 뇌의 농도가 급격히 떨어진다. 티오펜탈은 시간당 10~15%가 대사되고 간에서의 추출률은 0.1~0.2이며 숨뇌와 다리뇌의 호흡중추를 억제하므로 정맥마취 유도 시에 일시적으로 무호흡이 나타날 수 있다.

② 벤조디아제핀계

벤조디아제핀계는 전신마취 전처치제 또는 보조제로 흔히 사용되나 드물게 마취유도에도 사용한다. 바르비투르산염보다 기억상실이 우수하고 심혈관계 및 호흡기계 억제가 경미하며 내성이 드문 것이 장점이다. 디아제팜(diazepam), 미다졸람(midazolam)이 주로 이용되며 디아제팜은 티오펜탈보다 작용시간이 길다. 미다졸람은 디아제팜보다 2~3배 효력이 크다.

③ 케타민(ketamine)

케타민은 해리성 마취제이다. 케타민으로 마취한 환자는 눈을 뜬 채이나 눈떨림은 느려서 환자가 어느 한 곳을 응시하고 있는 것처럼 보이고 목적 없는 근육운동은 마치 깨어있는 것 같다. 정맥주사 또는 근육주사로 완전마취를 일으킬 수 있으며 진통 효과가 대단히 좋고 호흡억제가 비교적 적으며 혈압과 맥박은 약간 상승할 수 있다. 또한 지용성이 매우 높아서 작용 발현시간이 비교적 짧고, 작용 지속시간은 1회 정주 시 5~10분이지만 완전히 회복되기에는 조금 더 시간이 걸린다. 가끔 회복기에 흥분을 수반하는 기분 좋지 않은 꿈을 꾸는 것이 결점이다. 5~30%의 환자에게서 각성시 섬망(delirium)이 나타날 수 있다.

소량의 정맥주입으로 의식소실 없이 진통 효과를 나타내므로 소수술 또는 분만 시에 이용된다.

④ 기타 마취제

에토미데이트(etomidate), 프로포폴(propofol)이 최근 정맥마취제로 소개되었다. 그리고 아편유사제(opioid)로는 모르핀(morphine), 펜타닐(fentanyl), 수페타닐(sufetanil), 알페타닐(alfentanil) 등이 있는데, 이들은 마취유도에 사용할 수 있으나 마취 전처치제와 완전마취제를 적당히 조절하여 사용하는 균형마취(balanced anesthesia)에 흔히 사용한다.

흡입마취와 정맥마취의 장·단점을 (그림 12-13)에 간추렸다.

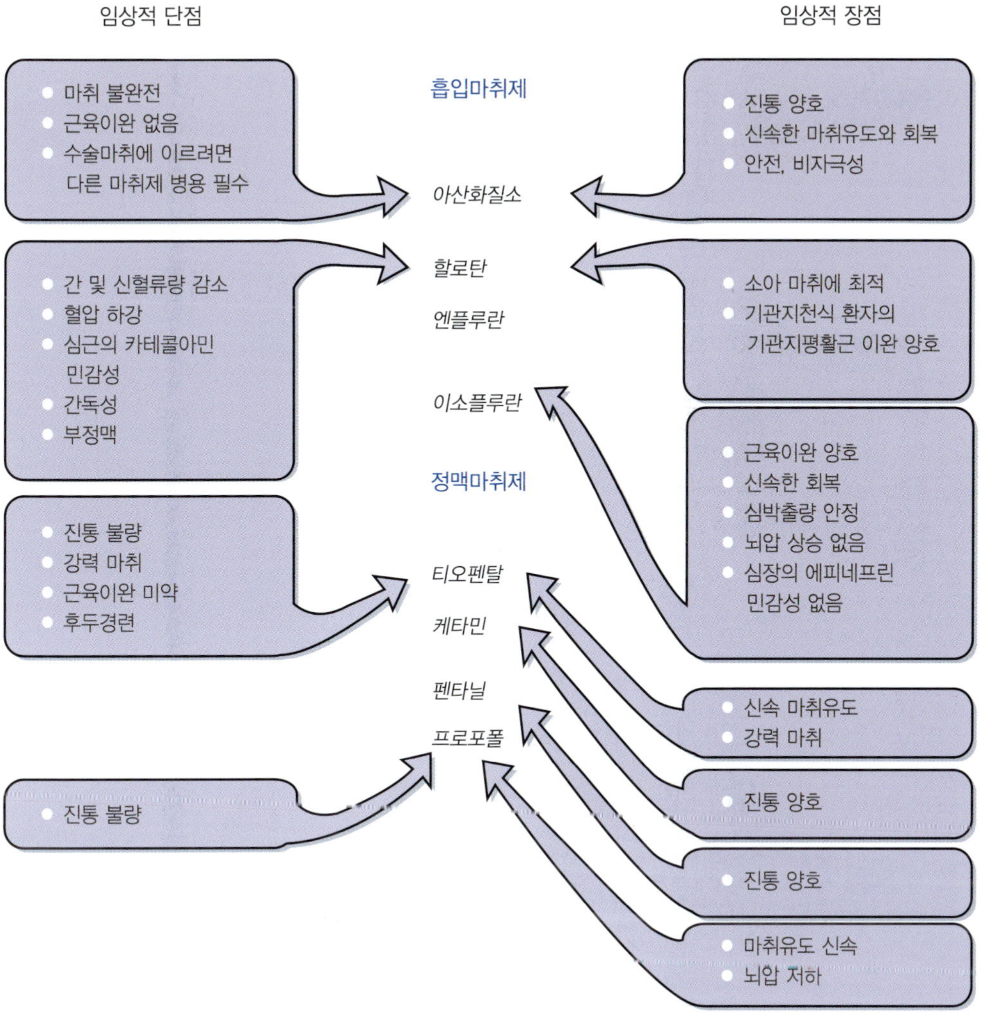

그림 12-13 흡입마취제와 정맥마취제의 임상적 장·단점

2) 국소마취제

국소에 적용하여 적용 부위의 신경을 마비시킴으로써 국소마취 효과를 나타내는 것을 국소마취제(local anesthetic)라고 한다. 이들은 외과적인 처치를 할 때 통각을 잃게 할 목적으로 사용되며, 수술을 용이하게 하려면 이들 마취제 외에 골격근이완제(skeletal muscle relaxant), 진정수면제(sedativehypnotic) 등을 병용한다.

(1) 약리작용

여러 가지 약물이 국소마취 효과를 나타낼 수 있다. 그러나 대부분은 조직을 자극하는 작용이 있으므로 임상적으로 유용하지 않다. 통각은 유리 신경 말단의 통각수용기(nociceptor)에 대한 온도, 기계적·화학적 자극에 의하여 발생하며(그림 12-14), 국소마취(local anesthesia)란 신경섬유(그림 12-15)의 자극 전도를 차단함으로써 국소의 감각을 소실하게 하는 것이다. 신경섬유 중에서는 작은 쪽이 먼저 차단되기는 하나, 모든 신경섬유가 차단될 수 있다(표 12-15).

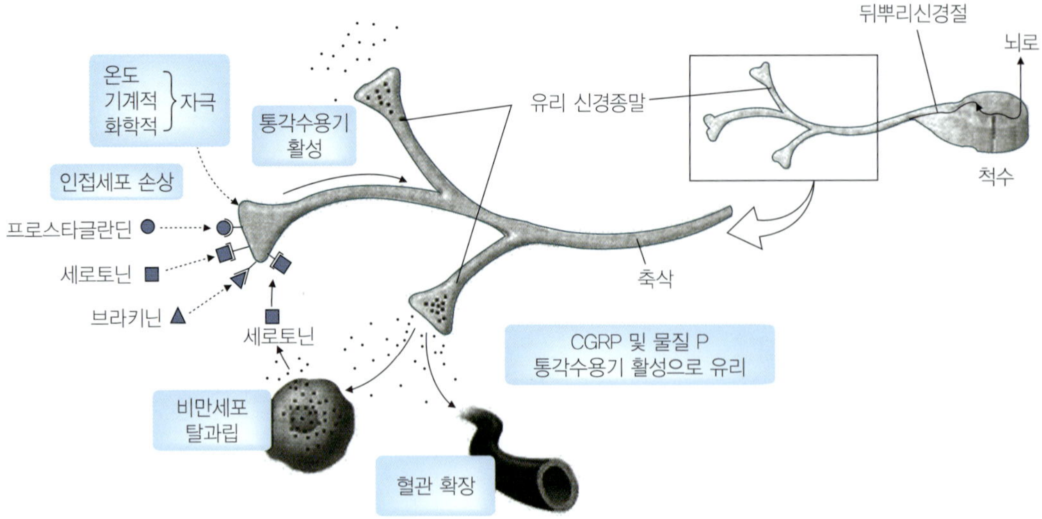

그림 12-14 통각수용기의 활성

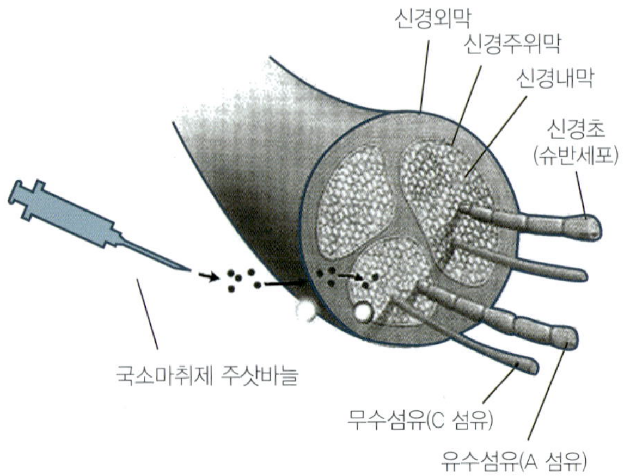

그림 12-15 신경섬유의 구조

표 12-15 말초신경섬유

섬유형	수초 유무	지름(μm)	전도속도(m/s)	기능	리도카인 감수성
Aα, Aβ	유	6~22	10~85	운동과 고유수용(압력접촉, 체위)	+, ++
Aγ	유	3~6	15~35	근육 긴장	++
Aδ	유	1~4	5~25	일차 통증과 온도	+++
B	유	<3	3~15	혈관운동, 내장운동, 발한운동, 입모운동	++++
C	무	0.3~1.3	0.7~1.3	혈관운동, 내장운동, 발한운동, 입모운동	++++
C	무	0.4~1.2	0.1~2.0	이차 통증과 온도	++++

신경섬유의 차단은 신경섬유에서 막전압이 발생할 때 나트륨의 이동이 억제됨으로써 발생한다. 신경섬유의 나트륨 이온통로는 안정막구조 상태에서 자극에 의해 부분폐쇄구조를 거쳐 개방구조로 바뀌면서 나트륨이온의 세포 내 유입으로 탈분극되어 활동전압을 발생하고 불활성구조로 변하였다가 안정막구조로 되돌아간다고 판단된다. 국소마취제(local anesthetic)는 안정막 상태를 제외한 모든 구조에 높은 친화성으로 결합하나 주로 부분폐쇄구조에 대한 친화성이 높아 이온통로의 개방을 방해함으로써 활동전압의 발생을 억제한다(그림 12-16). 이러한 효과는 국소의 약물농도가 충분히 높으면 모든 흥분성 세포(excitable cell)에서 나타날 수 있다. 따라서 국소마취제는 심장부정맥 또는 경련에 대하여 치료 효과를 나타낼 수 있다. 그러나 중추신경계에는 독작용으로 불안, 진전, 경련 등을 일으키기도 한다.

(2) 사용약물

국소마취제는 에스테르계와 아미드계의 2가지 종류가 있고 조직의 pH에 따라 염기형과 산성형으로 존재할 수 있으며 마취 효과는 비해리형인 염기형에 의해 나타난다.

① 에스테르제

A. 코카인(cocaine)

코카인은 코, 인후 등의 점막과 눈 결막의 표면마취제로 사용되며 국소마취작용 외에 교감신경에서 노르에피네프린의 흡입을 억제하는 작용이 있으므로 교감신경을 자극시킨다. 따라서 눈에 적용하면 충혈이 없어지고 동공이 커지게 된다. 그러나 코카인을 자주 사용하면 각막의 표피탈락 또는 궤양을 유발하며, 장기간 사용(남용)할 경우 망상, 환각, 편집장애(paranoia) 등을 일으키게 된다. 또한, 국소의 혈관을 수축하는 작용을 가졌으나 점막을 통하여 쉽게 흡수되므로 중독증상을 일으킬 수 있으며, 그 밖에 중추신경 흥분작용과 의존성을 일으키는 성질을 가진다.

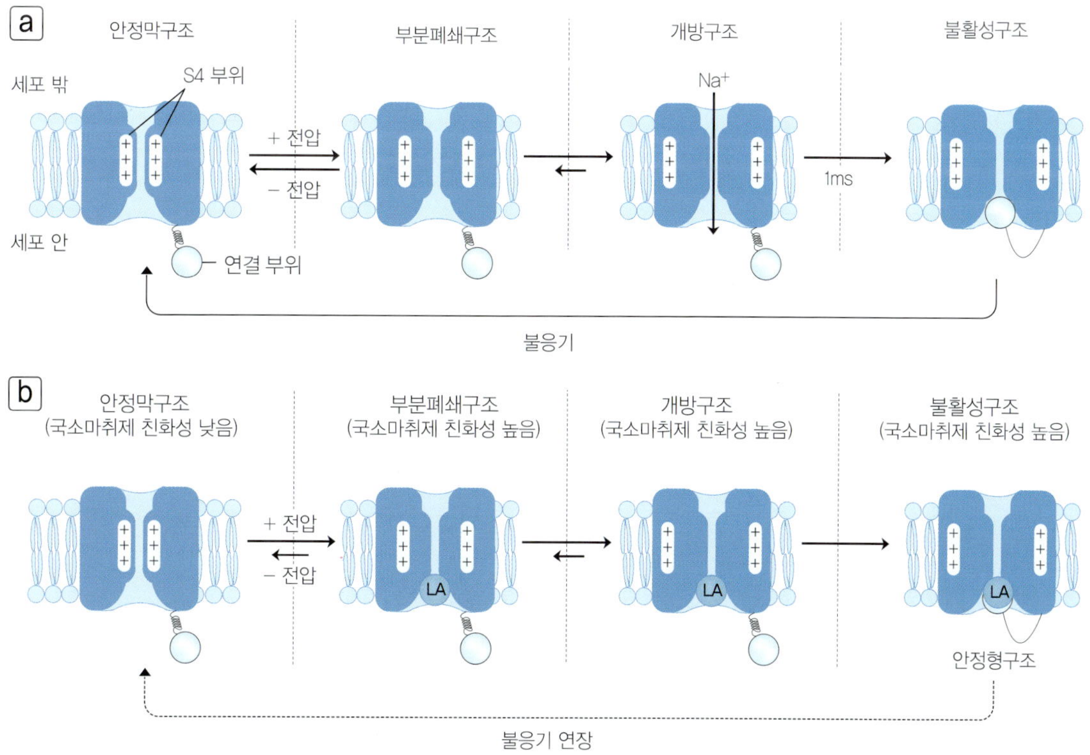

그림 12-16 국소마취제의 작용기전

B. 프로카인(procaine)

프로카인은 점막을 통해 흡수가 잘 되지 않으므로 표면마취 효과는 적다. 주사 시 혈중에 흡수되면 혈청 콜린에스테라아제(cholinesterase)에 의하여 급속하게 가수분해되어 PABA(파라아미노벤조산, paraaminobenzoic acid)가 되는데, 이렇게 해서 생긴 PABA는 술폰아미드(sulfonamide)에 의한 항균작용에 길항한다. 프로카인을 조직에 침윤(infiltration)시키면 혈관확장작용을 나타내며, 이는 혈중으로 흡수되는 것을 촉진하므로 작용시간을 짧게 한다.

프로카인은 페니실린(penicillin)과 복합체를 만들어서 주사 시 페니실린의 흡수를 지연시키기도 한다. 프로카인 유도체인 프로카인아미드(procainamide)는 부정맥 치료제로 이용된다.

그 밖에 테트라카인(tetracaine), 벤조카인(benzocaine) 등이 있으며 이 중 벤조카인은 비교적 약한 국소마취 효과를 나타내며, 인후통 등에 이용된다.

② 아미드제

A. 리도카인(lidocaine)

리도카인은 가장 많이 사용되는 국소마취제로, 표면마취에도 이용된다. 비교적 혈관에 대한 작용이 적으며, 프로카인보다 독작용도 적다. 간에서 대사되며, 혈청 콜린에스테라아제에 의하여 가수분해되지 않는다.

B. 그 밖의 마취제

프릴로카인(prilocaine)은 리도카인과 비슷하나 독성이 적어 치과에서 많이 사용한다. 아메토카인(amethocaine)은 강력한 표면마취 효과를 가지므로 안과에서 흔히 사용되나 독성이 커서 주사용으로는 적합지 않다. 부피바카인(bupivacaine)은 리도카인과 비슷하나 작용시간이 길다. 기타 아미드 국소마취제에는 메피바카인(mepivacaine), 에티도카인(etidocaine)이 있다.

(3) 국소마취의 방법(그림 12-17)

① 표면마취(surface anesthesia)

점막(코, 인후 등) 표면에 바르거나 눈의 결막에 점안함으로써 점막 표면에 마취 효과를 일으키는 것이다.

② 침윤마취(infiltration anesthesia)

국소마취제를 피내 또는 피하에 주사함으로써 피부표면에 마취 효과를 나타내게 하는 것으로, 피하주사 시에 흡수가 더 잘 될 수 있다.

③ 전도마취(전달마취, conduction anesthesia)

신경섬유의 전도를 차단함으로써 차단된 신경섬유의 지배 하에 있는 부위에 마취 효과를 나타내게 하는 것으로, 신경섬유 하나를 차단하는 방법도 있으나 신경얼기(nerve plexus)를 차단하거나 척수를 차단함으로써 그 범위가 더욱 넓어질 수 있다.

④ 척수마취(척추마취, spinal anesthesia)

전도마취의 한 방법으로 척추의 지주막하에 주사한다. 척수마취의 변형으로 경막외공간에 주사하는 경막외마취(peridural anesthesia)가 있다.

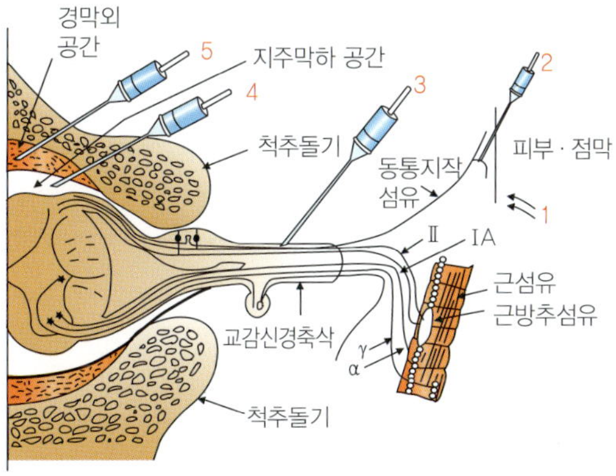

1. 표면마취 2. 침윤마취 3. 전도마취 4. 척수마취 5. 경막외 마취
ⅠA, Ⅱ : ⅡA 또는 Ⅱ군의 구심성 섬유 α, γ : α 및 γ 운동신경 섬유

그림 12-17 국소마취제의 투여방법

(4) 국소마취 효과의 연장

국소마취 효과의 지속시간은 국소마취제가 신경섬유와 접촉하는 시간과 비례한다. 따라서 혈관수축제를 섞어서 사용하면 적용 부위에서 국소마취제가 제거되는 시간을 지연시킴으로써 작용시간을 크게 연장할 수 있으며, 동시에 전신적인 독작용을 경감시킬 수 있다. 임상적으로는 주로 50,000:1 또는 500,000:1의 에피네프린(epinephrine) 용액 또는 노르에피네프린(norepinephrine) 100,000:1 용액이 사용된다. 그러나 너무 높은 농도를 사용하면 심한 혈관수축으로 조직괴사를 유발할 수 있으므로 주의가 필요하다.

PHARMACOLOGY

찾아보기

한글
영문

PHARMACOLOGY

한글

ㄱ

ㄴ

ㅅ

ㅇ

ㅎ

영문

A

B

C

D

E

F

G

H

I

K

L

M

N

O

P

R

S

T

V

etc

참고문헌

- 박찬웅; 그림으로 보는 약리학, 2012, 의학서원
- 김동운외; 기초 병리학, 2015, 의학서원
- BM시리즈 ①~⑪, 의학서원

| 저자

구소연	안동과학대학교	**시은아**	강동대학교	**임세영**	세경대학교
김윤정	창신대학교	**신혜수**	전남과학대학교	**임준서**	부천대학교
김지애	한일장신대학교	**유은정**	부산과기대학교	**장형숙**	청운대학교
김현주	세한대학교	**이상한**	서정대학교	**최호성**	우송정보대학교
방초희	호남대학교	**이준호**	대전대학교	**황경미**	한영대학교

(가나다 순)

최신 보건의료 약리학

인쇄 2024년 1월 29일
발행 2024년 2월 6일

저자 구소연 · 김윤정 · 김지애 · 김현주 · 방초희 · 시은아 · 신혜수 · 유은정 · 이상한 · 이준호
임세영 · 임준서 · 장형숙 · 최호성 · 황경미

발행인 김지연
발행처 도서출판 의학서원

등록번호 제406-00047호 / 2006. 3. 2
주소 인천광역시 연수구 송도미래로 30 송도스마트밸리 지식산업센터 D동 504호
T. 032) 816-8070(代) F. 032) 837-5808
홈페이지 www.dhsw.co.kr
e-mail bookkorea1@naver.com

정가 35,000원
ISBN 979-11-6308-075-6